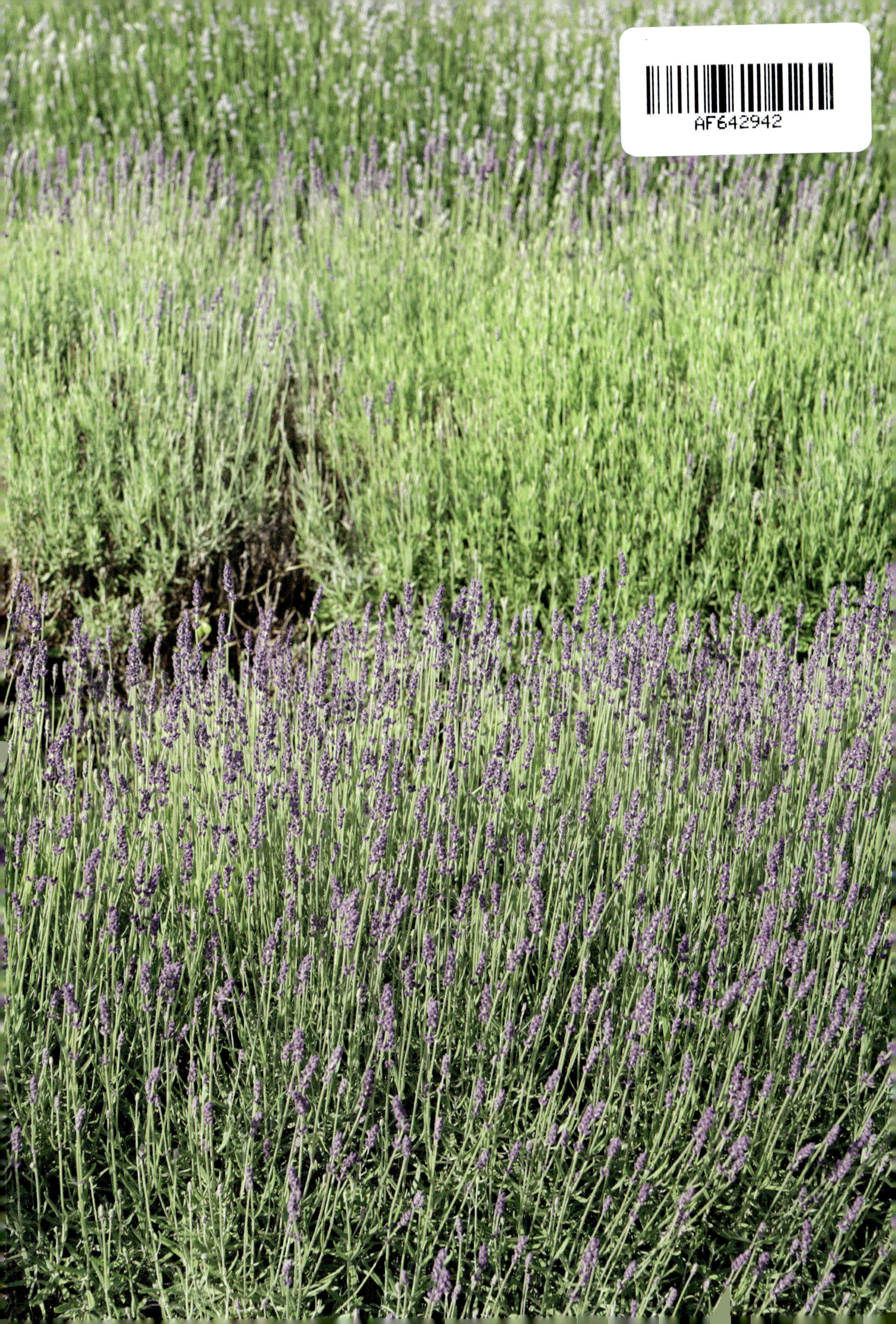

BIRGIT BEK UND PAULIN LINK

GESUNDHEIT AUS DEM GARTEN GOTTES

BIRGIT BEK UND PAULIN LINK

GESUNDHEIT AUS DEM GARTEN GOTTES

DIE GROSSE HAUSAPOTHEKE AUS DEM KLOSTER

PATMOS

INHALT

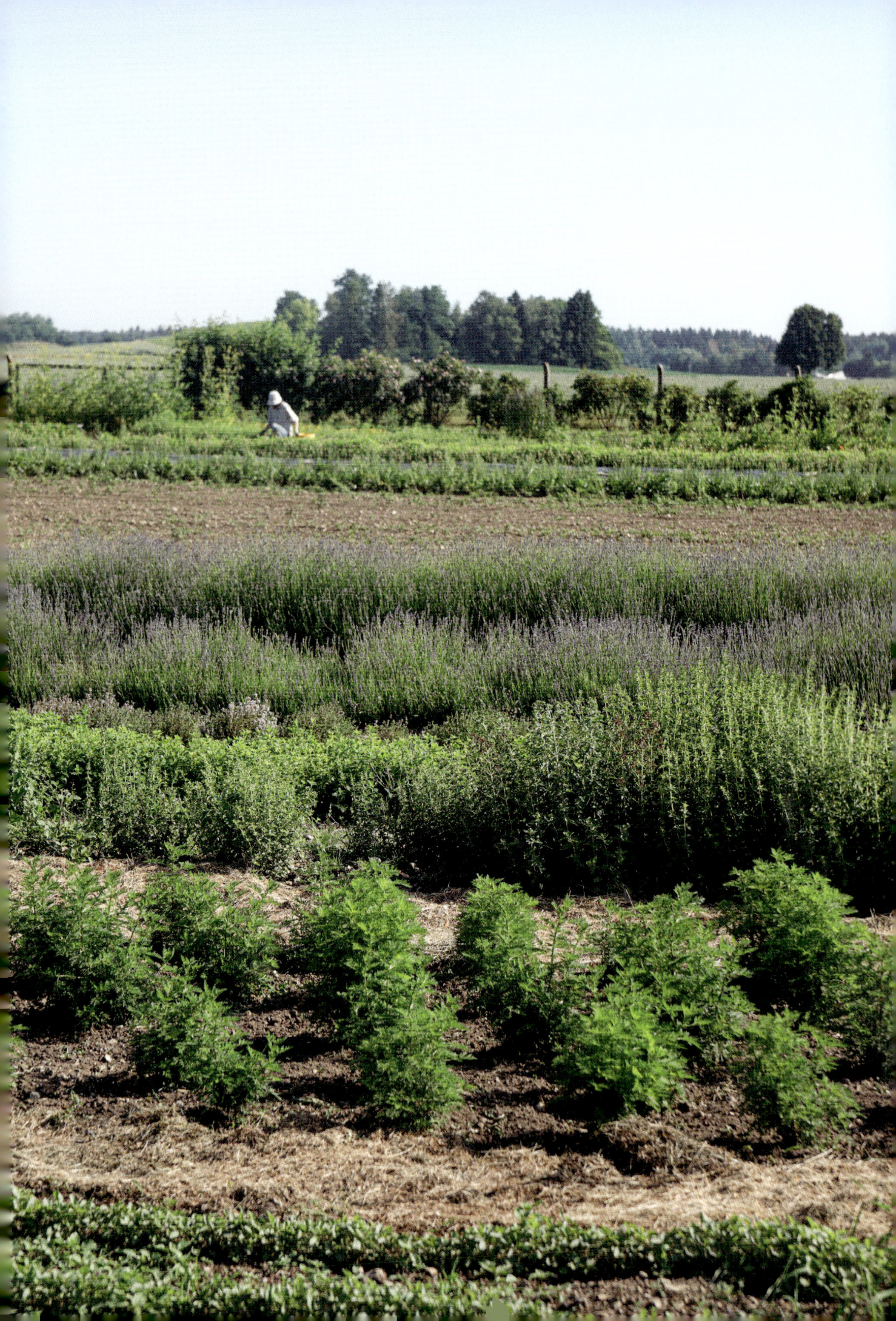

EINE EINLADUNG

Seit Jahren, liebe Leserinnen und Leser, kommen Menschen in unseren Klostergarten nach Reute und fragen: Was wächst da? Wie kann man die Kräfte der Natur nutzen, die unserem Leben dienen? Kräuter und Blumen erfreuen unsere Sinne, natürliche Quellen werden gesucht und wieder neu entdeckt. Bei Führungen und Begegnungen wurden wir immer wieder nach schriftlichen Weitergaben des umfangreichen Wissens und der Praxis gefragt. Also noch ein Kräuterbuch erstellen, um die Vielfalt der Angebote zu vergrößern?
Als Franziskanerinnen wollen wir die Gaben und Erfahrungen mit Ihnen teilen. Das Ganze erhebt keinen Anspruch auf Vollständigkeit. Es beruht auf der Erfahrung vieler und erworbenem Fachwissen, auf Praxis und einer Spiritualität des Alltags.

Der Mensch ist eine Einheit von Körper, Seele und Geist. Deshalb beschreiben wir die Heilkräuter und ihre Wirkkraft für uns. Sie finden in diesem Buch Rezepte und Anwendungsvorschläge. Nicht alle Heilpflanzen sind aufgenommen. Bekannte Hausmittel wie beispielsweise Kamille oder Fenchel werden Sie nicht finden, unbekannte können Sie entdecken. Zu beachten ist auch, dass nicht alle Anwendungen ein Garant sind für rasche Linderung oder Heilung. Jeder Mensch reagiert anders und nicht jede Pflanze wird gleich angenommen. Was natürlich ist, ist nicht immer auch unschädlich, gut und heilsam. Auf die richtige Anwendung, im rechten Augenblick und in der richtigen Dosierung kommt es an. Beschwerden betreffen immer den ganzen Menschen: Leib und Seele sind eine Einheit.

Zu den Heilpflanzen ergänzend setzen wir Impulse für unser Leben. Wenn wir uns im Sehen, Hören, Berühren, Riechen, Schmecken einlassen, uns inspirieren lassen von geistlichen Erfahrungen, können wir unsere eigene Mitte, unser Ganz-sein und Menschsein neu beleben. Die Texte und Übungen finden leicht Platz im Alltag, eine Einladung, kleine Schritte immer wieder zu tun, die Momente zu nutzen, die uns helfen, das Leben wieder bewusst zu gestalten.

Die Quellen, die diesem Buch zugrunde liegen, sind jahrhundertelange Tradition, Orientierung an Hildegard von Bingen, die franziskanische Schöpfungsspiritualität und das Fachwissen der Gegenwart.

Wenn wir die einzelnen Pflanzen und ihre Wirkkraft in diesem Buch beschreiben, dann soll darin auch ein Hinweis für uns heute sein, dass wir das Staunen und Loben wieder lernen, dass wir den Lobpreis wiederentdecken und den Schöpfer, der uns das alles ermöglicht.
Wir laden ein zum Lob für die Schöpfung, die Gott so wunderbar zusammengefügt hat, trotz aller Zerstörung und Ausbeutung durch uns Menschen. Wir laden ein zum Lob für das eigene Leben, trotz Leid und Krankheit, trotz Müdigkeit, Unlust und Fragwürdigkeit. Wir laden ein, dass wir die Pflanzen zu unserem Heil, Heilwerden entdecken, nutzen und anwenden.

Im Anerkennen der Schöpfung werden wir aufmerksam auf unsere eigene Geschöpflichkeit mit ihrer großartigen Ausstattung. Der Mensch ist ein Wesen, das mit seinen Sinnen dem Leben begegnet, mit dem Herzen, mit dem Blick, dem Hören, dem Geruch- und Tastsinn und dem Geschmack. Franz von Assisi spricht davon, dass wir die Dinge, ja selbst Gott verkosten, regelrecht schmecken und einatmen.

In der Nachfolge des Franz von Assisi haben wir uns gefragt, was unser Beitrag sein kann, um Menschen neu zu öffnen für die Vielfalt der Schöpfung, ihre Heilkraft und Nützlichkeit. Wir müssen wieder neu auf Entdeckungsreise gehen in aller Demut und Bereitschaft, uns von Mutter Erde beschenken zu lassen. Dazu müssen wir die Pflanzen wieder kennenlernen, sie schätzen und lieben lernen, um ihre Heilkraft anzuwenden.

Es ist kein Geheimnis. Schon immer haben Menschen, die von Schmerzen und Krankheiten geplagt wurden, Linderung und Heilung durch die heilsamen Pflanzen in der Natur gefunden. Schon immer haben Menschen entdeckt, was ihrem Menschsein, ihrem Körper guttut, was sie leben lässt, was ihre Stimmung hebt und ihr Gemüt erfreut. Schon immer haben Blumen den Zugang zu den Herzen gefunden und Kräuter die Kochkunst bereichert. Schon immer belebten Düfte unser Dasein, erreichten unsere Seele und waren Ausdruck für das Lob Gottes, das Gebet, das wie der Weihrauch emporsteigt.

So möchten wir Sie einladen, sich auf Entdeckungsreise zu machen. Die Schöpfung in ihrer Vielfalt zu sehen und zu bestaunen, die Angebote der Heilkräfte aufzuspüren und zu nutzen. Machen Sie eigene Erfahrungen mit diesem Buch. Die franziskanische Spiritualität kommt ein wenig stärker vor als andere, da es auch unsere Spiritualität ist, in der wir beheimatet sind.

Das Buch ist kein Lexikon, vielleicht ein Wegweiser, der Ihren Alltag unterbrechen kann, Wissenswertes und Besonderes über Heilkräuter aufzeigt und Sie mit allen Sinnen Duft, Geschmack, Eigenart und Schönheit der Pflanzen entdecken lässt.

Wir laden Sie ein: Probieren Sie das eine oder andere aus, kommen Sie dabei auch zur Ruhe und finden Sie Zeit für sich selbst – oder besuchen Sie uns einfach: Sie sind uns herzlich willkommen!

Unsere Kräuterkursangebote, Informationen zu Führungen sowie unsere Kräuterprodukte finden Sie übrigens unter www.kloster-reute.de

Ganz herzlich danken wir schließlich Gertrud Widmann für ihre inspirierende, unterstützende und korrigierende Hilfe beim Erstellen dieses Buches.

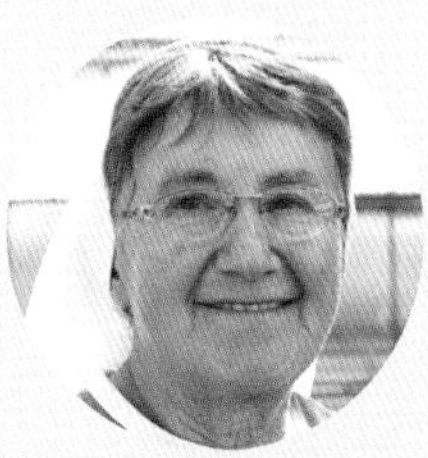

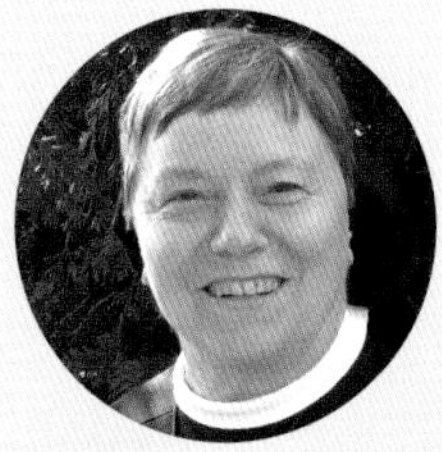

Sr. Birgit Bek Sr. Paulin Link

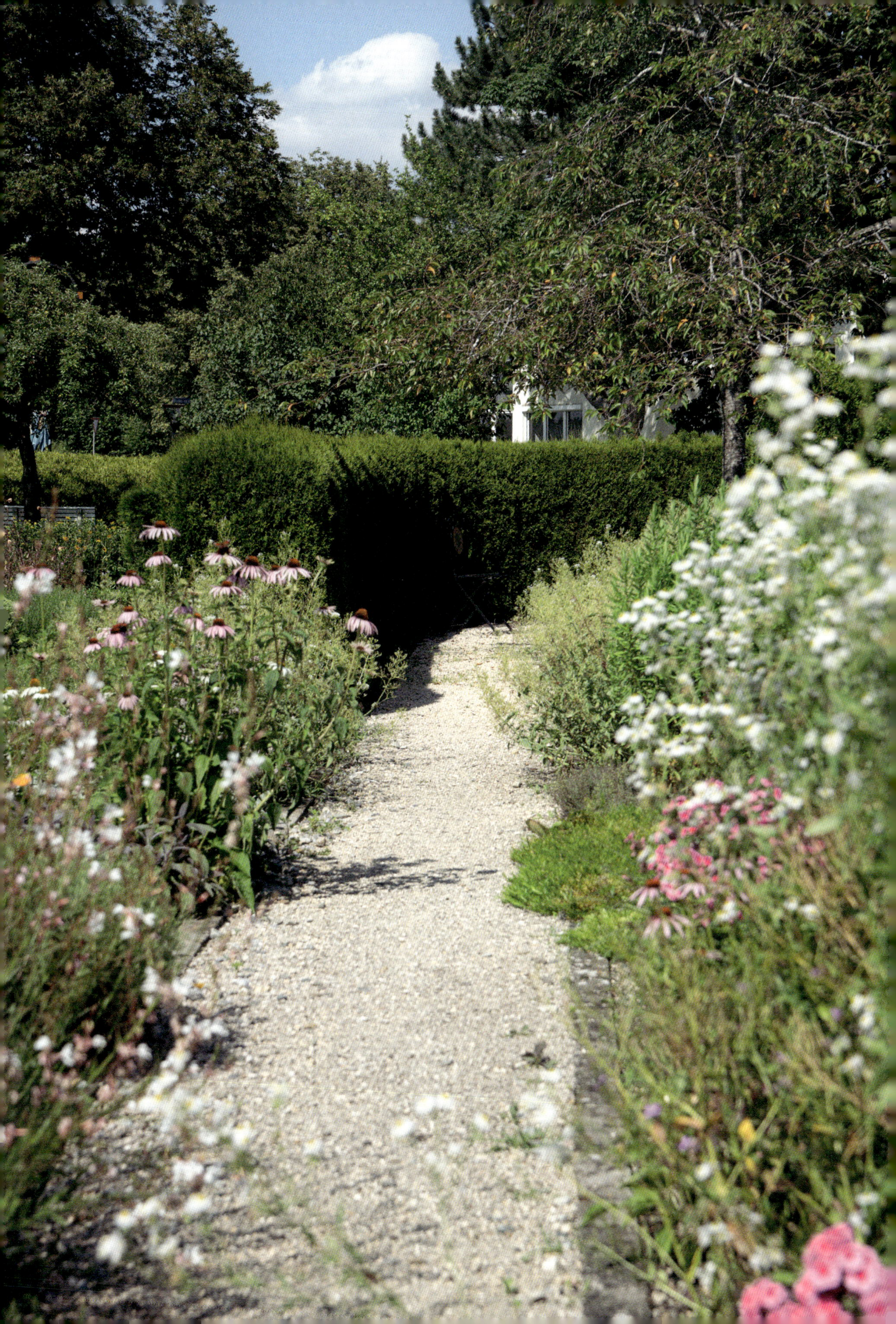

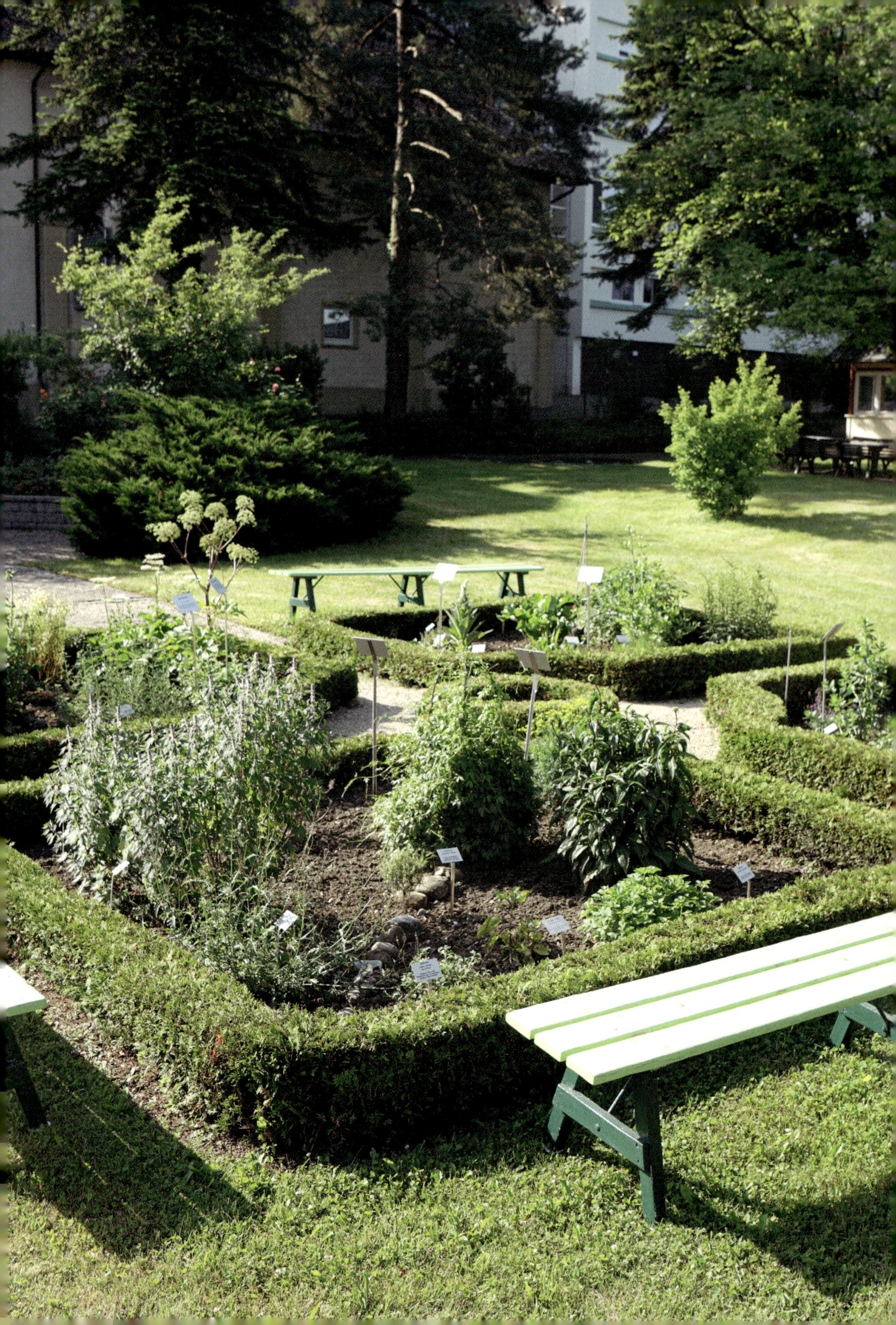

WAS UNS BEWEGT

„Gott sah, dass es gut war!“ So lesen wir auf den ersten Seiten der Bibel beim Schöpfungsbericht. Und am Schluss des Berichtes, der Erschaffung der Menschen und ihrem Auftrag steht dann: „Gott sah alles an, was er gemacht hatte, und siehe, es war sehr gut.“ (Gen 1,31)
Die Natur ist uns gegeben und aufgegeben! Unsere Wirklichkeit wird aber bestimmt von Nutzwert und Gewinn. Die Natur wird beraubt – und es ist der Mensch, der sich selbst schadet, und das nicht nur für die Gegenwart, auch für die Generationen, die nach uns kommen.

Die Schöpfung, und wir sind ein Teil davon, zeigt uns die Größe Gottes und die Kraft, die er in sie hineingelegt hat. Es liegt an uns, die Gaben der Natur zu sehen, ihre Schönheit zu bewundern, ihre Wirkkraft zu entdecken. Das setzt voraus, dass wir achtsam und mit Ehrfurcht allem Geschaffenen begegnen.

Aber wer ist Gott – und wer sind wir Menschen? Eine Frage, die Franz von Assisi nicht in Ruhe ließ. Wir Franziskanerinnen besinnen uns immer wieder auf ihn als Ordensstifter, aber vor allem auf seine Botschaft für uns heute. Er war durchdrungen von großer Liebe zu Gott. Er war getragen von der Liebe zu den Menschen und allen Geschöpfen. Er war ein Mann des leichten Schrittes, probiert das Evangelium und wird allen Geschöpfen Bruder.

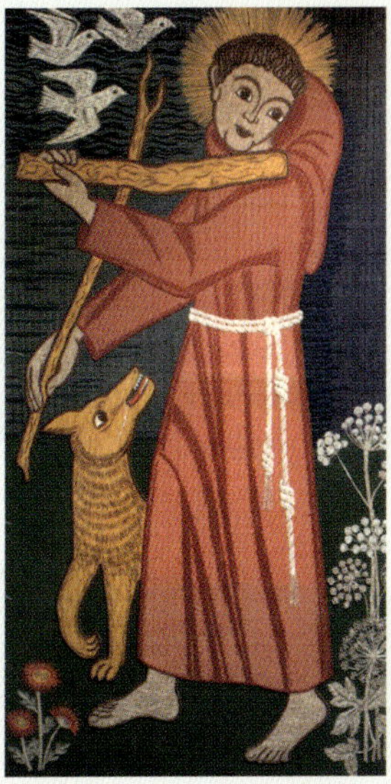

FRANZISKUS FOLGEN

Franz von Assisi war ein Meister in dieser Beziehung. Sein ganzes Leben, die Art und Weise, wie er Gott in den geschaffenen Dingen begegnete, war für ihn der Inhalt seines Gotteslobes. Er erkannte im Schönen den Schönsten selbst. Alles Gute rief ihm zu: „Der uns erschaffen hat, ist der Beste!“

*„Lob sei dir, du Herre mein,
mit allen deinen Geschöpfen.“*

Sr. Ludgera, eine unserer Mitschwestern und Meisterin der Paramentik, hat in vielen Bildern das Leben und Zeugnis des Franziskus aufgeschlüsselt.
Was geschieht da? Ein Mensch schreitet unter den Geschöpfen und spielt zum Lobpreis Gottes auf zwei dürren Ästen. Und die Geschöpfe ordnen sich ihm zu; sie gehen in diesem Lobpreis mit. Hier ist der Fluch gebrochen, der am Anfang von der Menschen-Sünde her auf die Geschöpfe übergriff und sie gegen den Menschen stellte. Seit jenen Urtagen „liegt ja die gesamte Schöpfung in Seufzen und Wehen“ (Röm 8,22). Doch es ist kein hoffnungsloses Seufzen und Leiden. Die Schöpfung wurde der Vergänglichkeit unterworfen, aber auf die Hoffnung hingeordnet, auch sie werde einst Anteil erhalten an der herrlichen Freiheit der Gotteskinder. Denn wie der Weg der Schöpfung in die „verderbte Sklaverei“ (Röm 8,22) durch den Menschen verdunkelt wurde, so führt auch ihr Weg der Erlösung zur „Freiheit, dem herrlichen Gut der Gotteskinder“ (Röm 8,21) über den Menschen. So warten

die Geschöpfe darauf, dass der Mensch sich wieder als ein Wesen erweist, das ganz von Gott bestimmt ist. Solche Menschen geben der stumm wartenden Schöpfung die Zuversicht, dass die Erlösung zur Herrlichkeit sich auch über sie ausbreiten wird. Franziskus war ein solcher Mensch. Er verstand das Grundanliegen der geschaffenen Wesen: dass sie Gottes Lobpreis verkünden wollen. Und darum verstanden auch die Wesen ihn in tiefem Begreifen. Er wollte die Geschöpfe nicht als Eigentum an sich reißen, er ließ sie in ihrer Bestimmung. Deshalb spürten sie, dass in ihm eine neue Hoffnung gegeben wurde. Nach der Ursünde kam das Wort: „Ich will Feindschaft setzen ..." Franziskus hat nach der Legende zum Wolf gesagt: „Ich will Frieden stiften zwischen dir und den Menschen.".
Papst Franziskus beschreibt in der Enzyklika „Fratelli tutti" den hl. Franziskus als den Heiligen der geschwisterlichen Liebe, der Einfachheit und Fröhlichkeit. „In der Tat wusste sich der hl. Franziskus, der sich als Bruder der Sonne, des Meeres und des Windes verstand, noch viel tiefer eins mit denen, die wie er von menschlichem Fleisch waren. Er säte überall Frieden aus und ging seinen Weg an der Seite der Armen, der Verlassenen, der Kranken, der Ausgestoßenen und der Geringen." (Fratelli tutti, 2)

In die Schule von Franziskus gehen bedeutet heute nach 800 Jahren, mit seinem Sonnengesang einzustimmen in das Lob Gottes, sich anstiften zu lassen von seinem Lebenszeugnis und vor allem selbst auf die Suche zu gehen nach den Werten, die uns die Natur bereithält. Wie keiner sonst wird Franziskus mit der Schöpfung, mit Geschöpflichkeit und mit dem Lob der Schöpfung in Verbindung gebracht. „Erhabenster, allmächtiger, guter Herr, dein sind der Lobpreis, die Herrlichkeit und die Ehre und jegliche Benedeiung. Dir allein, Erhabener, gebühret sie und kein Mensch ist würdig, dich zu nennen. Gepriesen seist du Herr mit allen deinen Geschöpfen."

Franz hat eine tiefe Verwandtschaft und Verbundenheit mit allem, was lebt und auf Erden existiert, verspürt. „Gelobt seist du", so beginnet, jede Strophe und die letzte endet mit dem Lob und Dank und der Einladung, ihm mit großer Demut zu dienen. Der Sonnengesang ist keine romantische Verklärung der Natur, er ist Ausdruck einer tiefen Verbundenheit und Solidarität.

Höchster allmächtiger guter Herr
Dir sei das Lied die Herrlichkeit die Ehre
und aller Segen
Dir allein kommen sie zu
Kein Mensch ist würdig dich zu nennen

Lob sei dir mein Herr
mit deiner ganzen Schöpfung
vor allem mit dem Herrn Bruder Sonne
Er bringt uns den Tag und spendet uns Licht
Schön ist er und strahlend mit großem Glanz
von dir Höchster ein Zeichen

Lob sei dir mein Herr
durch Schwester Mond und die Sterne
Am Himmel formtest du sie
glänzend kostbar und schön

Lob sei dir mein Herr
durch Bruder Wind
durch Luft und Wolken
durch heiteres und jedes Wetter
Durch sie gibst du deiner Schöpfung Leben

Lob sei dir mein Herr
durch Schwester Wasser
Sehr nützlich ist sie demütig kostbar und rein

Lob sei dir mein Herr
durch Bruder Feuer
Durch ihn ist die Nacht erhellt
Schön ist er freundlich kraftvoll und stark

Lob sei dir mein Herr
durch unsere Schwester Mutter Erde
Sie belebt und lenkt uns
Sie erzeugt viele Früchte
farbige Blumen und Gräser

Lob sei dir mein Herr durch jene
die um deiner Liebe willen vergeben
und Schwachheit und Not ertragen
Selig die ausharren in Frieden
Du Höchster wirst sie krönen

Lob sei dir mein Herr
durch unsere Schwester den leiblichen Tod
Kein lebendiger Mensch kann ihr entrinnen
Weh denen die in tödlicher Schuld sterben
Selig die sie findet in deinem heiligsten Willen
Der zweite Tod tut ihnen nichts Böses

Lobt und segnet meinen Herrn
Dankt und dient ihm in großer Demut

Sonnengesang des Franziskus,
übersetzt von Anton Rotzetter

Um den Sonnengesang für sich zu entdecken, gibt es eine Anleitung auf S. 202–203.

Franziskus hat den Sonnengesang nicht aus einer schwärmerischen Stimmung heraus geschrieben. Im Gegenteil. Er war zu der Zeit, als er den Sonnengesang schrieb, schwer krank, fast blind, von Schmerzen geplagt. Zeit seines Lebens hat er nichts anderes getan, als die Spuren Gottes in der Schöpfung, in allem, was ihm begegnete, wahrzunehmen, sie zu achten und Gott darin zu preisen.

EIN BLICK IN DIE GESCHICHTE

Walahfrid Strabo, Abt auf der Insel Reichenau, verfasste um 825 n. Chr. das Lehrgedicht „Liber de cultura hortorum“ – auch kurz „Hortulus“ genannt, das heute als ein historisch bedeutsames Zeugnis von Klostergärten aus dem frühen Mittelalter gilt. In 444 Versen werden Heilpflanzen, Küchen- und Zierpflanzen besungen. Neben der medizinischen unterstreicht der Abt auch die mythologische und symbolische Bedeutung mancher Gewächse.

Hildegard von Bingen (1098–1179) wird oft „die erste deutsche Naturärztin“ genannt. Sie beschreibt die Natur und ihre Wirkkräfte in Werken wie Physica („Heilsame Schöpfung“), Causae et curae („Ursprung und Behandlung der Krankheiten“). Ihre Naturheilkunde ist aktueller denn je. Hildegard betrachtet immer den ganzen Menschen, fragt nach dem „Warum“ und „Woher“, versteht den Menschen als Einheit von Leib und Seele. So gesehen ist die Pflanze niemals allein Heilmittel auf natürlicher Basis, sondern immer auch Trägerin göttlicher Kräfte.

Albertus Magnus baute ebenso wie Hildegard auf dem Wissen der Antike auf, betrieb aber auch eigene Naturbeobachtungen und galt als eigenständiger, genialer Denker. Seine umfassende Bildung und seine Experimentierfreude brachten ihm bald den Titel „Doktor universalis“ ein. In seiner sieben Bände umfassenden Botanik hielt er auch gartenbauliche und medizinische Aspekte der von ihm beschriebenen Pflanzen fest. Er sagte: „Es gibt gewisse Plätze, die weniger des Nutzens oder der Früchte wegen, sondern zum Vergnügen hergerichtet werden; man nennt sie Ziergärten. Sie werden zur Freude besonders von zwei Sinnen hergerichtet, der Augen nämlich und des Geruchs.“

Pfarrer Sebastian Kneipp (1821–1897) gilt als Wiederentdecker und Verfechter natürlicher Heilverfahren. Vermutlich war es die eigene Erkrankung an Lungentuberkulose, die ihn dazu brachte, sich mit dem Heilen von Krankheiten mit Hilfe von Naturkräften zu beschäftigen. Sein umfassendes Gesundheitskonzept für Gesunde und Kranke stützte sich auf fünf Säulen: Pflanzen, Wasser, Bewegung, Ernährung und natürliche Lebensweise. Heilpflanzen setzte Kneipp vor allem wegen ihrer sanften Wirkung und der Freiheit von Nebenwirkungen zur langfristigen Behandlung von Krankheiten ein.

WIR FRANZISKANERINNEN VON REUTE

Wir leben in Reute am Grab der seligen Guten Beth, einer franziskanischen Mystikerin (1386–1420). Von ihr und ihren Schwestern wird berichtet, dass sie Pflanzen zur Heilung an bedürftige Menschen gegeben haben. „Dass schließlich auch die ‚Medizin-Kräuter aus Reuthe‘ aus dem Gut-Bethen-Gärtchen als besonders heilkräftig galten, lässt eine Rechnung aus dem Jahre 1753 für das Kloster Ochsenhausen erkennen.“ Neben ihrer Kreuzesliebe ist die Offenheit für die Schönheit der Schöpfung überliefert. Ihre Freude über den Ruf eines Vogels brachte sie in Ekstase. Menschen gaben der Guten Beth den Namen: die „Gute“ und „Passionsblume“. Die Gute Beth als Passionsblume Oberschwabens: Das ist ein Programm, das sie gelebt hat und das Menschen an ihr entdeckt haben. Von außen her war sie unscheinbar und doch fähig, eine Blüte hervor-

zubringen, die staunen lässt. Sie vereinte in sich, was so schwer zusammenzubringen ist: Leiden und Schönheit, Unscheinbarkeit und exotische Größe, Klausnerin und Weltweite. Eine große Spannkraft zeichnet sie aus: Freude und Leid, Kirche und Welt, waren Boten Gottes.
Nach ihrem Tod wurde sie in allen erdenklichen Nöten des Leibes und der Seele aufgesucht. Mütter brachten ihre Kinder, Kranke suchten Hilfe; bei Sorgen um Haus und Hof ging man voll Vertrauen zu ihr. Schon im ausgehenden Mittelalter war sie zur Nothelferin in allen Nöten geworden, und das ist bis heute so geblieben: Die Menschen kommen an ihr Grab zum Bitten und Weinen, zum Loben und Danken, Trost suchend und empfangend.
Weitergeben, was dem Leben dient, das war Alltagspflicht der Guten Beth. So zeigt es ein Fresko im Chor der Pfarr- und Wallfahrtskirche in Reute. Heraustreten aus dem Haus, den Menschen begegnen, ihnen Brot und Ansehen geben, Zeichen der Würde, der Solidarität, aber auch Zuversicht und Heil. Die Not der Menschen hören und Hilfe anbieten, im Gebet die ganze Welt vor Gott bringen und dankbar die Gaben Gottes in der Schöpfung annehmen, das hat Reute zu einem Kraftort gemacht.

Es waren fünf Schwestern, die 1403 ihr franziskanisches Leben in der Klause zu Reute begonnen haben. Das Kloster hat nach dem Tod der Guten Beth eine bewegte Geschichte. 1786 werden die Schwestern nach Auflösung des Klosters ausgewiesen, das Klösterchen verkauft. Die Wallfahrtsstätte blieb. Im Jahr 1848 beginnen in Ehingen wieder fünf Frauen mit einer gemeinsamen Aufgabe, nämlich der Pflege der Kranken und Betreuung von Verlassenen und Armen. Aus der gemeinsamen Aufgabe erwächst bald ein gemeinsames Leben, eine gemeinsame geistige Ausrichtung nach der Regel des heiligen Franziskus. Das Umfeld dieses Neuanfangs war geprägt von Verarmung und Verwahrlosung, von Glaubenslosigkeit und revolutionären Ausbrüchen.

Unsere Gemeinschaft, die Jahrhunderte später diesen Ort wieder belebte, hat Wert daraufgelegt, immer eine Schwester zu haben, die die Pflanzen und ihre Wirkkraft kannte, die Tees zusammenstellte und manche Hausmittel weitergab und anwandte. Vor allem unsere Schwestern in der ambulanten Krankenpflege waren Vermittlerinnen dieser Gottesgabe.
Markante Persönlichkeiten der letzten Jahrzehnte sind Schwester Decentia und Sr. Emana. Treffend hat Kurt Neuffer Sr. Decentia in einem Zeitungsartikel als unverwechselbares Original charakterisiert: „Kaum erwachte die Natur aus ihrem Winterschlaf, war auch Schwester Decentia in voller Montur wieder unterwegs. Es ist seit dreißig Jahren dasselbe Bild: Einmal mit einem großen Eimer behängt, dann wieder mit einem großen Leinensack oder einem halben Dutzend kleiner Beutelchen als Behälter ihrer geernteten ‚Früchte' durchstreift sie je nach Witterung und Jahreszeit Feld, Flur und Wald.
Mit dem Sammeln junger und frisch getriebener Löwenzahn-Blätter begann für die Franziskanerin vom Kloster Reute in diesem Jahr die neue Tee-Saison. Obwohl sie mit jetzt 79 Jahren und körperlichen Beschwerden, den Folgen eines schweren Verkehrsunfalles vor einigen Jahren, nicht mehr so beweglich ist wie früher, kommt sie noch weit herum: ‚Ich wink' mit dem Stock den Autofahrern; die nehmen mich dann mit', meint sie in der ihr eigenen Art.
In den dreißig Jahren Arbeit als Tee- und Kräuterschwester wuchs die Franziskanerin zum unverwech-

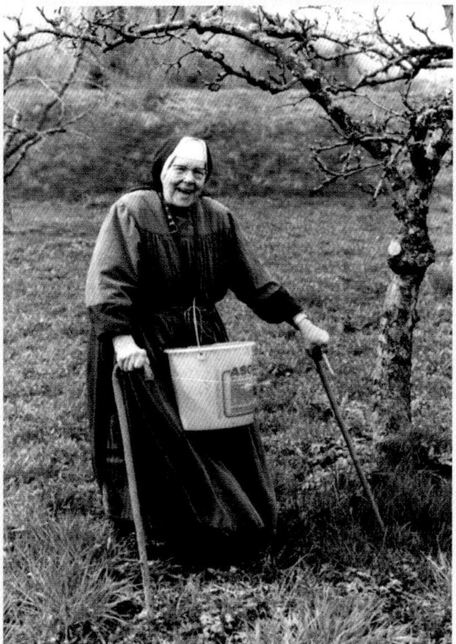
Foto Kurt Neuffer: Sr.Decentia

selbaren und weit über Bad Waldsee hinaus bekannten Original heran. Ihr Rat ist vielgefragt. Denn sie ist von Kind an mit dem Kräutersammeln aufgewachsen und hat inzwischen ein umfangreiches Wissen über Nutzen der Pflanzen und Kräuter angesammelt. Wie in früheren Jahren werden vom Frühjahr bis in den Herbst hinein an die zweihundert verschiedene Blüten, Blätter, Kräuter und Triebe gesammelt."

Das Kräuterwissen lebt in unserer Gemeinschaft und wird auch auf humorige Art und Weise immer wieder ins Bewusstsein gerückt wie in dem folgenden Lied, das eine Schwesterngruppe bei einer Feier einbrachte. Den Refrain konnten alle mitsingen.

NOTE 1 FÜR DÜFTE: EIN BEITRAG FÜR DIE SCHWESTERNGEMEINSCHAFT

„Ein bisschen Frieden, ein bisschen Freude
Das ist zu haben, ihr lieben Leute!
In unserm Garten, in Wald und Wiese
finden wir alles, was Gott uns gibt.
Oh, wie gut der Duft doch tut,
macht uns heil, gibt frischen Mut!" (Refrain)

Ist dein Herz mal müde und schlapp,
Zitronenmelisse bringt dich auf Trab!

Und ist die Nas mal richtig voll,
mit heilsamem Duft wird alles in Kürze wieder ganz toll:
Die Schleimhäute schwellen ab im Nu
und du hast von deinem Schnupfen selige Ruh.

Und kratzt der Hals und schmerzt das Schlucken,
nimm ein Eukalyptusblatt – und du wirst fröhlich gucken!
Der Thymian wird seit alters her
als Mutmachpflanze bezeichnet – das ist nicht schwer,
ob Pest, Husten oder sonst ein Wehweh,
er wirkt rundum, wie eine gute Fee.
Das schlechte verschwindet aus dem Körper im Nu
und ihr habt wieder eure selige Ruh.

Sind wir manchmal müde oder gar träge
und bringen nichts, aber auch gar nichts zu Wege,
dann gibt´s nur eines auf der Welt:
Das Bohnenkraut euch schnell bestellt.
Es lockert auf, schenkt euch den Schwung
und macht euch rundum wieder jung.

Sind deine Füße matt und brennen
und du kannst einfach nicht mehr rennen,
hast auch mal Hornhaut und andere Schwielen,
dann ist nicht verkehrt, aufs Meersalz zu schielen.
Nimm ein Fußbad leicht und locker,
das bringt dich sicherlich vom Hocker.
Ist mal dicke Luft im Haus,

stinkt dir alles – welch ein Graus!
Nimm dieses Duftspray schnell zur Hand
und die Stinkluft ist gebannt.

Auch das soll's geben, selbst bei uns in Reute,
dass manche zu kurz kommen – klar bei so vielen Leuten.
Da gibt's aus unsres Herrgotts Apotheke
den Pfeffer, der wärmt und treibt auf schnellem Wege
die Gifte aus dem Körper raus,
reinigt und desinfiziert das ganze Haus!

Was bitter dem Mund,
ist für den Körper gesund!
Das Gedächtnis wird angekurbelt, die Konzentration kommt in Gang
und keinem Menschen ist mehr bang.
Der Lavendel ist wie eine Mutter, die tröstet und sorgt rundum.
Das dauernde Jammern und Klagen wird buchstäblich stumm.
Drum trinke, bade und schmiere Lavendel zu jeder Zeit –
und du bist ausgeglichen für Zeit und Ewigkeit!

Alles nach Noten – die Kräuter können es stolz beweisen:
Kopfnoten, Herznoten, Basisnoten – sie die Fachleute heißen.

Sie sind scharf und würzig,
lebhaft und süß,
blumig frisch, aber auch herb,
betäubend und intensiv.

Hell und klar, leicht und zart,
fruchtig und streng werden sie benannt,
aber auch kräftig, erfrischend,
edel und erdig für die Leute im ganzen Land.

Drum gilt an allen Tagen,
auch ohne Rezept und ohne Fragen:
Macht uns hell, gibt frischen Mut.

Note 1 – direkt fürs Leben
kann es für die Apotheke vom Herrgott geben,
denn:

Oh, wie gut der Duft doch tut...

UNSER SCHÖPFUNGSAUFTRAG HEUTE

In den Konstitutionen unserer Gemeinschaft haben wir uns dem Auftrag für die Schöpfung verpflichtet. Unter dem Kapitel der Armut steht: „Wir sind in unserer Haltung und in unserem Lebensstil gerufen, uns für den Schutz des Lebens und der Umwelt einzusetzen." Das „Wie" ist eine ständige Herausforderung und muss von Einzelnen wie von der Gemeinschaft beachtet werden. Deshalb wurde 2003 der

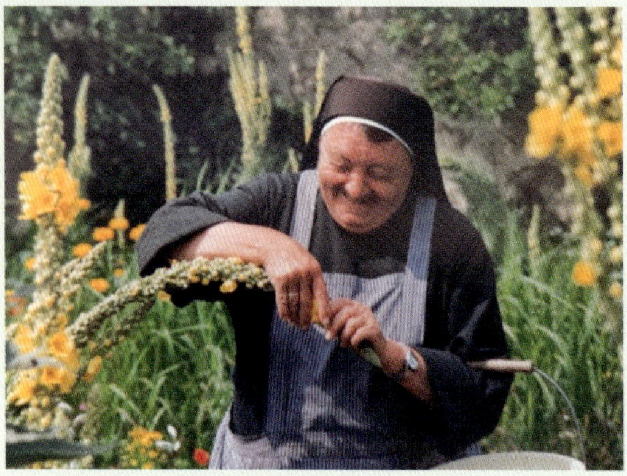

Sr. Emana hat als Kräuterfachfrau die Arbeit von Sr. Decentia fortgeführt.

Kräutergarten in Reute neu strukturiert. Sr. Birgit hat als Erzieherin die Arbeit mit Kindern aufgegeben und sich der neuen Aufgabe gestellt. Menschen jeglichen Alters sollen die Natur, die Schöpfung wieder neu mit allen Sinnen wahrnehmen.
Dazu wurde neben dem Kräutergarten das Labyrinth und der Schaugarten mit den vier Bereichen aufgebaut: Kloster-Reute-Tee-Beet, Kräutersalz-Beet, Bibelpflanzen und Hildegard-Beet. Weitere Jahre danach erweiterte Sr. Birgit diesen als Apothekergarten. Aus den vier Bereichen wurden acht mit den Zuordnungen zu den Organen. Die Ausbildung zur Phytopraktikerin (Fachfrau für Heilpflanzen) verschaffte ihr ein breites Wissen und vielfältige Praxis in Sachen Kräuter und ihrer Wirkkraft. Daran haben sich Kurse und Schulungen im Bereich der Kinderheilkunde und Frauen-Heilkunde sowie der Hildegardheilkunde angeschlossen.

Bei Führungen und Kräuterkursen wird Wissen vermittelt, vieles ausprobiert und Zugang zu den Pflanzen eröffnet. Jede und jeder lernt für den eigenen Bedarf und kann das Erlernte für sich und andere einsetzen. Zu dieser Entdeckungsreise gehört die Praxis: versuchen, ausprobieren, anwenden und genießen ebenso wie die achtsame Wahrnehmung für die Eigenheit und Schönheit der Pflanzen und für die eigene Wirklichkeit.
Erlebnistage für Kinder, Jugendliche und Erwachsene ermöglichen Erfahrungen eigener Art. Erlebtes wird zu Hause erzählt, von Müttern aufgegriffen und ausprobiert. Thymian abrebeln ist eine Arbeit, aber es zieht Kreise. Entdecken, wo ich selber für meine Gesundheit etwas tun kann, es im eigenen Garten suchen und finden und die Wirkkräfte der Pflanzen nutzen. Theorie ist nicht alles, man muss es tun, sagt Sr. Birgit und ermutigt zu Aufmerksamkeit und Achtsamkeit für die Schöpfung. Es ist die Aufgabe von uns Franziskanerinnen, dem Leben zu dienen. Wo schütze und bewahre ich die Umwelt?
Außerhalb des Klostergartens werden Pflanzen für die sechs Teesorten angebaut, die von Schwestern abgerebelt werden und danach zum Trocknen kommen. Der Umgang mit diesen Pflanzen schenkt Freude an der Schöpfung und ihrer Vielfalt bis ins hohe Alter. Mit Liebe geerntete Pflanzen geben ihre Segenskraft weiter an die Menschen, die sie genießen. Und das schmecken wir schon bei einem kleinen Bissen Butterbrot mit Honig und Salbei!
Eine Quelle für die Vermittlung der Natur und ihrer Heilkräfte ist für Sr. Birgit ihre Erfahrung als Erzieherin im Kindergarten. Maria Montessori sagt: Hilf mir, es selbst zu tun! Das heißt, wir müssen Bereiche schaffen und etwas anbieten, wo das Gegenüber neugierig wird und interessiert ist, die Kräuter und ihre Wirkkraft kennenzulernen. Dazu kommt der Marchtaler Plan mit „Kopf-Herz-und Hand“ etwas erfahrbar zu machen. Mit allen Sinnen: hören, sehen und tun, ganzheitlich und umfassend sollen die Menschen, die unseren Kräutergarten besuchen oder die Angebote wahrnehmen, die Botschaft der Heilkräuter erfahren und umsetzen können.

Ziel von allem ist für Sr. Birgit als Franziskanerin, die Menschen zu sensibilisieren für die Schönheit und das Geschenk der Schöpfung. In dieser Offenheit werde ich dankbar. Das Bewusstsein, dass nicht nur ich etwas empfangen habe, sondern dass wir alle beschenkt wurden, führt zu Solidarität und Geschwisterlichkeit. Erinnert sei an dieser Stelle wieder an Franziskus: „Wenn Franziskus eine große Anzahl von Blumen fand, predigte er ihnen und lud sie zum Lob des Herrn ein, als ob sie vernunftbegabte Wesen seien. So erinnerte er auch Saatfelder und Weinberge, Steine und Wälder und die ganze liebliche Flur, die rieselnden Quellen und alles Grün der Gärten, Erde und Feuer, Luft und Wind in lauterster Reinheit an die Liebe Gottes und mahnte sie zu freudigem Gehorsam. Er nannte alle Geschöpfe ‚Bruder' und ‚Schwester' und erfasste in einer einzigartigen und für andere ungewohnte Weise mit dem scharfen Blick seines Herzens die Geheimnisse der Geschöpfe, war er doch schon zur Freiheit der Kinder Gottes gelangt."

Auch Klara von Assisi sieht in allem Geschaffenen ein Abbild des Schöpfers, ein Hinweis auf den Erlöser und eine Einladung zum Gotteslob. Die Schwestern, die sich zeitweise außerhalb des Klosters aufhalten, weist sie an, Gott zu loben, wenn sie schöne Bäume und ihre Blüten und Blätter sähen; und ähnlich, wenn sie Menschen und andere Geschöpfe sähen, sollten sie Gott über alle und in allen Dingen loben.
Wir sind ein Teil der Schöpfung. Alle Geschöpfe sind unsere Schwestern und Brüder. Sie verweisen uns auf den Schöpfer zurück. „Du, Herr, sei gepriesen, weil du mich erschaffen hast", sagt Klara von Assisi am Ende ihres Lebens.

Wie wir heute mit Schwester Wasser, Mutter Erde und den Menschen umgehen, entscheidet über unsere Zukunft und die der kommenden Generationen. Wer dankbar ist, weiß sich verantwortlich für sich und andere und für das Ganze. Das zeigt sich dann auch in unserem Lebensstil. Die ökologische Umkehr, ein „von Zärtlichkeit erfülltes Umweltengagement", so Papst Franziskus in seiner Umweltenzyklika „Laudato si'", „schließt Dankbarkeit und Unentgeltlichkeit ein, das heißt ein Erkennen der Welt als ein von der Liebe des Vaters erhaltenes Geschenk".
Voraussetzung für konkretes Tun ist auch hier eine innere Haltung. Am Anfang steht die Bereitschaft, Augen, Ohren und Herzen für den Wert und die Schönheit alles Geschaffenen zu öffnen. Denn nur das, was wir erkennen, können wir lieben. Wer sich so von Franziskus inspirieren lässt, weiß sich berufen, mit allen Menschen guten Willens mitzuarbeiten an der Bewahrung der Schöpfung. Wissen wir um den Standort des Menschen im Ganzen der Schöpfung? Er steht nicht über ihr, sondern in ihr. Demut ist die angemessene Haltung. Das lateinische Wort für Demut (= humilitas) ist sehr aussagekräftig: der Mensch ist mit dem Humus der Erde verwandt, gemäß dem Schöpfungsbericht aus ihm geschaffen. Die franziskanische Spiritualität und nicht nur sie, sondern auch asiatische, indianische und afrikanische Religionen geben dafür wertvolle Impulse.

Mit Franziskus bringen auch wir unser Erleben der Schöpfung mit Gott in Verbindung und laden ein zum Lob am Morgen und am Abend:

Am Morgen,
wenn die Sonne aufgeht,
sollte jeder Gott loben,
der sie erschaffen hat,
denn durch sie
werden unsere Augen
am Tag erhellt.

Am Abend,
wenn es Nacht wird,
sollte jeder Gott loben
wegen Bruder Feuer,
denn durch ihn
erhellt er unsere Augen
in der Nacht.
Auch wegen aller anderen Geschöpfe,
deren wir uns täglich erfreuen,
sollen wir ihn,
den herrlichen Schöpfer,
loben.

Franz von Assisi, Textsammlung des Anonymus Perusinus, 43

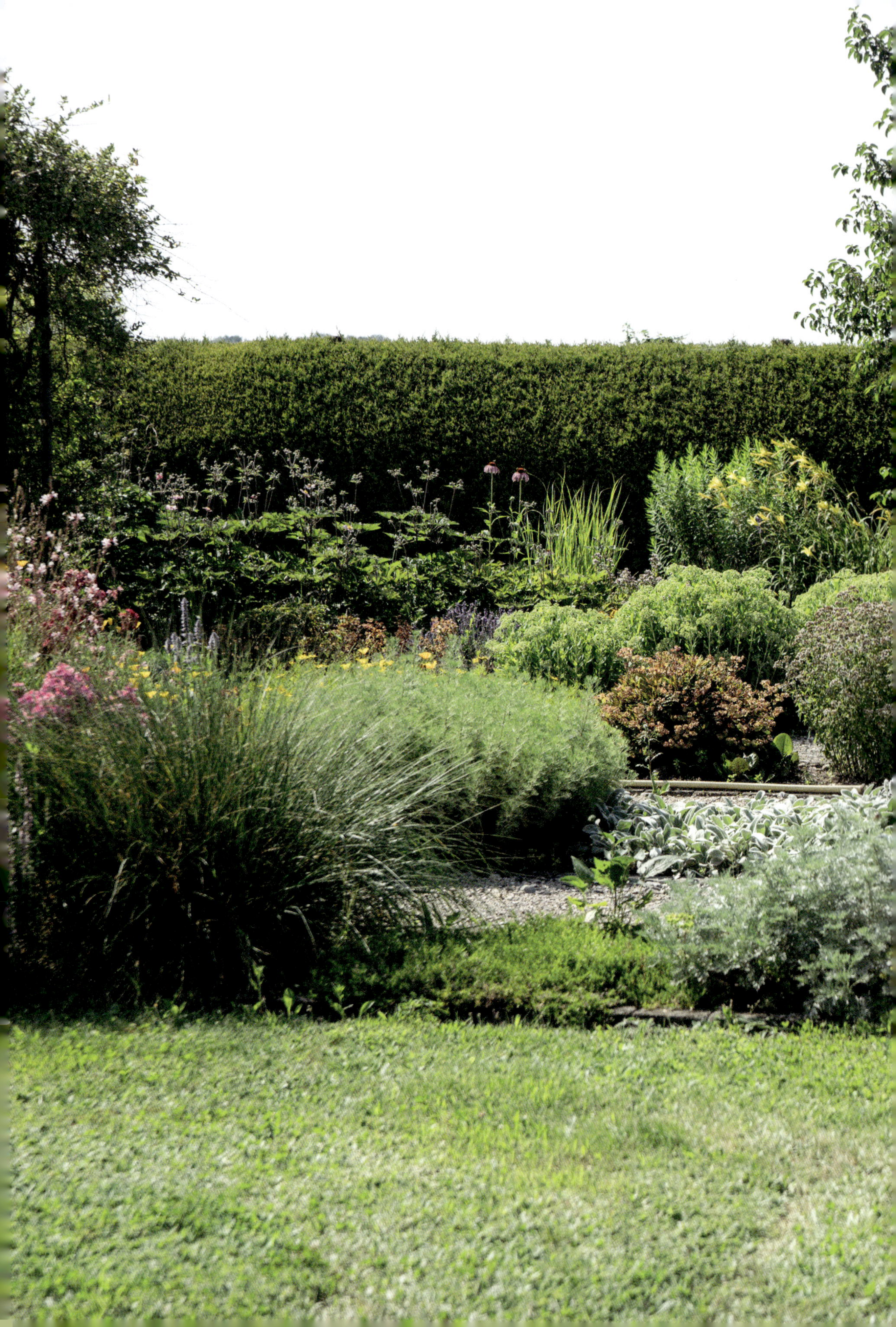

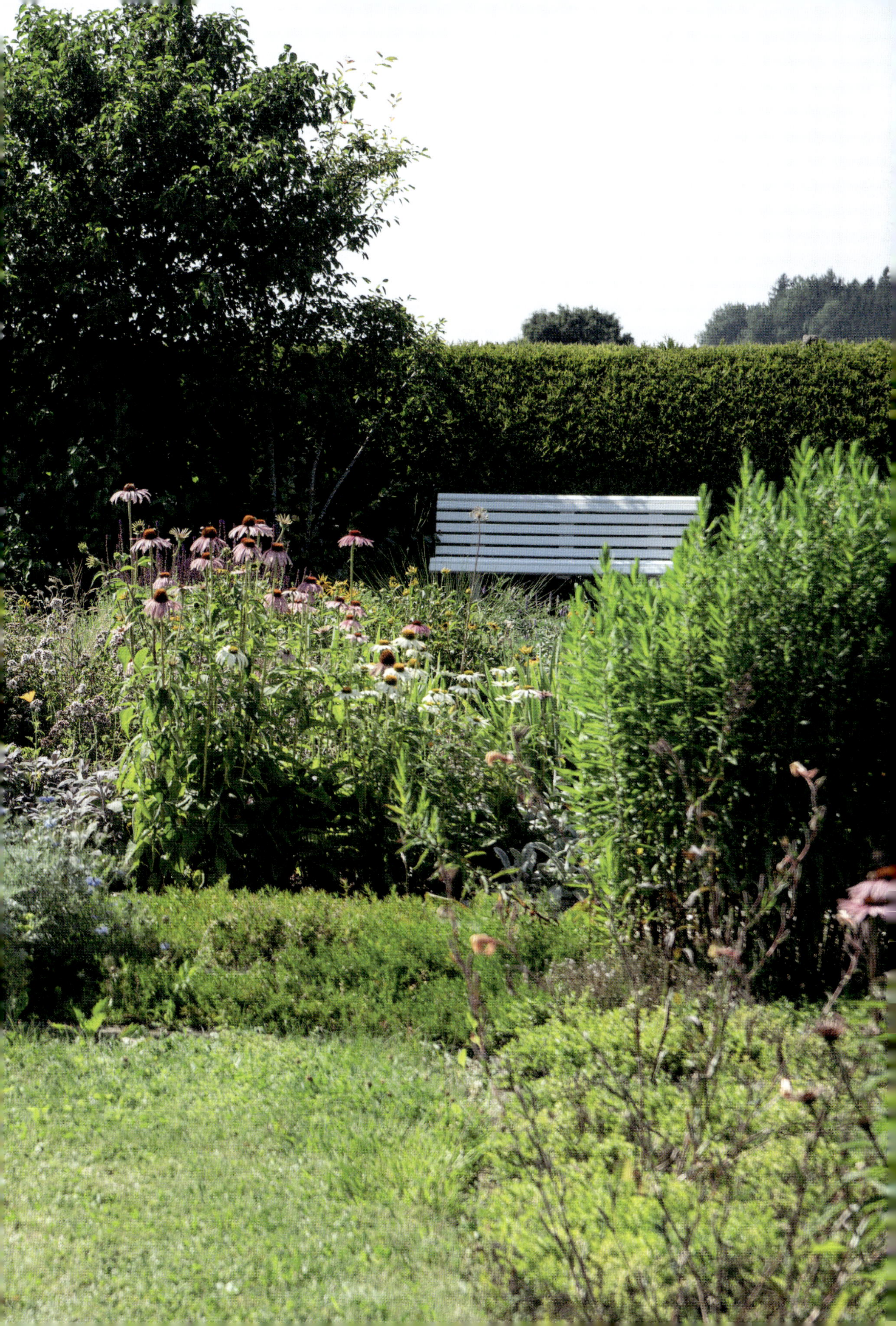

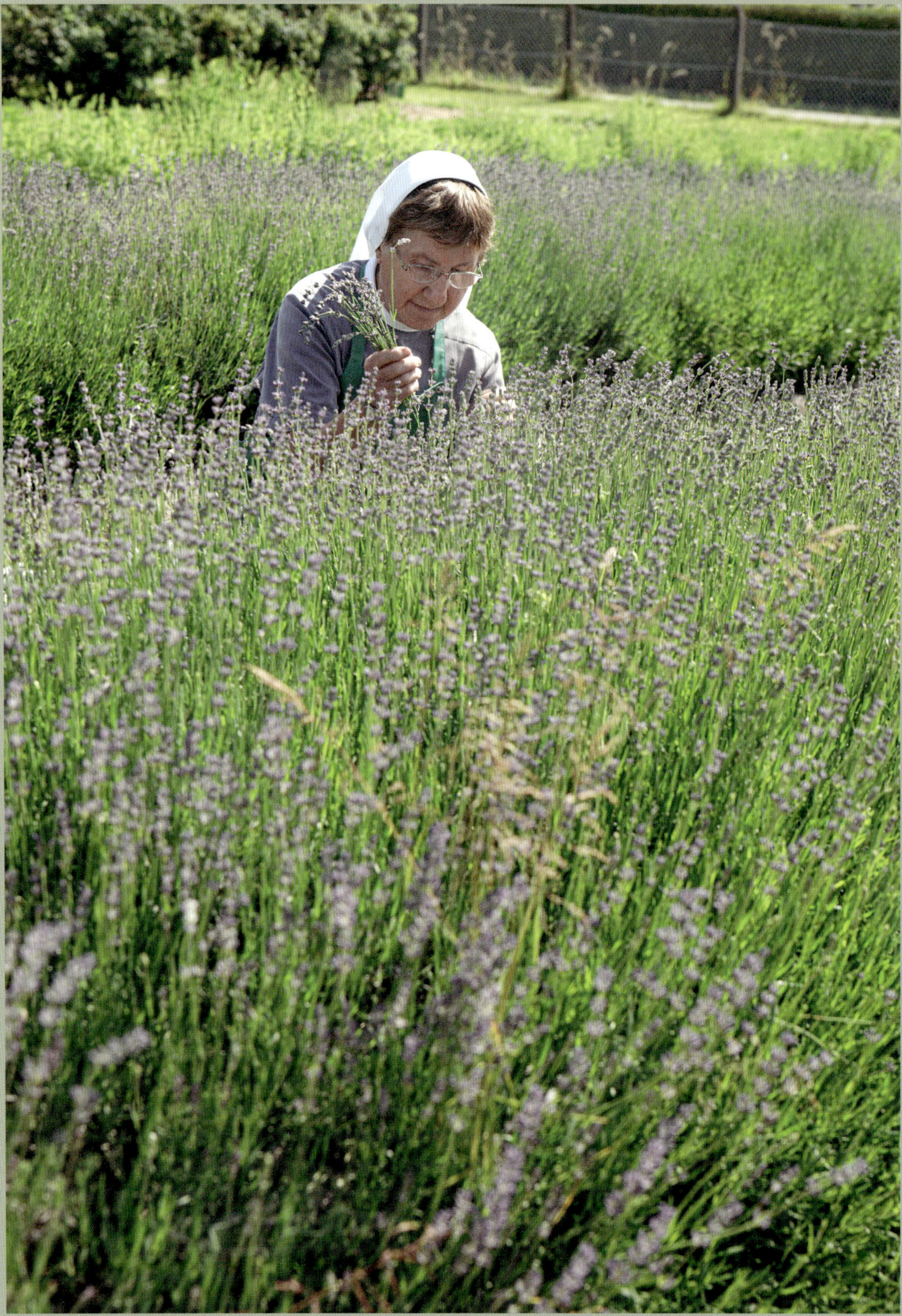

SCHLUMMER OHNE KUMMER

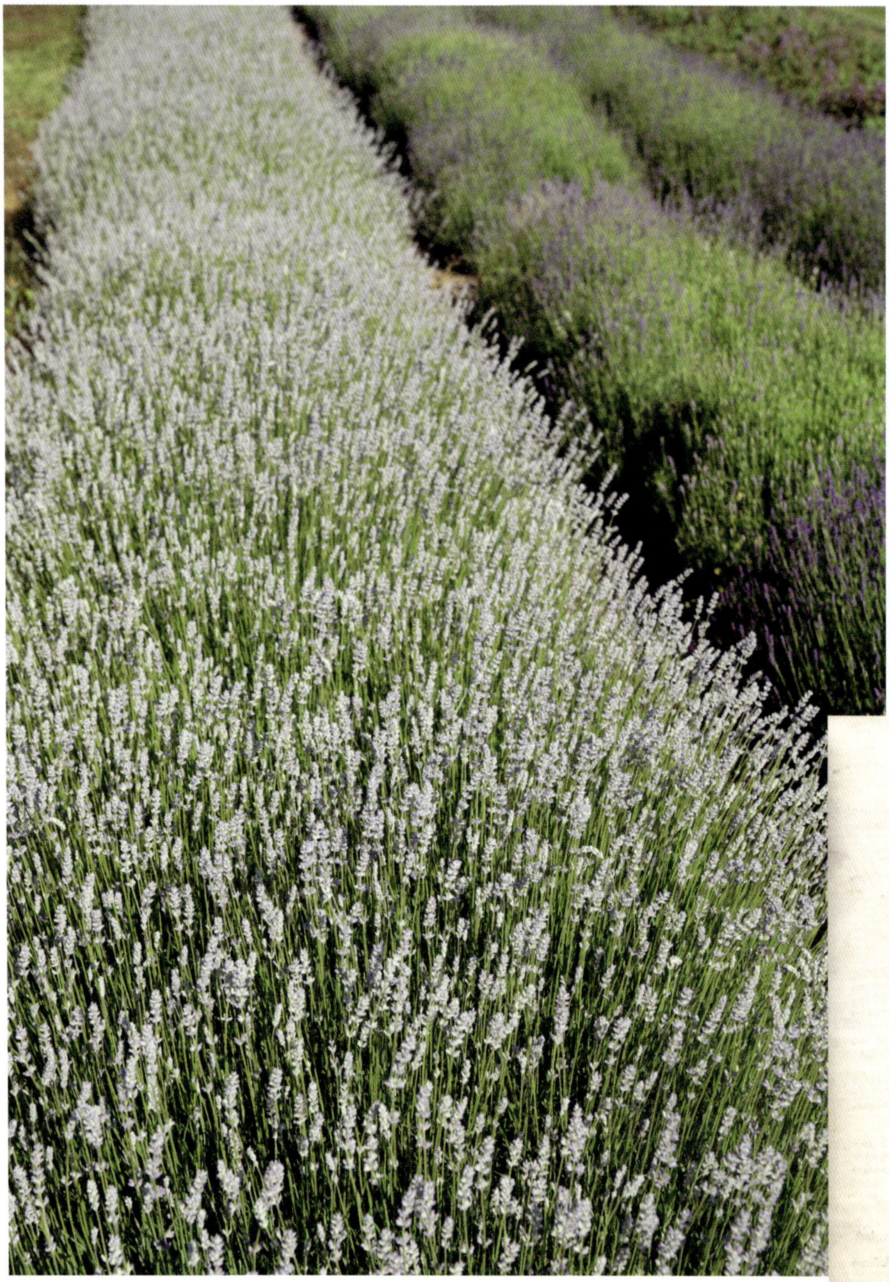

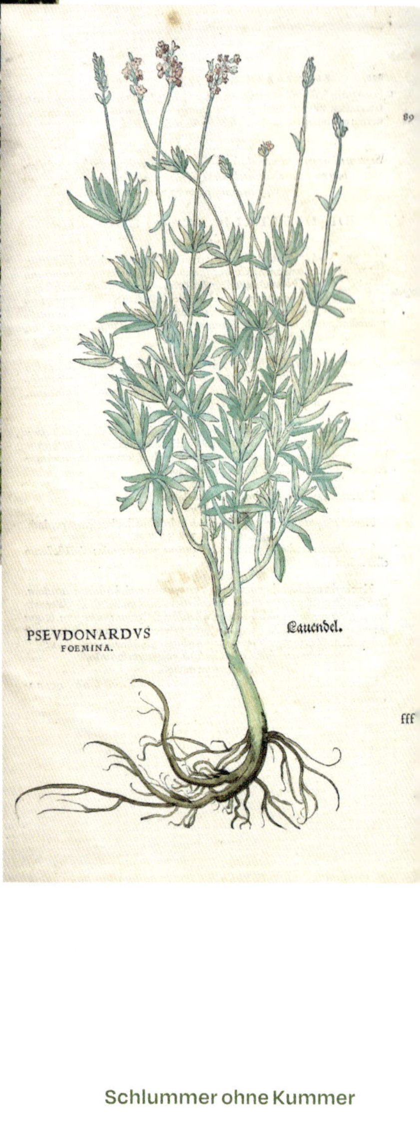

LAVENDEL

(LAVANDULA ANGUSTIFOLIA)

Sanfter Helfer und Heiler

Inhaltsstoffe: ätherische Öle, Cumarine, Gerbstoffe, Flavonoide, Phyrosterole

Lavendel wirkt überaus vielseitig. Er fördert die Konzentration und wirkt gleichzeitig entspannend. Er wird angewendet bei innerer Unruhe, nervös bedingten Einschlafstörungen, starken Blähungen. Lavendel stärkt das Nervensystem und beruhigt bei äußerlicher Anwendung die Haut. Eine wahre Wohltat sind Bäder und Fußbäder!

ANWENDUNG

Einreibungen mit Lavendeltinktur helfen bei rheumatischen Beschwerden. Dafür wird die Tinktur im Verhältnis 1 : 5 mit Wasser verdünnt. Wer die Fußsohlen einreibt, entspannt sich am ganzen Körper.

Lavendeltee, vor dem Essen getrunken, fördert den Appetit, nach dem Essen regt er die Verdauung an und lindert Blähungen und Krämpfe. Am Abend wirkt er entspannend und schlaffördernd. Ein Dampfbad mit Lavendeltee hergestellt hilft bei Atemwegserkrankungen.

Ätherisches Lavendelöl darf bei Verbrennungen pur aufgetragen werden und lindert so rasch den Schmerz. Es sorgt für eine narbenfreie Wundheilung. Außerdem wirkt es desinfizierend, keimhemmend und ist wirksam gegen Bakterien, Viren und Pilze. Es bilden sich keine Bläschen nach der Anwendung von ätherischem Lavendelöl. Bei Juckreiz, Gelenkbeschwerden, Gicht, Rheuma wirkt Lavendelöl schmerzlindernd.

Ätherisches Lavendelöl schafft, auf einen Diffuser aufgetragen, ein gesundes Raumklima, ein paar wenige Tropfen, auf dem Kopfkissen verteilt, sorgen für guten Schlaf. Und auf ein Taschentuch geträufelt und unter die Nase gehalten, lässt es sofort gut durchatmen.

Mit Lavendelblüten gefüllte Beutelchen verleihen in Kleiderschränken nicht nur der Wäsche einen angenehmen Duft; sie halten auf natürliche Weise auch Motten und andere Schädlinge fern.

LAVENDEL-TEE

1 TL Lavendel mit 200 ml nicht mehr kochendem Wasser übergießen und zugedeckt 5 bis 7 Minuten ziehen lassen.
Wird der Tee für ein Lavendelbad verwendet, schneidet man mindestens 50 bis 100 g Blüten und Stängel klein. Nach dem Ziehen abseihen und ins Badewasser geben.

LAVENDEL-FUSSBAD

Für ein Fußbad verwendet man 10 Tropfen echtes ätherisches Lavendelöl (Apotheke). In 1 ml Alkohol geben und so lange verrühren, bis sich die beiden Flüssigkeiten verbinden. Dann ins handwarme Badewasser geben.

LAVENDEL-TINKTUR

100 ml 38%igen Alkohol mit 10 g getrockneten oder 20 g frischen Lavendelblüten mischen. In ein helles Schraubglas geben und für 3 bis 6 Wochen an ein helles, warmes Fenster stellen. Zwischendurch schütteln. Danach abgießen und in ein dunkles Fläschchen füllen und beschriften.
Anwendung: einmalig abends 30 Tropfen oder bei Bedarf dreimal täglich zwischen 20–30 Tropfen einnehmen. Am besten im Mund mit dem Speichel einspeicheln, evtl. danach mit Wasser nachspülen.

LAVENDEL-ÖL

Als Grundlage dient 100 ml Olivenöl (fettes Öl) oder Mandelöl (leichtes Öl). 10 g getrocknete oder 20 g frische Blüten dazugeben, sodass sie ganz mit dem Öl bedeckt sind. In ein helles Schraubglas geben und für 3 bis 6 Wochen an ein helles, warmes Fenster stellen. Zwischendurch schütteln. Abgießen, in ein dunkles Fläschchen füllen und beschriften.

LAVENDEL-KUCHEN

Einen Rührteig nach gängigem Rezept herstellen, ein TL Lavendelblüten mörsern oder ganz in den Teig geben. Den fertigen Kuchen mit Zitronenglasur überziehen und mit Lavendelblüten bestreuen.
Man kann auch Kekse in der gleichen Art herstellen.

LAVENDEL-CREME

500 ml Sauermilch glattrühren, 1 Becher weißen Joghurt (150 g) und 3 Becher Creme fraîche (à 150 g) hinzugeben. Etwa 5 EL Lavendelsirup beimengen und die Creme in kleine Schälchen füllen. Das Ganze mit einigen frischen Lavendelblüten dekorieren und 24 Stunden kühl stellen.

LAVENDEL-LIMONADE

625 ml Wasser mit 150–300 g Zucker kochen, bis der Zucker sich auflöst. Den Topf vom Herd nehmen und 6 Lavendelblütenzweige hinzugeben. Die abgekühlte Flüssigkeit abseihen, 500 ml Wasser und 150 ml frischen Zitronensaft hinzugießen und gut gekühlt servieren.

LAVENDEL-ESSIG

100 ml Weinessig mit 10 g getrockneten oder 20 g frischen Lavendelblüten mischen. In ein helles Schraubglas geben und für 3 bis 6 Wochen an ein helles, warmes Fenster stellen. Zwischendurch schütteln. Danach abgießen und in eine Flasche füllen.

LAVENDEL-SIRUP

Lavendelsirup lässt sich vielseitig anwenden in Obstsalaten, Gebäck, Dessert, Eiscreme, in Sekt. Mit Wasser verdünnt führt die so entstandene Limonade am Abend als Getränk zu einem guten Schlaf.

300 ml Wasser
6 EL Zitronensaft
200–400 g Zucker
6 EL getrocknete Lavendelblüten

Wasser, Zitronensaft und Zucker im Topf unter Rühren erhitzen, gut fünf Minuten leicht köcheln lassen. Anschließend vom Herd nehmen und die Lavendelblüten unterrühren. Das Ganze einen Tag durchziehen lassen. Abfiltern, in Glasflaschen füllen und beschriften.

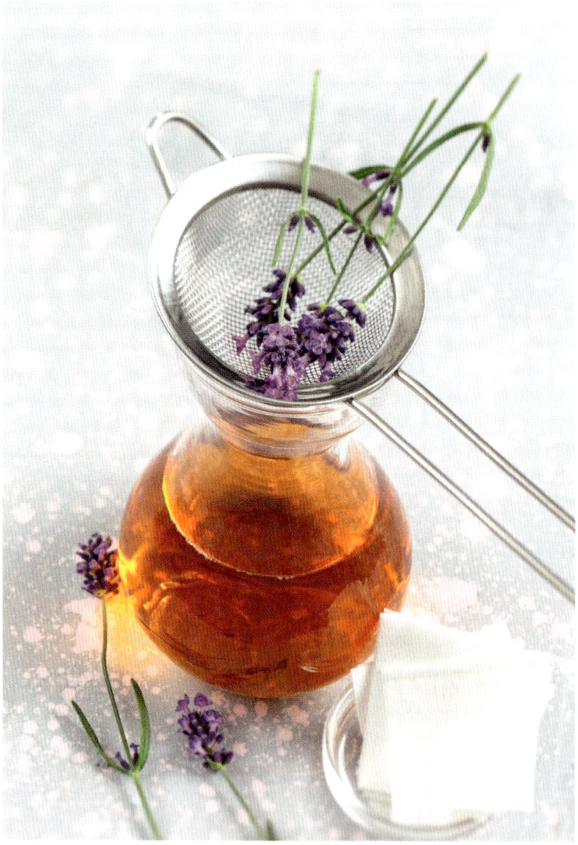

Ich nehme mir eine oder auch zwei Stunden Zeit und wandere ganz bewusst durch die Natur. Ich schau und nehme wahr, rieche und sehe, höre und staune. Was sehe ich? Was nehme ich wahr? Ganz bewusst versuche ich, einfach nur in der Natur zu sein und zu sehen, wie staunenswert Gott seine Schöpfung ausgestaltet hat.

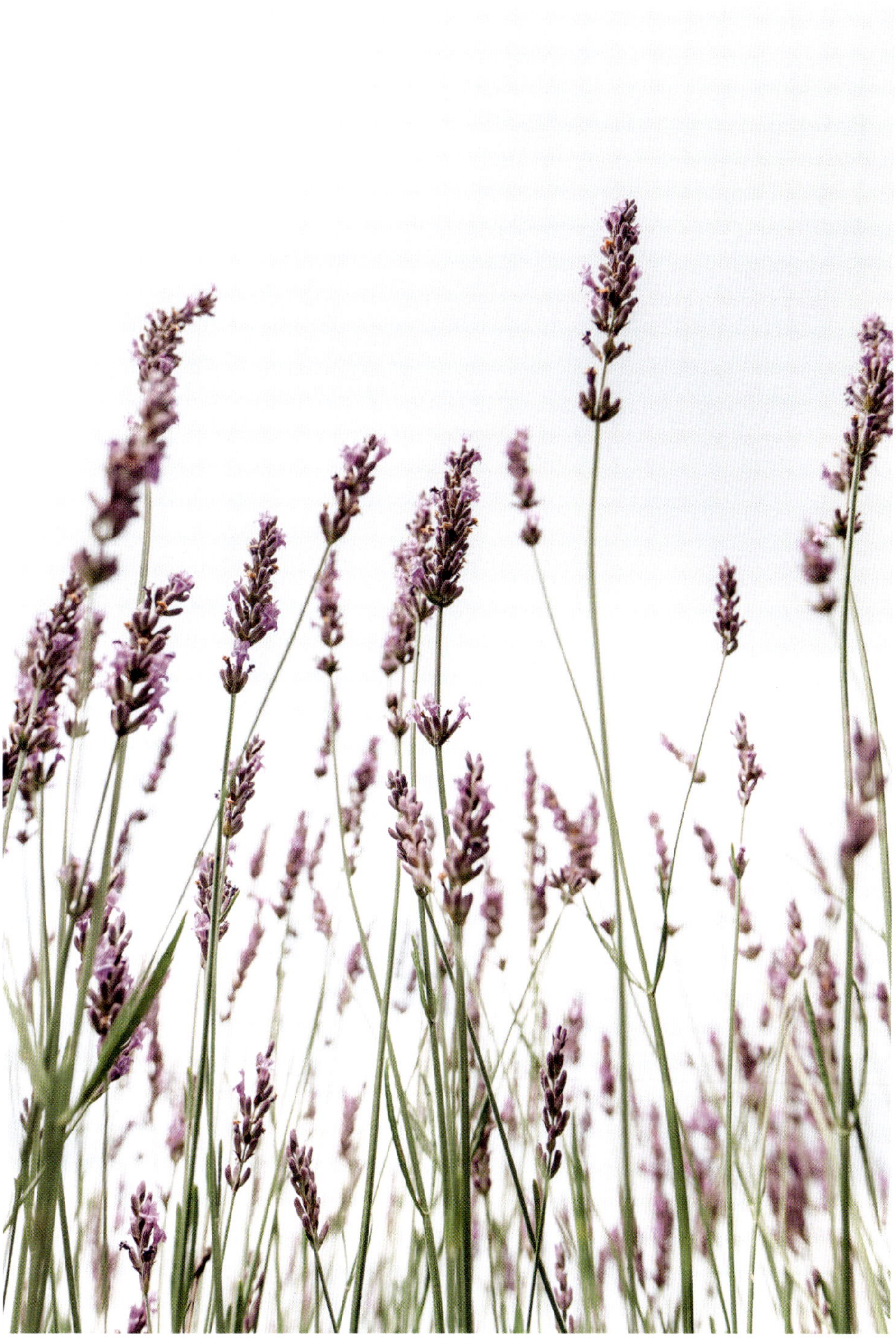

Der Duft des Lavendels
macht die Augen klar.

Hildegard von Bingen

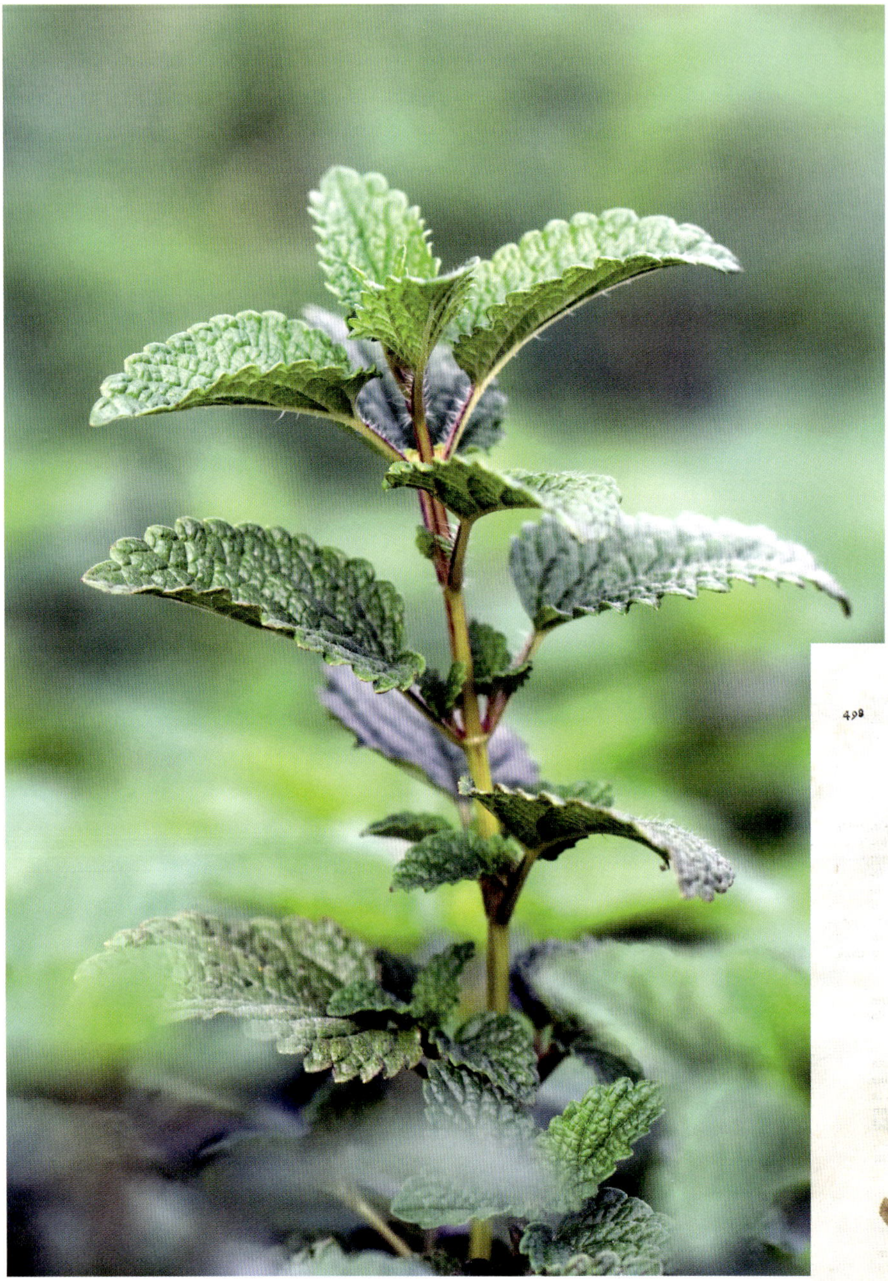

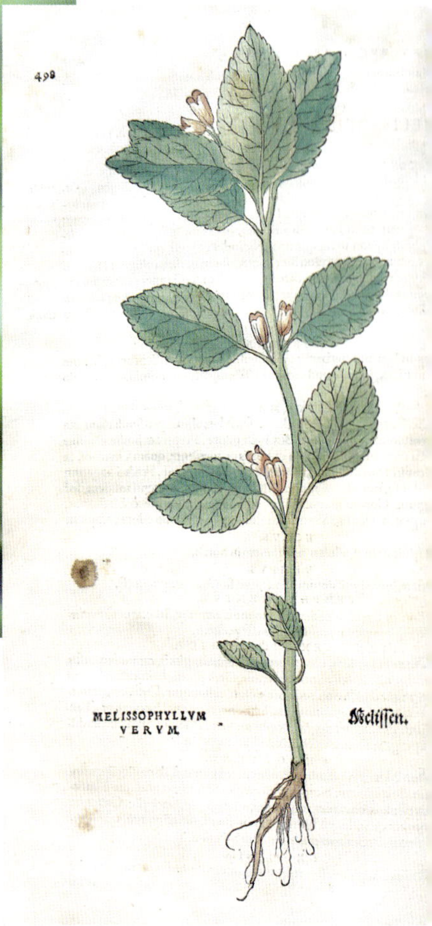

MELISSE

(MELISSA OFFICINALIS)

Geistbeschleuniger

Inhaltsstoffe: Ätherische Öle, Flavonoide, Gerbstoffe, Phenylcarbonsäuren, Bitterstoffe

Wirkung: blähungswidrig, krampflösend, beruhigend

Zu den bekanntesten und ältesten Heilkräutern in den Klostergärten gehört die Melisse. Sie stellt keine großen Ansprüche an Standort, Pflege und Klima. Sie liebt durchlässigen Boden in sonniger bis halbschattiger Lage und mag reichlich Kompost.

ANWENDUNG

Melisse ist für heutige Menschen eine gute Heilpflanze. Sie wirkt entspannend durch ihre krampfstillenden ätherischen Öle. Diese schützen die Pflanze vor Insektenfraß. Melisse spendet Entspannung und angenehmen Schlaf, beruhigt den nervösen Magen sowie nervöse bedingte Herzbeschwerden. Durch ihre Bitterstoffe wird die Magen- und Gallenproduktion angeregt und fördert somit die Verdauung und lindert dadurch Blähungen. Bei Menstruationsbeschwerden sowie Kopfschmerzen wirkt eine Anwendung von Melisse krampflösend.

Neue Studien zeigen, dass die Melisse das Gedächtnis unterstützt. Deshalb wird sie auch als „Geistbeschleuniger" bezeichnet. Melisse wirkt äußerlich bei Hautunreinheiten antibakteriell und virenhemmend. Als Dampfbad wird sie angewendet bei fettiger Haut.

MELISSE BEI LIPPEN-HERPES

Ein bis zwei Blätter zwischen den Fingern zerreiben, bis Saft entsteht. Diesen Pflanzensaft ca. 10 bis 20 Mal täglich direkt auf die beginnenden Herpesbläschen auftupfen und anschließend die Hände waschen. Am folgenden Tag bei Bedarf wiederholen.

MELISSEN-TEE

Zu gleichen Teilen Melisse- und Weißdornblätter mit Herzgespann-Kraut mischen und 10–15 g Rosenblätter dazugeben. Mit 200 ml nicht mehr kochendem Wasser übergießen und das Ganze abgedeckt 7 Minuten ziehen lassen. Drei Tassen täglich bis zu 6–8 Wochen trinken.

FRISCHPFLANZENAUSZUG

50 g frische kleingeschnittene oder gezupfte Melissen-Blätter in ein verschließbares Glas geben und mit 100–150 ml Doppelkorn (38%) übergießen. Verschlossen ca. 3 Wochen an einen warmen Ort stellen und gelegentlich schütteln. Danach abseihen und in Tropfflaschen abfiltern. Davon dreimal täglich 15–20 Tropfen einnehmen oder am Abend 30 Tropfen im Mund mit dem Speichel einspeicheln und dann schlucken. Weil ätherische Öle in Alkohol besser als in Wasser gelöst werden, hat es eine intensivere Wirkung als der Tee.

*„Wie ein sanftes Ruhekissen
Wirkt der Tee von den Melissen,
stärket Nerven, Herz und Magen
hilft bei vielen Frauenplagen,
fördert auch den Schlaf ganz herrlich,
kurzum: macht sich unentbehrlich."*

MELISSEN-BAD

Bei meinen Führungen im Kräutergarten höre ich oft, dass Zitronenmelisse wie Unkraut wachse. Daraufhin bestärke ich die Zuhörer, ein Melissen-Bad zu nehmen und, wer hat, mit Lavendelblüten zu unterstützen. Dafür insgesamt 60–100 g Melissen-Blätter und Lavendelblüten mit 1–2 Liter nicht mehr kochendem Wasser übergießen und 10 Minuten zugedeckt ziehen lassen. Danach abseihen und den Aufguss ins 38°C warme Badewasser geben. Genüsslich ca. 15 Minuten baden. Das fördert die Entspannung für Nerven und Herz. Danach sollte eine Ruhepause eingeplant werden.

MELISSE ALS GESUNDE DELIKATESSE

Die duftenden Melissen Blätter bereichern unsere Speisen aufs Köstlichste. Ein Zweig Melissen-Blätter ein bis zwei Stunden in Apfelsaft, Weiß- oder Rotwein oder einfaches Leitungswasser gehängt, bereitet diesen Getränken einen zitronenartigen Geschmack.

Pfarrer Kneipp (1821–1897) gibt Papst Leo XIII., der keinen Schlaf finden kann, folgenden Rat: „Das ist doch kein Wunder, wenn man sich bis zum Einschlafen mit Problemen befasst und dann darüber nachgrübelt. Auch ein Papst kann nicht alles richten. Heiliger Vater, Sie werden wieder gesund und erholsam schlafen, wenn Sie eine halbe Stunde vor dem Schlafengehen einfach Armbäder machen. Tauchen Sie Ihre Hände und Arme in eine Schüssel mit warmem Wasser. Ruhig drei, vier Minuten lang. Dann ganz kurz nur, vielleicht fünf Sekunden in eine Schüssel mit kaltem Wasser. Trinken Sie einen Kräutertee mit Melisse, Baldrian und Hopfen. Und dann denken Sie an etwas besonders Schönes und schlafen mit frohen Gedanken ein. Versuchen Sie es. Das wirkt umgehend." Offenbar hat es geholfen. Denn Papst Leo war 94 Jahre alt, als er 1903 verstarb.

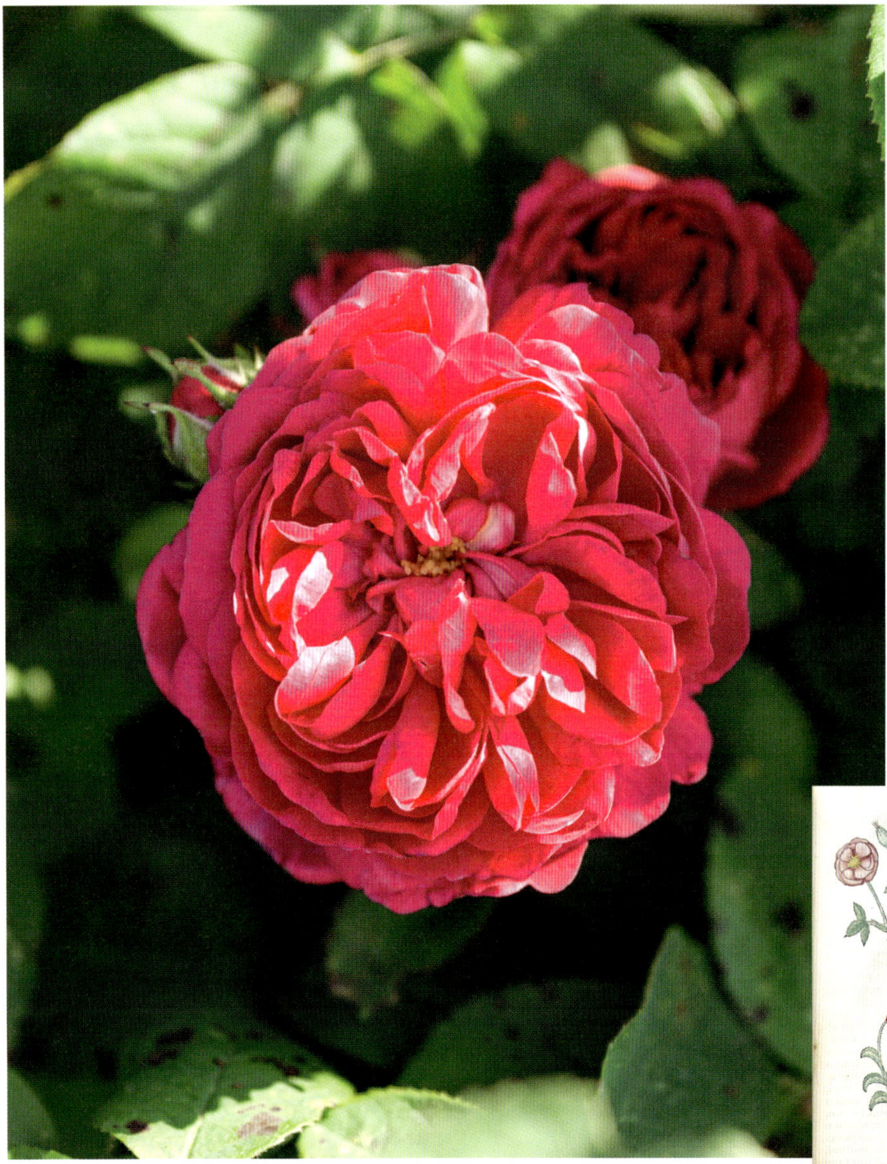

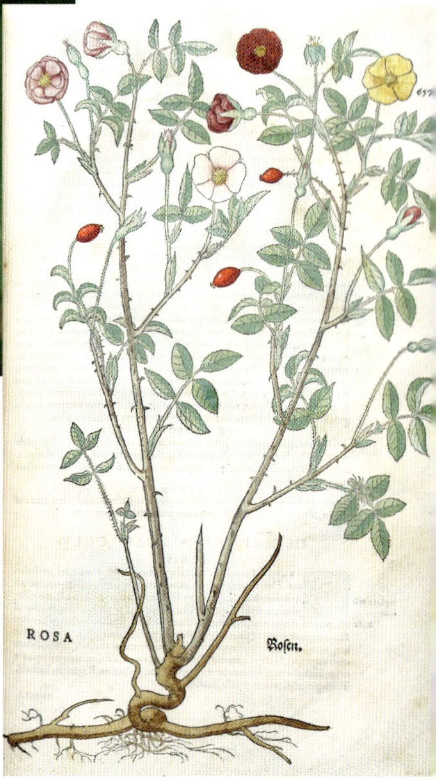

ROSE

DAMASZENERROSE (ROSA DAMASCENA) UND APOTHEKERROSE (ROSA GALLICA)

Die Ausgleichende

Inhaltsstoffe: In der Blüte: ätherisches Öl, Gerb- und Bitterstoffe, Flavonoide
In der Frucht (Hagebutte): sehr viel Vitamin C, A, B, E und K, dazu Anthozyane, Karotinoide, Mineralien wie Eisen, Natrium, Magnesium, ätherische Öle, Lezithin, Vanillin und Fruchtsäuren

Die Rose ist eine Majestät – die Königin der Blumen glänzt mit einer unüberschaubaren Fülle von Varianten. In Blumenläden, Hausgärten und Parks regieren die Rosen. Rosen spielen seit Jahrtausenden eine Rolle in der Kultur des Menschen und in der Medizin. Heilsam sind sie besonders für die Augen und die Haut.

Karl der Große ordnete ihren Anbau zu Heilzwecken an. Hildegard von Bingen riet: Sammle die Rosenblätter vor Tagesanbruch und lege sie auf die Augen. Sie machen dieselben klar. Für Heilzwecke können alle Rosenblätter verwendet werden: die duftenden Beet- und Edelrosen aus den Gärten ebenso wie deren wilde Verwandte vom Waldrand.

Üblicherweise wird aber für Heilzwecke die Apotheker- (Rosa gallica) oder Damaszenerrose (Rosa damascena) verwendet. Wichtig: Rosenblätter, die mit Chemie gespritzt oder mit Chemiedünger behandelt sind, sollte man nicht verwenden.
Geerntet werden die voll aufgeblühten Rosen möglichst am frühen Morgen, zwischen 5.00 und 6:00 Uhr, weil sie da die größte Ausbeute des Rosenaromas haben. Die Blütenblätter werden abgezupft und zum schonenden Trocknen ausgelegt. Gut ist, wenn die Blätter im Dunkeln getrocknet und aufbewahrt werden, so behalten sie die Farbe und bleichen nicht aus.

ANWENDUNG

Trockene und ermüdete Augen lassen sich mit Rosenwasser erfrischen. Auch Entzündungen finden dadurch Heilung. Das Rosenwasser kann aufgesprüht oder in einem Augenbad angewendet werden. Mit einem in Rosenwasser getränkten Wattebausch wird dem Auge eine Kompresse aufgelegt. Zur Augenpflege kann auch ein frisches Rosenblatt auf die Augen gelegt werden.

Bei Hitzegefühl und -Wallungen sprüht man Rosenwasser auf Arme, Gesicht und Dekolleté. Dies entfaltet eine kühlende Wirkung und kann auch vorbeugend eingesetzt werden.

Zur Wiederherstellung der Darmflora, etwa nach einer Antibiotikatherapie, 3 Wochen lang vor dem Essen 1 EL Rosenwasser in ein Glas Wasser geben und langsam trinken. Ist auch empfehlenswert zur Stärkung des Magens.

Rosenwasser, auf kleine Brandwunden gesprüht, lindert den Schmerz.

Bei Entzündungen von Haut und Schleimhaut unterstützt Rosenwasser, mehrmals dünn aufgesprüht, den Heilungsprozess. Außerdem kann es den Juckreiz lindern und hilft bei trockener Haut. Mögliche Anwendung auch bei Herpes und Gürtelrose.
Rosenwasser wird bei Symptomen von Neurodermitis, bei Wundliegen und in Folge einer Strahlentherapie angewendet.

Bei Halsweh gurgelt man mit Rosenwasser oder kaut frische Rosenblätter.

*Es gibt Augenblicke,
in denen eine Rose wichtiger ist
als ein Stück Brot.*

Rainer Maria Rilke

ROSEN-WASSER

Frische oder getrocknete Rosenblätter kann man zu Rosenwasser verarbeiten. Dafür eine Handvoll Blüten in 200 ml abgekochtem kaltem Wasser ansetzen. Nach einem Tag die Blätter abseihen und neue Blütenblätter ins Wasser geben. Zweimal wiederholen und jeweils einen Tag stehen lassen. Auch mit dem Espresso -Kocher kann man Rosenwasser herstellen. Wo sonst der Kaffee eingefüllt wird, kommen die Rosenblätter hinein. Dann so verfahren wie beim Espresso Kochen. Selbstgemachtes Rosenwasser hält sich im Kühlschrank eine Woche.

ROSENBLÜTEN-TEE

1 TL duftende Rosenblätter mit nicht mehr kochendem Wasser übergießen, dann 5–7 Minuten zugedeckt ziehen lassen. Ungesüßt oder mit Honig gesüßt kann man dreimal täglich eine Tasse trinken zur Beruhigung von Herz und Nerven, zur Harmonisierung bei Stress, zur Stärkung des allgemeinen Wohlbefindens. Rosenblätter können auch anderen Tees zugefügt werden bei Durchfall, Schlafstörungen und Menstruationsbeschwerden, sie wirken krampflösend und entzündungshemmend.

ROSE ALS GESUNDE DELIKATESSE

ROSEN-ESSIG

150 g frische Duftrosenblüten mit 1 l heißem Essig überbrühen und eine Stunde zugedeckt ziehen lassen, dann abgießen und in ein dekoratives Glasgefäß geben. Verdünnt kann 1 EL auf eine Tasse warmes Wasser bei Halsweh zum Gurgeln verwendet werden.
Rosenessig verfeinert Salat, Rosenblätter können getrocknet oder frisch zugegeben werden. „Flower-Power-Salat“: Das Auge isst mit!

ROSEN-BUTTER

125 g weiche Butter, frische oder getrocknete Rosenblätter kleinschneiden und unter die Butter mit einer Prise Salz und einem TL Zitronensaft mischen. Die so verfeinerte Butter in ein schönes Gefäß geben, im Kühlschrank aufbewahren. Mit dem Eisportionierer Kugeln formen, mit frischen oder getrockneten Rosenblättern verzieren und mit Brot servieren.

ROSEN-HONIG

Ein Schraubglas wird zur Hälfte mit Rosenblüten gefüllt und mit flüssigem Honig aufgefüllt. An einen dunklen, warmen Ort stellen, öfter schütteln. Nach 3 Wochen durch ein Küchensieb abgießen. Danach wird der Honig auf 70 Grad erwärmt und in sterile Gläser abgefüllt. Mit Mineralwasser (Quellwasser) verdünnt ist Rosenhonig ein nervenberuhigender Durststiller.

ROSEN-KUCHEN MIT KRÄUTERN UND BLÜTENBLÄTTERN

Kräutermilch vorbereiten: Dazu je 2 EL Zitronenverbene, Thymian, Zitronenmelisse und Rosenblätter mörsern und in einer ¾ Tasse Milch aufkochen. Die Kräuter darin ziehen lassen, bis die Milch kalt ist. Dann abgießen.
Für den Teig 100 g Butter cremig schlagen, 180 g Zucker und 2 Eier langsam unterrühren, geriebene Orangenschale hinzufügen. Dann 120 g Mehl, 1,5 Päckchen Backpulver, 3 EL Rosenwasser und die Kräutermilch unterrühren und zu einem Rührteig verarbeiten.
In eine gefettete Kastenform füllen. Bei 180 Grad (Ober-Unterhitze) im vorgeheizten Backofen ca. 50 Minuten backen. Mit einem Zitronenguss überziehen und kleingeschnittene Rosenblüten darüber streuen.

ROSEN-LIMONADE

200 ml Wasser
200 g heller Rohrohrzucker
Saft von 3 Zitronen
2 Handvoll frischer Rosenblüten
20 ml natürliches Rosenwasser

Das Wasser mit dem Zucker unter ständigem Rühren aufkochen. Dann den Topf vom Herd nehmen und die Rosenblüten zugeben. Wenn die Mischung abgekühlt ist, Zitronensaft und Rosenwasser dazu fügen. 4–5 Stunden ziehen lassen und dann abseihen. Die Limonadenbasis kaltstellen und nach Belieben mit kohlensäurehaltigem oder stillem Mineralwasser auffüllen. Die fertige Limonade mit frischen Rosenblüten dekorieren.

ROSEN-SIRUP

200 g dunkle Rosenblüten
200 ml Wasser
250 g Rohrohrzucker
50 ml natürliches Rosenwasser
1 Prise Zitronensäure

Die Rosenblüten in 200 ml Wasser kurz aufkochen und einen Tag stehen lassen. Dann mit dem Zucker unter ständigem Rühren ca. 10 Minuten sirupartig einkochen. Vom Herd nehmen und das Rosenwasser und die Zitronensäure darunter rühren. Gekühlt ist der Sirup eine Woche haltbar. Herrlich zum Verfeinern von Süßspeisen oder als Begrüßungstrunk mit Mineralwasser oder Sekt!

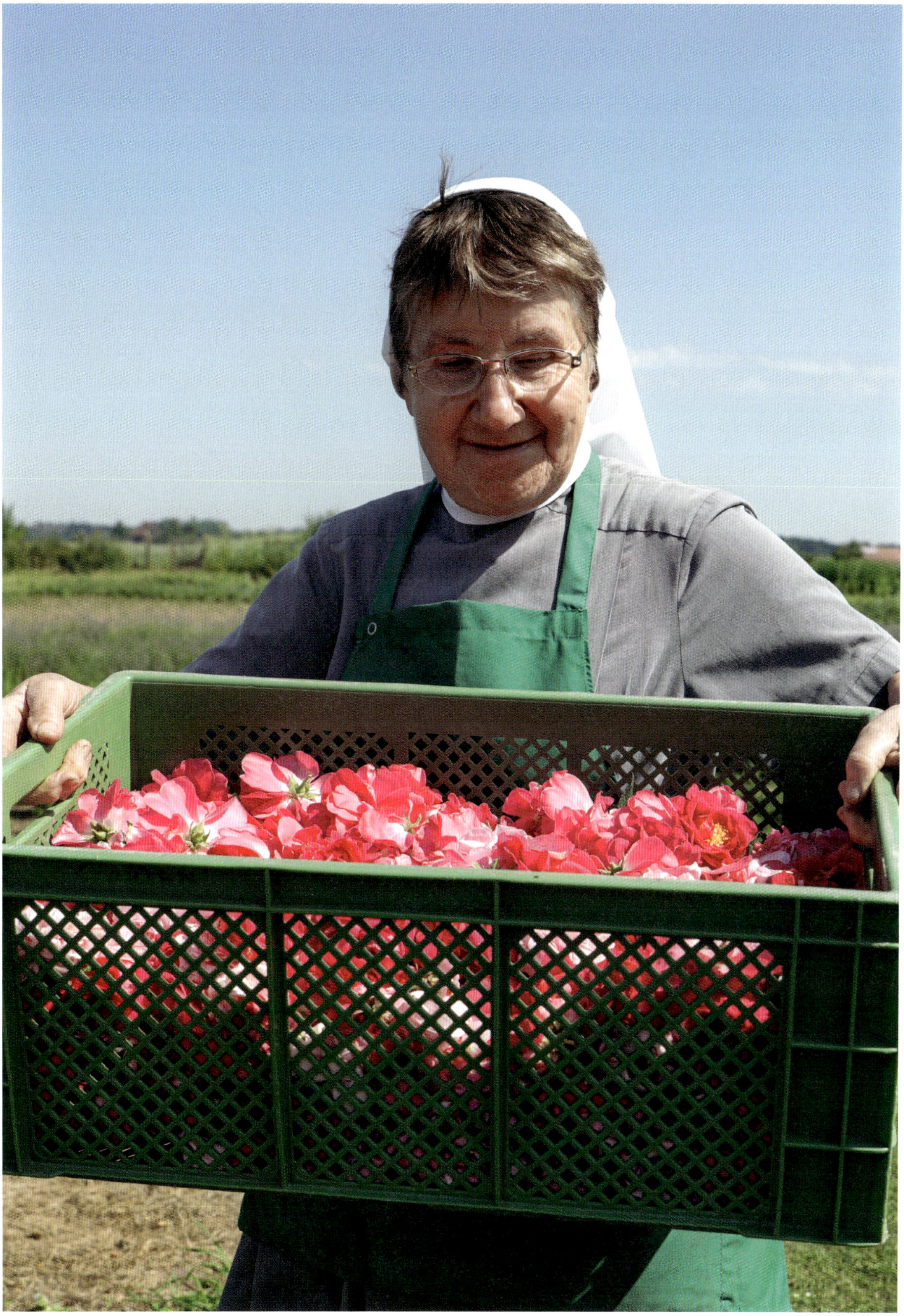

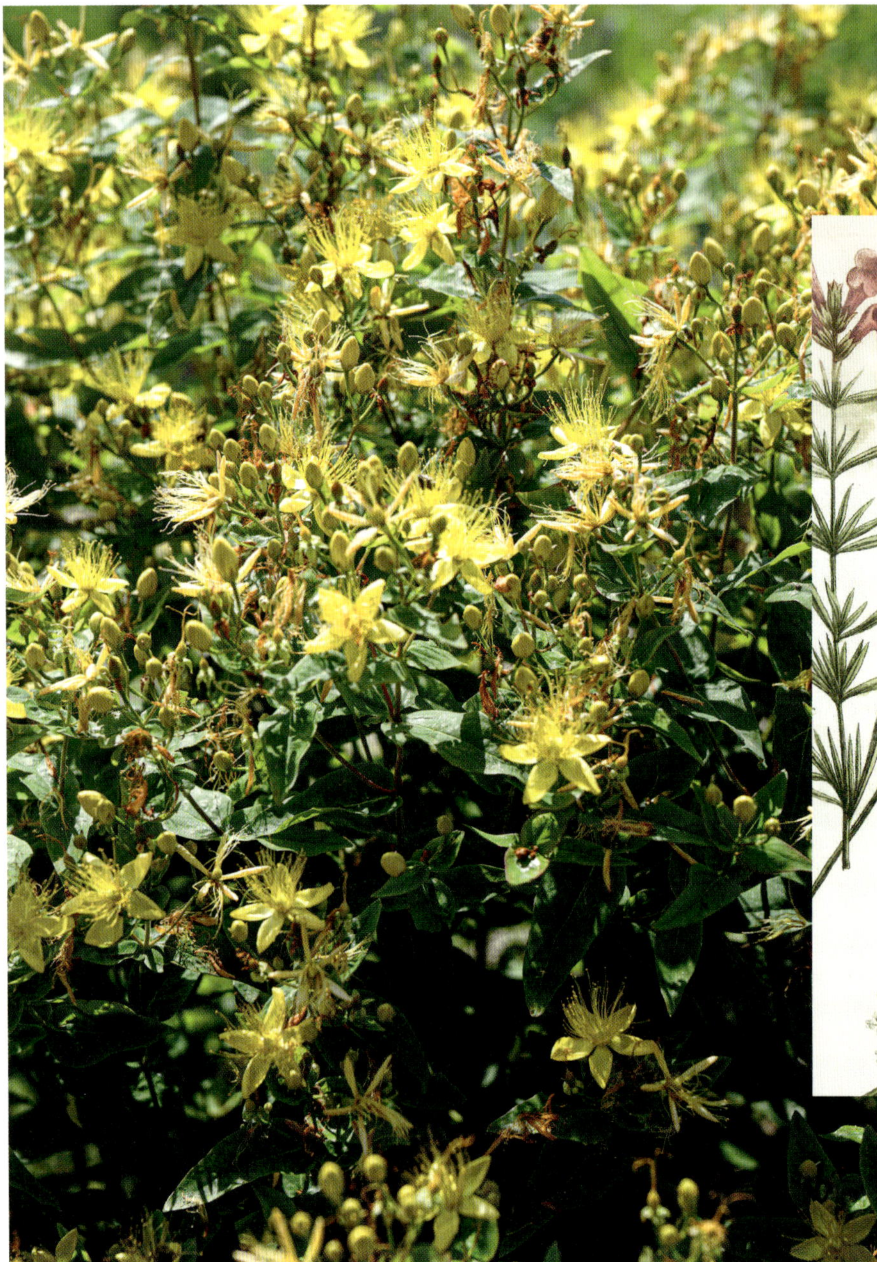

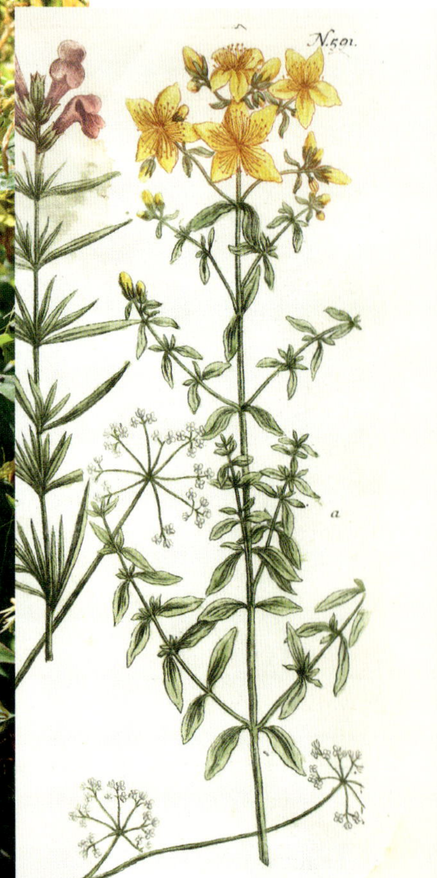

JOHANNISKRAUT

(HYPERICUM PERFORATUM)

Das Arnika der Nerven

Inhaltsstoffe: Hypericine, Hyperforin, Flavonoide, Gerbstoffe, ätherische Öle

Das Johanniskraut wird seit alters her verwendet. Die Blätter sind durchscheinend und erscheinen perforiert-getüpfelt; daher kommt auch sein Name: Tüpfel-Johanniskraut. Man sagt, dass die Pflanze am 24. Juni, dem Johannestag, den höchsten Stand an Inhaltsstoffen hat. Zeitraum für die Ernte ist vom 24. Juni bis Anfang September. In der Heilkunde werden die oberen Teile des Johanniskrauts verwendet.

ANWENDUNG

Die Wirkungen und Anwendungen von Johanniskraut sind vielseitig: bei Traurigkeit und depressiven Verstimmungen, bei Akne, in den Wechseljahren, bei Schnupfen, Husten, Heiserkeit und Bronchitis sowie bei Mittelohrentzündung. Hypericin ist für den nervenberuhigenden Effekt verantwortlich. Gegenanzeigen: Johanniskraut nicht mit anderen Beruhigungsmitteln zusammen anwenden. Bei hellhäutigen Menschen kann es zu einer Lichtempfindlichkeit kommen, daher hohe Sonneneinstrahlung vermeiden.

Das rote Johanniskraut-Öl besitzt eine entzündungshemmende Wirkung. Innerlich hilft es nicht nur bei Angstzuständen, nervöser Unruhe und depressiven Verstimmungen. Das Johanniskrautöl wird auch zur Stärkung der Verdauung und bei Verdauungsbeschwerden eingesetzt. Äußerlich wird das Johanniskrautöl angewendet bei stumpfen Verletzungen und Verbrennungen ersten Grades und gegen Muskelschmerzen. Johanniskrautöl beruhigt trockene Haut, lindert Hautreizungen und fördert den Heilungsprozess. Johanniskrautöl zu gleichen Teilen mit Lavendelöl vermischt auf die Haut aufgetragen, hält sie elastisch und hilft bei der Vorbeugung und der Pflege von Dekubitus.

Johanniskraut-Tinktur kommt bei Nervenleiden, Nervenentzündungen, Neurosen, Schlaflosigkeit und Nervenschwäche zum Einsatz. Äußerlich eignet sie sich zur Einreibung; innerlich einmal täglich 10–15 Tropfen auf einem Esslöffel Wasser einnehmen.

Als Schlaftee und bei Nervosität empfiehlt es sich, Johanniskraut-Tee zu trinken. Bei Traurigkeit den Tee zusammen mit Melisse, Hopfen und Baldrianwurzel herstellen.

Bei Bronchitis, Lungen- oder Nebenhöhlenerkrankungen können Dampfbäder mit Salbei, Johanniskraut, Schafgarbe und Schachtelhalm helfen. Dazu gibt man jeweils ½ TL der getrockneten Kräuter ins nicht mehr kochende Wasser. Die Dämpfe ca. 10 Minuten unter einem Handtuch einatmen. Täglich anwenden. Wenn die Beschwerden abklingen, nur noch wenige Male in der Woche wiederholen. Nach Beendigung des Dampfbades je einen Tropfen Johanniskrautöl ins Nasenloch geben und hochziehen. Damit unterstützt man die Heilung der Schleimhäute.

JOHANNISKRAUT-TEE
2 gehäufte TL Johanniskraut mit gut 200 ml nicht mehr kochendem Wasser übergießen und zugedeckt 15–20 Minuten ziehen lassen. 1–2 Tassen frisch zubereiteten Tee trinken. Der Tee sollte über längere Zeit eingenommen werden, da die Wirkung zwischen 2–4 Wochen zur vollen Wirkung kommt.

JOHANNISKRAUT-SCHLAFTEE BEI DEPRESSIVER VERSTIMMUNG
Johanniskraut und Zitronenmelisse zu gleichen Teilen mischen. Ein Teelöffel der Mischung mit gut 200 ml nicht mehr kochendem Wasser übergießen, zugedeckt 5–7 Minuten ziehen lassen, abseihen. Mindestens 2–3 Monate lang morgens und abends je eine Tasse frisch zubereitet trinken, evtl. mit Honig süßen.

JOHANNISKRAUT-TINKTUR
1 l Doppelkorn mit 200 g Johanniskrautblüten/-blättern ansetzen. In ein verschließbares Gefäß füllen und an einen warmen Ort stellen, gelegentlich schütteln. Nach drei Wochen abgießen und in dunklen Flaschen aufbewahren.

JOHANNISKRAUT-ÖL
200 g frische oder 100 g getrocknete Blüten mit 1 l nativem biologischen Olivenöl so ansetzen, dass alle Blüten bedeckt sind. Das Gefäß mit Gaze abdecken und an einen warmen Ort, aber nicht in die pralle Sonne, stellen. Nach 3 bis 6 Wochen abseihen und in gut verschließbare Fläschchen abfüllen.

PFLEGE DER HAUT

JOHANNISKRAUT – GESICHTSBAD
Eine Handvoll Johanniskraut mit 2 l nicht mehr kochendem Wasser übergießen. Schüssel und Kopf mit einem großen Handtuch bedecken, damit die pflegenden Dämpfe nicht entweichen können. Diese Anwendung ist besonders zur Pflege fettiger und unreiner Haut geeignet.

JOHANNISKRAUT – GESICHTSKOMPRESSE
1 EL Johanniskraut mit 250 ml nicht mehr kochendem Wasser übergießen. Gut 15 Minuten ziehen lassen, danach abgießen. In diesen Aufguss ein Gästehandtuch tauchen, auswringen und auf das Gesicht auflegen. 15 Minuten einwirken lassen. (Anwendung bei fettiger und unreiner Haut)

JOHANNISKRAUT – BADEZUSATZ
Gut 100 g Johanniskraut mit 1 l nicht mehr kochendem Wasser übergießen, 30 Minuten zugedeckt ziehen lassen, danach abseihen. Den Aufguss ins Badewasser geben. Dieser Badezusatz macht die Haut frisch und elastisch.

Segne uns Gott, du heilst unsere Gebrechlichkeit.
Segne uns Gott, du bist für uns stark, wenn wir schwach sind.
Segne uns Gott, du führst uns aus der Enge hinaus ins Weite.
Segne uns Gott, du bist bei uns, wenn wir ohnmächtig sind.
Segne uns Gott, du bist unser Halt in der Angst.
Segne uns Gott, du bist unsere Hoffnung.
Segne uns Gott, du gehst alle unsere Wege mit.
Segne uns Gott, Vater, Sohn und Heiliger Geist.

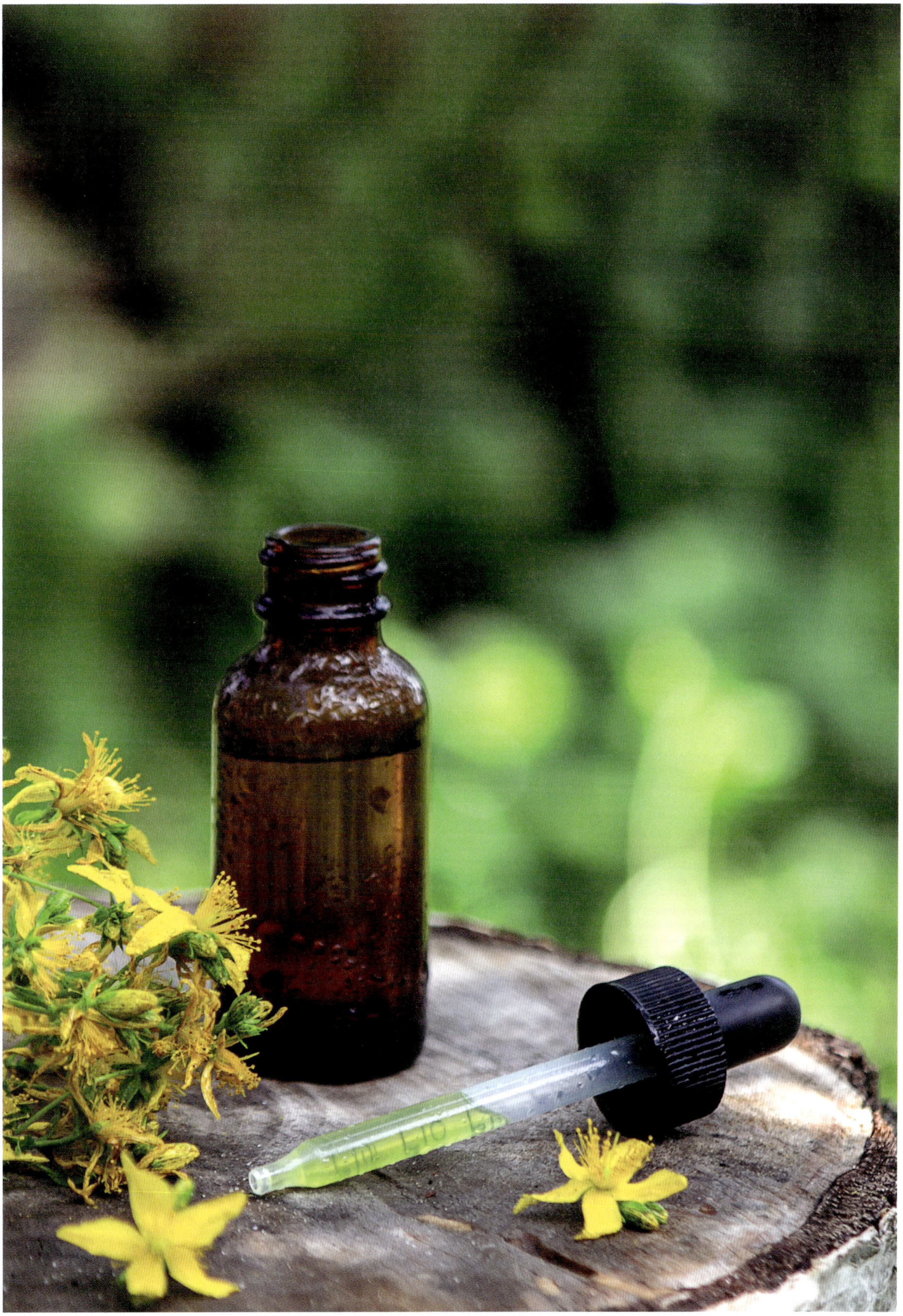

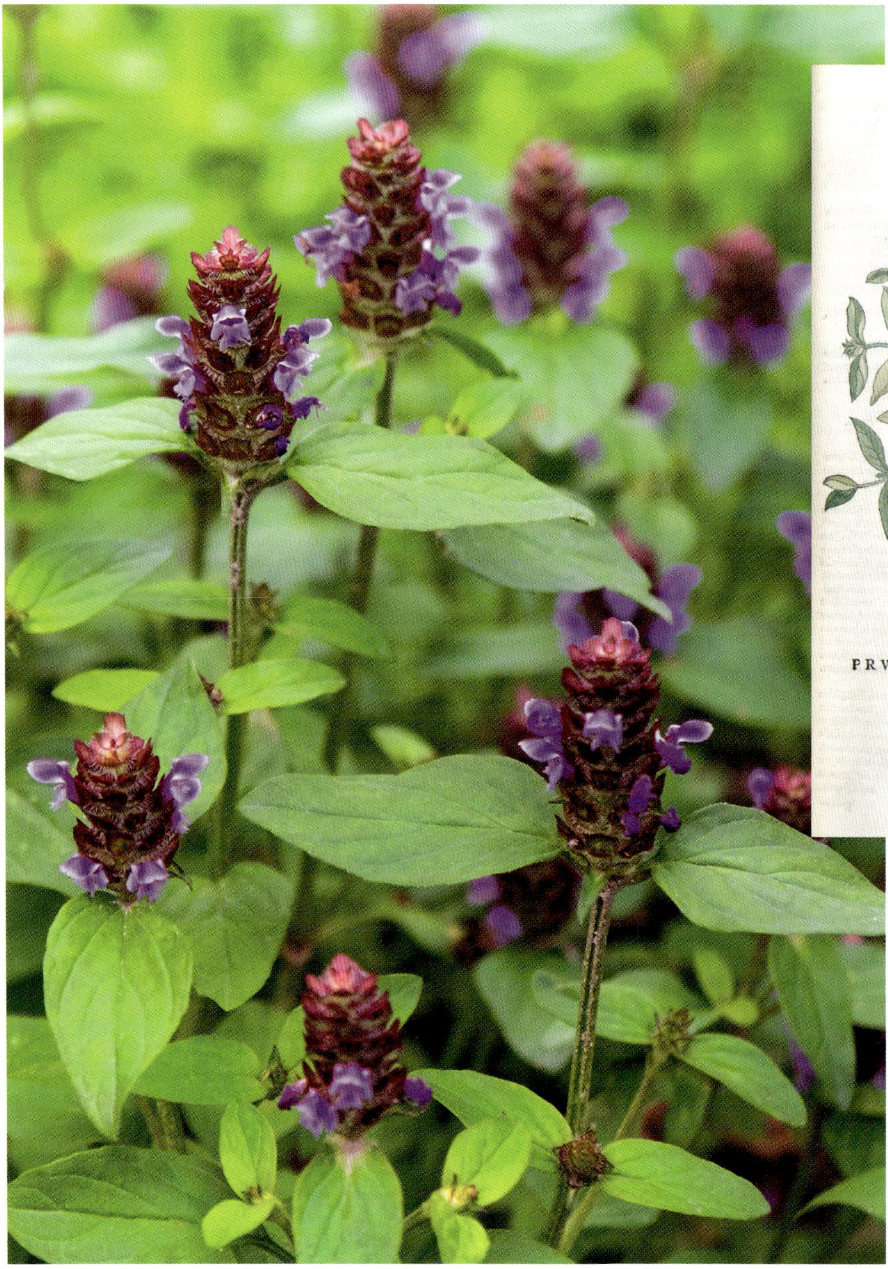

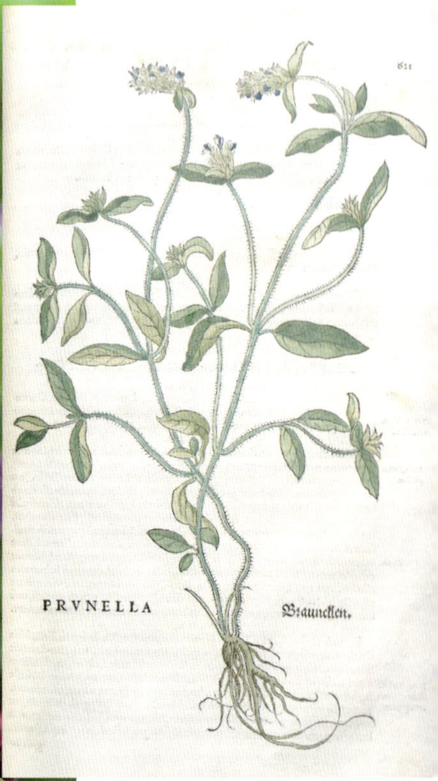

BRAUNELLE

PRUNELLA VULGARIS

Die liebevolle Selbstheilerin

Inhaltsstoffe: ätherische Öle, Bitterstoffe, Cumarine, Cyanidin, Flavonoide, Gerbstoffe, Harze, Vitamin B, C, K, etwas fettes Öl, Triterpen-Saponine, Lignine, Alkaoide, Beta-Carotin, Sitosterol, Hyperosid, Kampferol, Stigmasterol

Zur Gattung der Prunella gehören sieben Arten, hier geht es um die kleine Brunelle.

Sie wächst gern mitten im Gras und wird gerade 20 cm hoch. Die kleine Brunelle überwintert in ihrem Wurzelstock, aus dem im Frühjahr viele aufsteigende, kantig und an den Kanten rötlich angehauchte Stängel wachsen, die mit feinen Haaren überzogen sind. Die 2–5 cm langen Blätter wachsen gestielt und wechselbeständig am Stängel, ihre Form ist länglich bis eirund. Der Rand ist leicht gesägt und die Blätter sind spärlich behaart. Die blau-violetten, ca. 8–15 mm langen Blüten wachsen in quirlig dichten Ähren am oberen Ende des Stängels. Der rötliche Blütenstand erinnert an einen Kolben. Die Kelchblätter sind wie der Stängel behaart. Ober- und Unterlippe sind auffällig. Sie sind zwei-lippig, die Oberlippe zeigt drei kurze, ungleiche stachelspitze Zähne. Aus ihnen bilden sich nach der Bestäubung braune Hartfrüchte.

Die Braunelle gedeiht überall auf feuchten Böden. Sie ist frosthart und mehrjährig. Wir finden sie auf frischen Wiesen, Lichtungen, Waldwegen und Ufer, in gemäßigten Klimazonen der Erde.

ANWENDUNG

Die Braunelle wirkt aktivierend auf unsere Selbstheilungskräfte, adstringierend, antibakteriell, blutstillend, blutdrucksenkend, leberschonend, Leber und Galle stimulierend, antibiotisch, harntreibend, krampflösend, tonisierend und virenresistent. Angewendet wird sie bei Fieber, Halsentzündungen, Angina, Lungenerkrankungen, Magen- und Darmerkrankungen, Verdauungsbeschwerden. Dank ihrer krampflösenden Eigenschaften und der Bitterstoffe hilft die Braunelle gegen Probleme der Verdauungsorgane. Sie lindert Blähungen und Magenkrämpfe und ist bei Stauungen in Leber und Galle, auch bei Hepatitis einsetzbar. Auch bei Menstruations- und Wechseljahrbeschwerden kann sie helfen, weil sie östrogenähnliche Substanzen enthält. Sie wirkt auf die Zirbeldrüse, beeinflusst den Tag und Nachtrhythmus und heilt bei Wunden und Verbrennungen (aufgrund der Gerbstoffe wirkt sie zusammenziehend und bakterientötend). Bei Hämorrhoiden ist ein Sitzbad angebracht. Sie unterstützt den Heilungsprozess von chronischen Erkrankungen und Schwäche, verstärkt den inneren Reinigungsprozess, das Loslassen von „Krankheitsgewinn".

Braunellen-Tee in Form von Waschungen, Bädern und Umschlägen hilft bei Wunden, Geschwüren und Entzündungen der Haut. Bei Entzündungen des Rachenraums gurgelt man mit ihm.

Braunellen-Tinktur dient als Tropfen der Schlafförderung (je nach Alter und Körperstatur 10–15 Tropfen 3 Mal täglich oder gezielt 30 Tropfen vor dem Schlafengehen).

Braunellen-Öl wird verwendet bei Herpes, Viren, Bluterguss.

BRAUNELLEN-TINKTUR

1000 ml Doppelkorn mit 200 g Braunellenblüten/-blättern ansetzen. In ein verschließbares Gefäß füllen und an einen warmen Ort stellen, gelegentlich schütteln. Nach drei Wochen abgießen und in dunklen Flaschen aufbewahren.

BRAUNELLEN-TEE

1–2 TL des Krauts mit 200 ml nicht mehr kochendem Wasser übergießen und zugedeckt 10 Minuten ziehen lassen, abseihen.

BRAUNELLEN-SALBE

250 g natives biologisches Olivenöl mit 25 g frischen Braunellenblüten und 25 g frischen Braunellenblättern mischen. In einem Topf erwärmen (nicht über 70 Grad). Dasselbe am nächsten Tag wiederholen, danach durch ein Tuch filtern und das Öl nochmals in einen Topf geben, 25 g Bienenwachs darin schmelzen lassen. In kleine Tiegel füllen, nach dem Erkalten verschließen und Etiketten anbringen.

BRAUNELLEN-ÖL

Braunellenblüten und -blätter in ein Einmachglas bis zur Hälfte füllen und mit biologisch nativem Olivenöl bedecken. Einige Wochen in die Sonne (Fensterbank) stellen, bis die Blätter ausgelaugt sind. In dieser Zeit öfter schütteln, damit alles bedeckt ist, denn frische Pflanzen, nicht ganz mit Öl bedeckt, schimmeln leicht.

BRAUNELLE ALS GESUNDE DELIKATESSE

Bevor die Blüten erscheinen, sind die Blätter und vierkantigen Stängel ein willkommener Vitaminspender und eignen sich gekocht für Kräutersuppen und roh als Frühlingssalat.

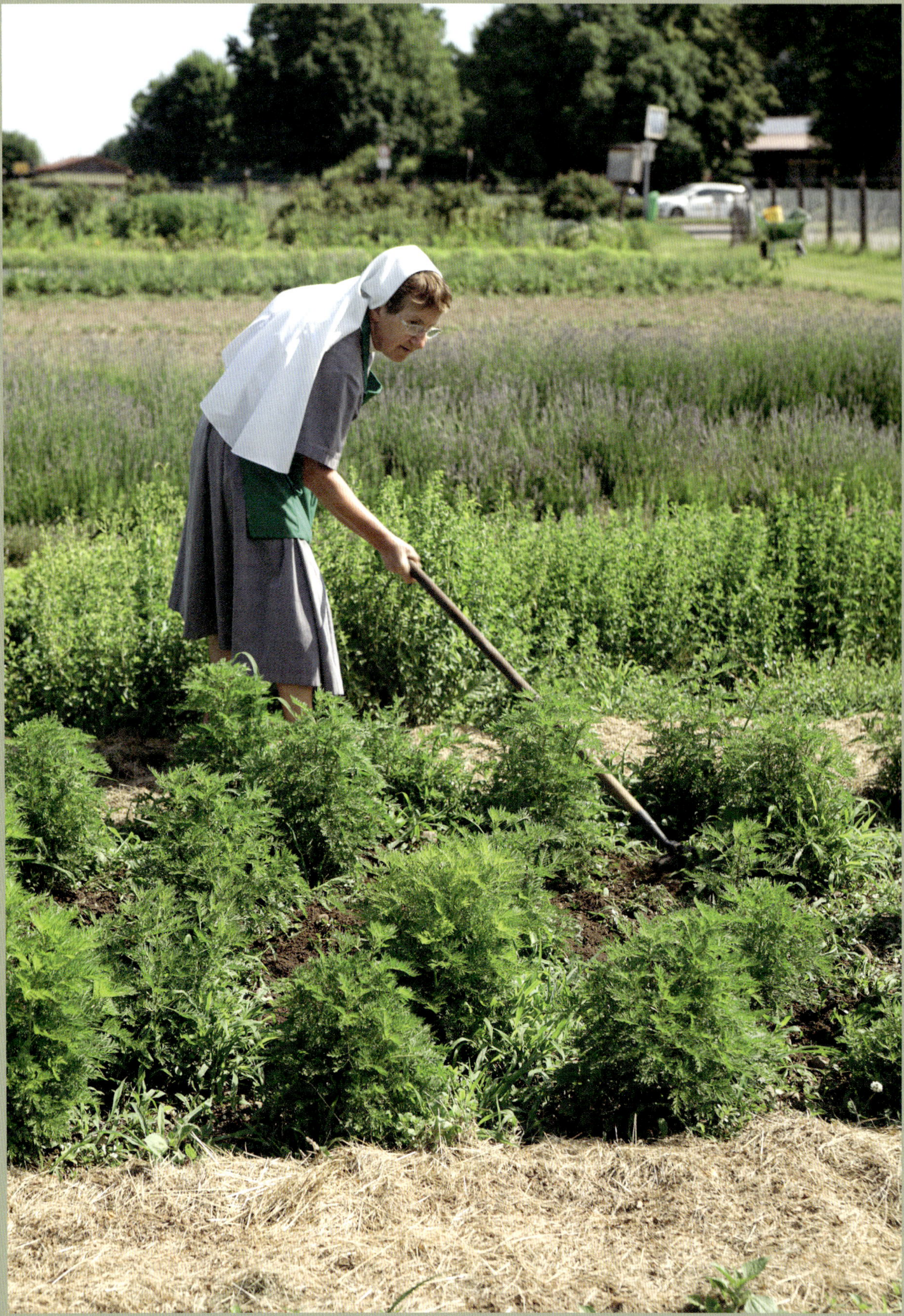

BITTER MACHT FITTER

„Was bitter im Mund, ist dem Körper, dem Magen gesund“

Seit dem Altertum werden bitterstoffhaltige Kräuter wie Enzian, Löwenzahn, Wegwarte, Schafgarbe, Ringelblume, Giersch und Gundermann als Heilpflanzen eingesetzt. In der heutigen Pflanzenheilkunde übernehmen Bitterstoffe eine wichtige Rolle. Hildegard von Bingen hat die Bedeutung der Bitterstoffe immer wieder grundlegend zitiert.

Bitterstoffe sind die beste Grundlage für ein starkes Immunsystem. Wer regelmäßig Bitterstoffe zu sich nimmt, bewirkt besonders viel Gutes für Magen und Darm.

Bitterstoffe kurbeln die Bildung der Verdauungssäfte an, sie fördern die Darmbewegung und erleichtern damit die Verdauung im Allgemeinen und die Fettverdauung im Besonderen. Eine intakte Verdauung sorgt wiederum für Wohlbefinden und Gesundheit, denn eine gesunde Darmflora ist die beste Grundlage für ein starkes Immunsystem.

Bitterstoffe werden auch zur Behandlung von Atemwegserkrankungen und Harnwegsinfektionen angewendet.

Bitterstoffe regen die Verdauung an, indem sie über die Geschmacksknospen und die Sekretion von Speichel den Magensaft und die Gallenflüssigkeit erhöhen. Das verbessert die Aufschlüsselung der Nahrung, verbessert den gesamten Stoffwechselprozess und unterstützt damit die Selbstheilungskräfte des Körpers.
Die Durchblutung sämtlicher Organe wird verbessert und die Leber in ihrer Funktion als Entgiftungszentrale gestärkt.
Senföle, die in Pflanzen aus der Familie der Kreuzblütler enthalten sind, sollen sogar gegen Bakterien wirken und darüber hinaus viren- und pilzhemmende Funktionen haben.

Bitterstoffe sind in handelsüblichen Nahrungsmitteln enthalten. So sind Bitterstoffe in bestimmten Sprossen, Obstsorten, Salaten, Wurzeln und Blattgemüsen enthalten. Zum Beispiel in Spargel, Sellerie, Chicorée, Zuckerhut oder Radicchio und in den Kopf- und Schnittsalaten.

Leichte Bitterstoffnoten enthalten auch Aprikosen, Mirabellen, Kohlsorten in allen Varianten, Rettiche und vor allem Meerrettich, Artischocke sowie alle Bittersalate.

Eine verlässliche Bitterstoffquelle finden wir in Wildgemüse und Wildkräutern wie Löwenzahn, Portulak, Brunnenkresse. Wildkräuter zeichnen sich im Vergleich zu Kulturgemüse durch ein Vielfaches an Vitaminen, Mineralstoffen und sekundären Pflanzenstoffen aus. Das Schöne ist, dass viele bitterstoffreiche Wildkräuter direkt vor unserer Haustüre oder im eigenen Garten wachsen.

WICHTIG: Während der Schwangerschaft sind Bitterkräuter zu meiden!

Auch unzählige Gewürze enthalten gesunde Bitterstoffe wie beispielsweise Muskatnuss, Zimt, Anis, Gelbwurz, Ingwer, Nelken, Piment, Süßholz, Kardamom und Galgant.
Unter den Kräutern sind bitterstoffreich Liebstöckel, Giersch, Salbei, Minze, Oregano, Thymian, Rosmarin, Gundermann und Bohnenkraut.

GRÜNKRAFT GEGEN FRÜHJAHRSMÜDIGKEIT

Hildegard von Bingen beschreibt in allem, was die Schöpfung hervorbringt, die Grünkraft. Die Grünkraft ist aber auch in den Speisen, den Pflanzen, den Edelsteinen und in der positiven Lebenseinstellung. Bei Hildegard ist die Viriditas das Leben überhaupt, die Lebensenergie, die nur von Gott kommen kann. Ein Mensch, dem der Bezug zum Schöpfer dieser Kraft fehlt oder dem der Glauben verlorenging, der besitzt nach Hildegard keine persönliche Viriditas und Grünkraft. Er „vertrocknet", er erkrankt und seine Seele verkümmert durch Trauer und Missmut. Nach Hildegard kann der Mensch gerettet werden, wenn er sich besinnt und zu seinem Glauben an Christus zurückfindet.

„Es gibt eine Kraft in der Ewigkeit und diese Kraft ist grün."

Hildegard von Bingen

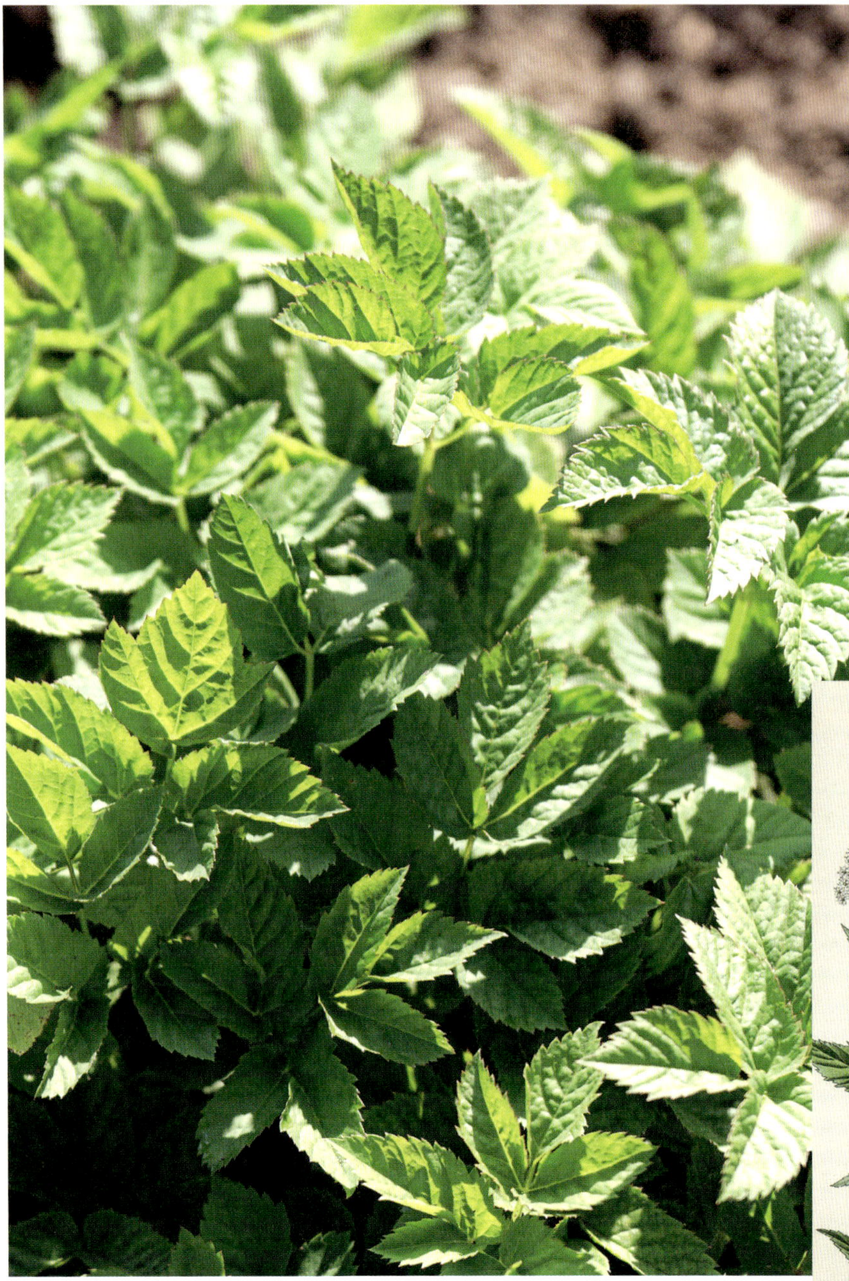

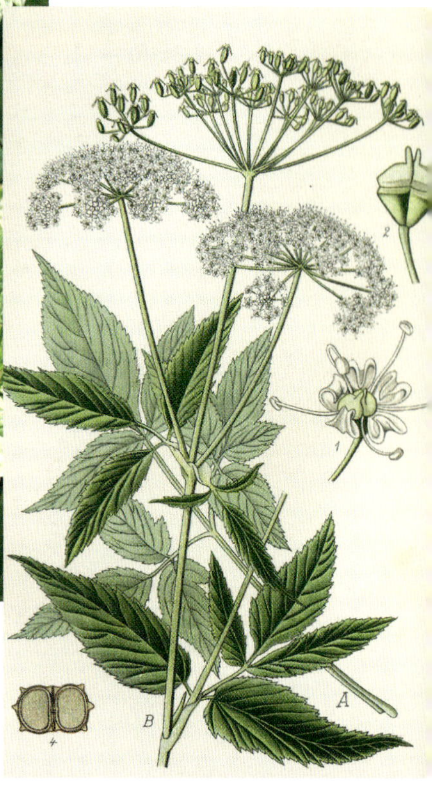

GIERSCH

AEGOPODIUM PODAGRARIA

Gichtkraut

Inhaltsstoffe: Kalzium, Magnesium und Phosphor, Silizium, Vitamin C, Nitrate, Kaffeesäure, ätherisches Öl

Giersch ist als Zipperleinskraut bekannt.

Schon im Mittelalter wurde die Pflanze gegen Gicht und Herzgefäßerkrankungen eingesetzt. Daher stammt der lateinische Name podagra = Gicht. Er wirkt entgiftend, blutreinigend und harnsäuretreibend. Vor allem bei Beschwerden im Fußbereich war Giersch beliebt.
Giersch ist in ganz Europa verbreitet. Er wächst häufig bei feuchten Gebüschen im Unterholz, an den Rändern von Bächen und Flüssen, in Gärten. Dort gilt er den meisten Gartenbesitzern als lästiges Unkraut. Es ist ratsam, ihn in einen großen Eimer oder in eine Wanne zu geben. Somit kann er nicht auswuchern. Er liebt nährstoffreichen Boden, Schatten bis Halbschatten. Die Blätter werden von März bis September gesammelt.

ANWENDUNG

Das Zipperleinskraut ergibt einen Heiltee für eine Frühjahrskur. Dafür nimmt man die frischen Blätter. Zur Entgiftung und Entsäuerung im Frühjahr ist auch ein Giersch-Smoothie zu empfehlen.

Getrocknete Blätter, als Tee zubereitet, können als Umschlag bei Gichtknoten und schlecht heilenden Wunden verwendet werden. Möglich ist auch, Giersch als Tee zuzubereiten und ins Badewasser zu geben.

Bei Gelenkbeschwerden (Gichtknoten) wird das Kraut klein geschnitten oder gemixt. Die so entstandene Paste streicht man auf ein Tuch und legt damit einen Verband an.

Umschläge mit Giersch-Tinktur helfen bei Arthrose und Gicht.

GIERSCH-TEE

20 g frische Gierschblätter mit 200 ml nicht mehr kochendem Wasser übergießen und zugedeckt 10 Minuten ziehen lassen, abseihen.
Aus 10 g getrockneten Gierschblättern bereitet man den Tee für die äußere Anwendung zu.

GIERSCH-SMOOTHIE

Eine Handvoll Gierschblätter wird mit 200 ml Wasser püriert. Es ist ratsam, das Ganze durch ein feines Sieb zu filtern, damit die Inhaltsstoffe möglichst gut vom Körper aufgenommen werden, im Magen und Darm bleiben können und nicht durch das gemixte Kraut zu einer schnellen Darmentleerung führen.

GIERSCH-TINKTUR

1 l Doppelkorn mit 200 g Gierschblättern ansetzen. In ein verschließbares Gefäß füllen und an einen warmen Ort stellen, gelegentlich schütteln. Nach drei Wochen abgießen und in dunklen Flaschen aufbewahren.

„Wenn ich mit offenen Augen betrachte,
was du, mein Gott, geschaffen hast,
besitze ich schon hier den Himmel.
Ruhig sammle ich im Schoß
Rosen und Lilien und alles grün,
während ich deine Werke preise.
Dir schreibe ich meine Werke zu.
Freude entspringt der Traurigkeit,
und die Freude macht glücklich."

Hildegard von Bingen

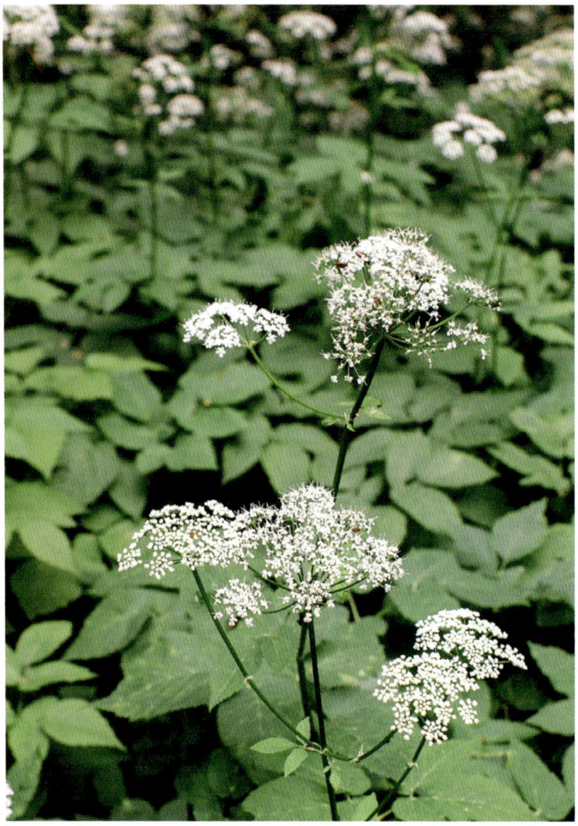

GIERSCH ALS GESUNDE DELIKATESSE

Giersch ist eines unserer ältesten Wildgemüse. Aus den jungen Gierschblättern kann man einen Wildsalat zubereiten oder ihn wie Spinat kochen. Getrocknete oder frische Blätter sind ein Petersilienersatz und werden in Gemüsegerichten, Aufläufen oder Suppen verwendet. Überall dort, wo Petersilie passt, schmeckt auch Giersch.
Auch die Samen der Doldenblüten lassen sich als Würze einsetzen. Sie können über das Essen gestreut werden. Giersch ist eines der neun Kräuter, die in die „Gründonnerstagssuppe" gehören.

GRÜNDONNERSTAGSSUPPE

Wild- und Gartenkräuter, nach Bedarf je eine Hand voll (z. B. Gundelrebe, Vogelmiere, Brennnessel, Bärlauch, Löwenzahn, Gänseblümchen, Schafgarbe, Giersch, Spitzwegerich – wenn Gundermann verwendet wird, sparsam mit ihm umgehen)
1 kleingehackte Zwiebel
1 l Rinds- oder Gemüsebrühe
etwas Butter, Salz, Pfeffer, frisch geriebene Muskatnuss
Die Kräuter gut waschen, klein schneiden und in Butter mit einer kleingehackten Zwiebel andünsten. Dann mit 1 l Rind- oder Gemüsebrühe auffüllen. Die Kräuter darin ein paar Minuten weichkochen und pürieren. Evtl. mit etwas Sahne verfeinern und zum Schluss mit Salz, Pfeffer und Muskatnuss abschmecken.

ZITRONEN-GIERSCH-LIMONADE

2 Zitronen
100–200 g Zucker
1 Päckchen Vanillezucker
2 l Wasser
5 g Weinsteinsäure
125 g junger Giersch
Die Schale von 1 Zitrone mit dem Sparschäler dünn abschälen, den Saft von beiden Zitronen auspressen. Zucker, Vanillezucker, Wasser, Zitronensaft und Weinsteinsäure aufkochen. Giersch und Zitronenschale hinzufügen und 10 Stunden kühl gestellt ziehen lassen. Durch ein Sieb abseihen, gleich genießen oder in Flaschen abfüllen. Die Limonade hält sich etwa 4 Wochen.

GIERSCH-DUDLER

10 Gierschblätter mit Stiel, 10 Zweige Gundermann und 1 Zweig Pfefferminze klein schneiden. Mit dem Saft einer Zitrone in 1 l Apfelsaft geben und 4 Stunden ziehen lassen. Abgießen, in einen Glaskrug geben und mit 0,7 l Mineralwasser verdünnen. Mit einer Gundermann-Ranke verzieren. Eine herrliche Erfrischung!

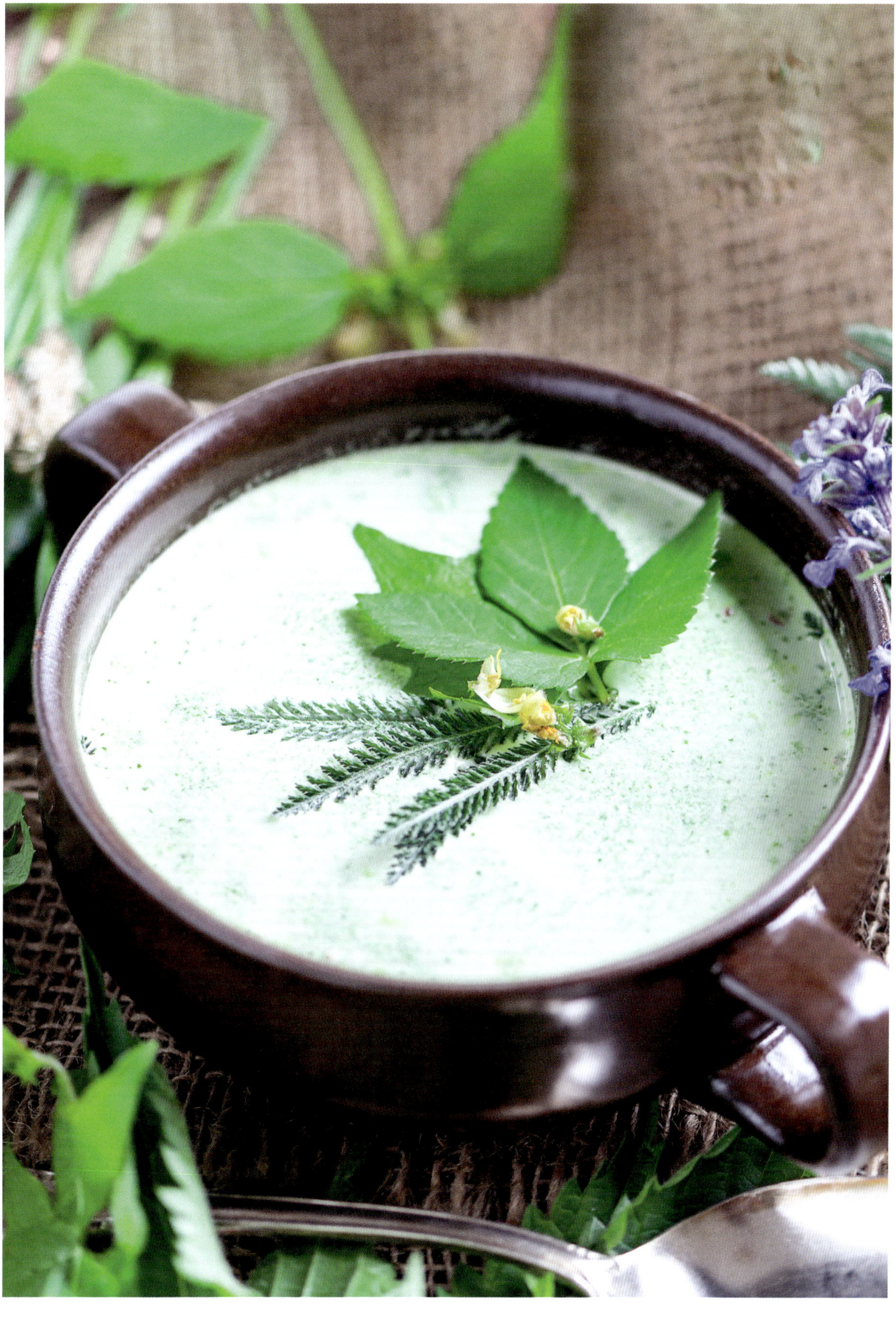

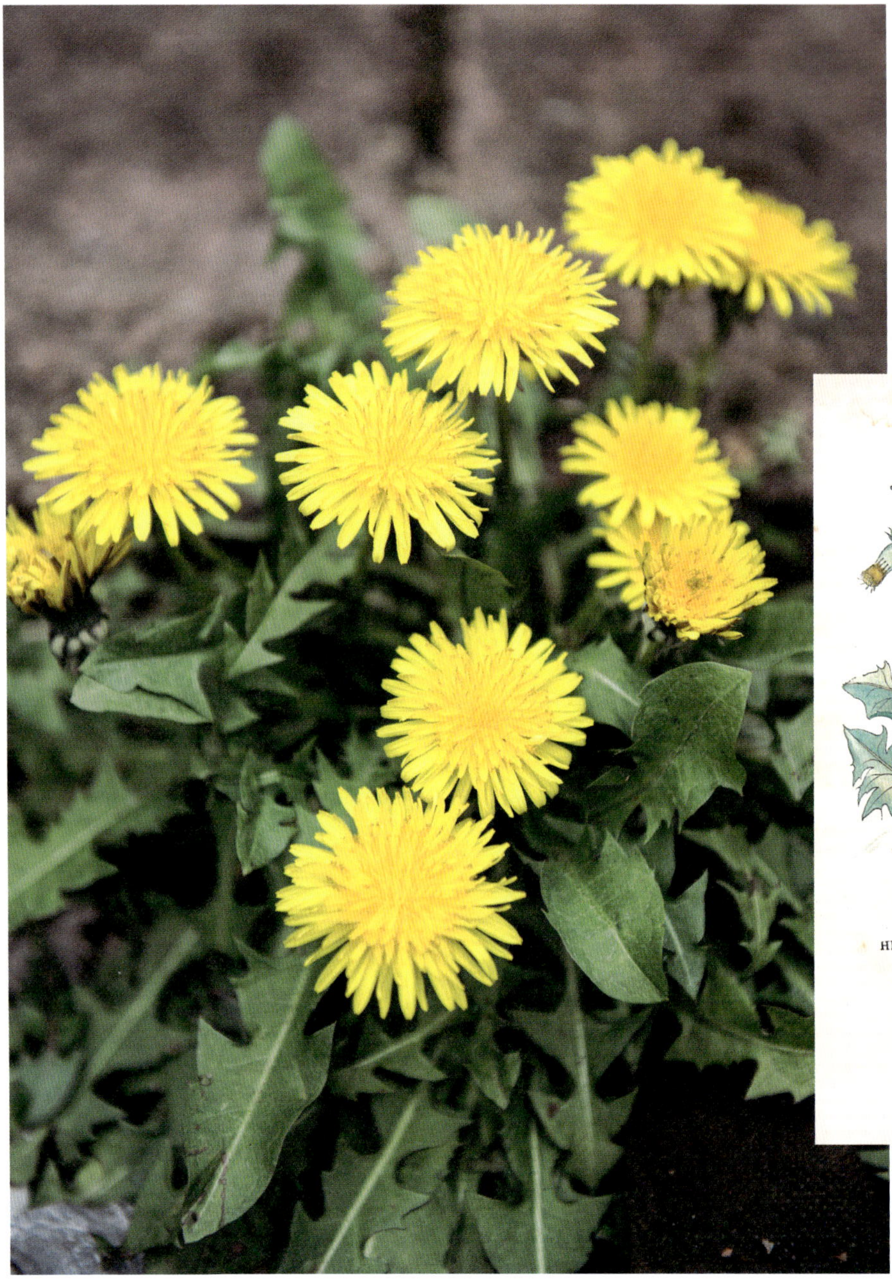

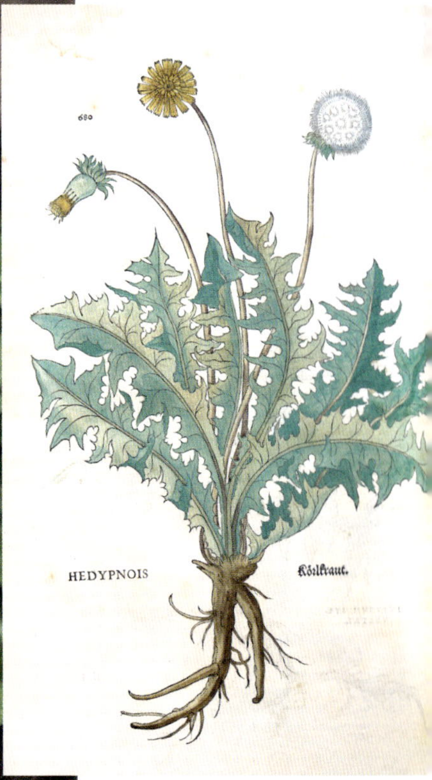

LÖWENZAHN

(TARAXACUM OFFICINALE)

Europäischer Ginseng

Inhaltsstoffe: Bitterstoffe, Vitamine, Mineralstoffe, Kalium (Blätter), Inulin

Wer den Löwenzahn einmal angewandt und seine Wirkung verspürt hat, wird ihn nicht mehr missen wollen.

Er hilft bei Leber- und Galleleiden, Gelenkverschleiß und wirkt gegen Neubildung von Gallensteinen. Bei Gallensteinleiden nur nach ärztlicher Rücksprache anwenden! Er kräftigt und stärkt den gesamten Organismus und hellt die Stimmung auf. Durch die Bitterstoffe werden die Nährstoffe (Vitamin B12 und Eisen) besser ins Blut aufgenommen. Löwenzahn ist wassertreibend durch das Kalium. Er wirkt gut auf Muskeln und Sehnen und hilft so dem gesamten Bewegungsapparat. Bei chronischen rheumatischen Erkrankungen (Gicht, Arthrose) regelmäßig Löwenzahnblätter den Speisen beigeben (pro Person 5 Blätter). Löwenzahnwurzeln haben sehr viele Bitterstoffe. Im Frühjahr, sobald die ersten Blätter gesehen werden, kann die Wurzel ausgegraben, gewaschen, zerkleinert und in 0,5 l 70%igen Alkohol (Doppelkorn oder Weingeist) angesetzt werden. 3–6 Wochen in einem hellen Schraubglas an einem warmen Ort ausziehen, zwischendurch schütteln, abseihen und den Alkohol heruntersetzen auf 35% (s. dazu die Anleitung im Internet). Die Tropfen (2–10) ½ Std vor oder nach dem Essen einnehmen als Verdauungshilfe. Frische Löwenzahnwurzeln können auch als Gemüse verarbeitet werden. Im Herbst werden die Wurzeln als Tee zubereitet oder angesetzt in Alkohol. In den Wurzeln steckt der Wirkstoff Inulin (im Herbst 40%, im Frühjahr 2%). Sie sind daher gut für Diabetiker.

LÖWENZAHN-TEE

2 TL frische Löwenzahnblüten und -blätter mit 200 ml nicht mehr kochendem Wasser übergießen. 10 Minuten abgedeckt ziehen lassen. Dann abseihen und trinken.

LÖWENZAHN ALS GESUNDE DELIKATESSE

LÖWENZAHN-SIRUP

Löwenzahnsirup lässt sich vielseitig anwenden in Obstsalaten, Gebäck, Dessert, Eiscreme, in Sekt. Mit Wasser verdünnt entsteht daraus eine köstliche Limonade.

300 ml Wasser
6 EL Zitronensaft
400 g Zucker
6 EL Löwenzahnblüten

Wasser, Zitronensaft und Zucker im Topf unter Rühren erhitzen, gut fünf Minuten leicht köcheln lassen. Anschließend vom Herd nehmen und die Löwenzahnblüten unterrühren. Das Ganze einen Tag durchziehen lassen. Abfiltern, in Glasflaschen füllen und beschriften.

LÖWENZAHN-HONIG

Eine Handvoll Löwenzahnblüten auszupfen, sodass kein Grün mehr dabei ist. Die Blüten in ein Glas Honig untermischen. An einen dunklen, warmen Ort stellen, öfter schütteln. Nach etwa 3 Wochen ist der Honig fertig zum Genießen. Die Blüten können entweder abgeseiht werden (dazu den Honig verflüssigen) oder im Glas verbleiben.

Blüten und Knospen können als Beigabe über den Salat gegeben werden.

Gebet des Löwenzahn

Dank deiner Schöpferkunst, Herr, bin ich vielseitig.
Du hast mich als Verwandlungskünstler geschaffen.
Im Frühjahr beginnt alles so nichtssagend, so harmlos, so still, ohne Kulissen für einen Auftritt. Kurz und gut: Ich bleibe unsichtbar, bin aber da.
Die Menschen schneiden meine ersten vitaminreichen Blätter, angeblich, weil sie Salat daraus machen. Bitter, aber gesund. Schrecklich gesund, wie Brennnessel gesund sein sollen. Ist das eine Delikatesse oder nicht doch Kaninchen-Kost?
Früh im Jahr kommt meine große Zeit. Ich gleiche einer kleinen Sonne, leuchtend über den grünen Wiesen. Doch jetzt muss ich WIR sagen. Nicht übertrieben! Denn wir sind so zahlreich wie der Sand am Meer und die Sterne am Himmel. Eigentlich müssten wir die Wappenblume Abrahams sein. Ihm hast du eine ähnlich zahlreiche Nachkommenschaft verheißen.
Schau hin! Haben wir uns nicht fabelhaft entwickelt? Unser Gold bedeckt die Wiesen so dicht, als wären wir ein Teppich, frisch ausgelegt für einen Staatsempfang. Käme dann der „Löwe von Juda", er ginge gleich über einen Teppich von Löwenzahn: Wäre das nicht passend?
Gibt es einen feineren Kopf über den Weiden und Wiesen als unsere goldene Beatle-Frisur? Käme noch die Musik dazu, wir würden tanzen – vor Freude natürlich. Wir haben Musik in den Adern, übrigens auch – Kautschuk. Daher sind wir so beweglich, biegsame Artisten in Freiluft-Kultur.
Und dann kommt wieder eine neue große Zeit. Schnell – wie über Nacht – werden wir Greise, verwandelt sich unser Beatle-Kopf in eine Puste-Blume, zur Freude der Kinder und zum Wohle unserer Nachkommenschaft. Der Wind trägt uns Fallschirmspringer in alle Welt und wir vermehren uns wie Fliegen im Kuhstall.
Dir, Herr, zur Ehre, den Menschen zur Freude, uns selbst zum Glück. Gibt es noch Schöneres? Amen.
(Drutmar Cremer)

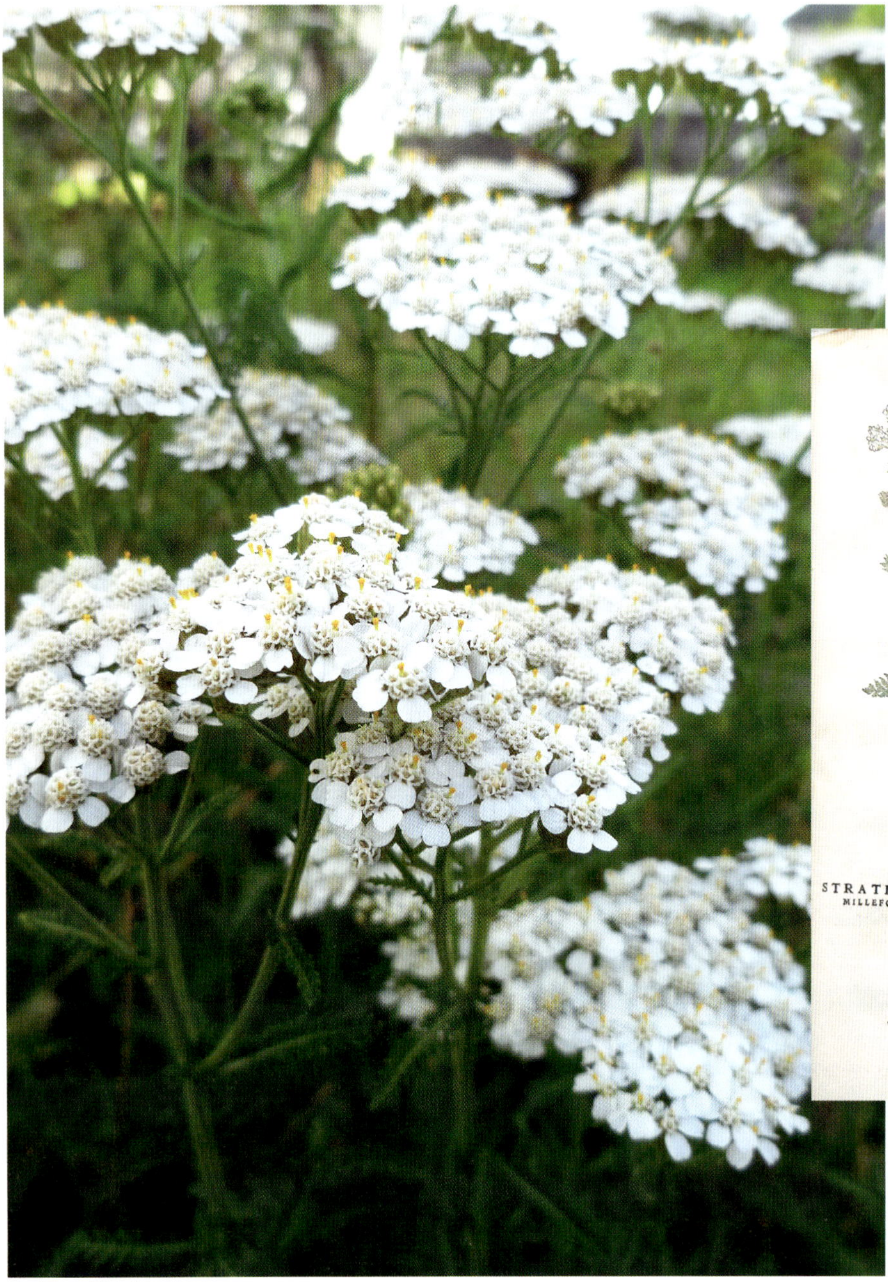

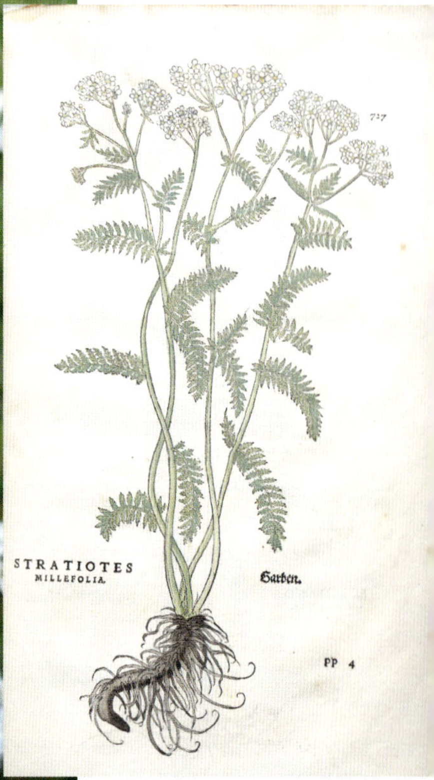

WEISSE (GEWÖHNLICHE) SCHAFGARBE

ACHILLEA MILLEFOLIUM

Heil aller Welt

Inhaltsstoffe: Bitterstoffe, ätherische Öle, Flavonoide, Gerbstoffe

Die Schafgarbe ist eine der bekanntesten Heilpflanzen. Mancherorts ist sie als „Beilhiebkraut“, „Zimmermannskraut“ oder „Soldatenkraut“ bekannt. Diese Namen weisen auf eine wichtige Bedeutung hin: Die Schafgarbe hilft bei der Blutstillung und Wundheilung.

Ihr botanischer Name „Achillea“ bezieht sich auf den antiken griechischen Helden Achilleus. Nach der Ilias-Sage soll er im Trojanischen Krieg die Schafgarbe als Wundheilmittel entdeckt haben. Hildegard von Bingen nannte die Pflanze „Garwa“ = „gesund machen“ und „Heil aller Welt“, weil sie so vielfältig wirkt: entzündungshemmend, krampflösend, entgiftend, verdauungsfördernd. Die Schafgarbe ist ein ausgesprochenes Frauenkraut, weil sie blutstillend wirkt. „Schafgarbe im Leib tut wohl jedem Weib“, so die Frauenheilkunde. Schafgarbe fördert eine zu geringe und hemmt eine zu starke Blutung. Die Schafgarbe sorgt für eine gute Durchblutung und Durchwärmung aller Organe des kleinen Beckens und lindert schmerzhafte Unterleibskrämpfe. Pfarrer Kneipp: „Viel Unheil bliebe den Frauen erspart, wenn sie ab und zu zur Schafgarbe griffen. Bei Monatsblutungen und Unterleibsschmerzen wirke ein Aufguss aus Schafgarbe lindernd.“

ANWENDUNG

Das Kraut hat eine stärkende Wirkung. Ein Symbol dafür ist der zähe, kaum abzureißende Stängel. Die Pflanze stärkt das Rückgrat im übertragenden Sinn. Sie kann uns zu einem starken Rückgrat, zu seelischer Stärke und Wohlbefinden verhelfen.

Ein Teeaufguss aus Schafgarbe sollte bei Unruhe und Stress, bei Fieber und Kopfschmerzen getrunken werden. Er wirkt auch gegen zu hohen Blutdruck.

Im Verdauungstrakt ist die Schafgarbe beinahe ein Heilmittel: Magenbeschwerden, Blähungen, Störungen im Darm rückt die Schafgarbe u.a. mit ihren Bitterstoffen zu Leibe. Sie stärkt die Magenschleimhaut. Sie unterstützt auch die Verdauung von Fetten und fördert einen geregelten Stuhlgang. Durch ihre ätherischen Öle und Flavonoide mit antibakteriellen, entzündungshemmenden und krampflösenden Eigenschaften hat sich die Schafgarbe für Menschen mit empfindlicher Magenschleimhaut besonders bewährt. In diesem Fall ist es sinnvoll, die Schafgarbe mit anderen wirkenden Heilpflanzen (Kamille, Fenchel, Pfefferminze, Zitronenmelisse) zu kombinieren. Schafgarbenpulver hilft bei Magenstörungen, Magenschleimhautentzündungen, von Krämpfen begleiteten Magen-Darm-Problemen, Appetitlosigkeit, inneren Verletzungen, inneren Blutungen.

Äußerlich angewendet wirken die Gerbstoffe in der Schafgarbe zusammenziehend, was Blutungen stillt. Die ätherischen Öle töten Keime und Pilze ab. Dies erklärt die Wirkung als Wundpflanze.

Die Schafgarbe ist das beste Wundheilmittel der Hildegard-Heilkunde. Keine Operation soll ohne Infektionsprophylaxe mit Schafgarbenpulver erfolgen. Bei Operationen hat es sich bewährt, mindestens eine Woche, besser drei Wochen zuvor und ein paar Wochen danach den Schafgarbentee oder das Pulver anzuwenden, um Wundinfektionen zu vermeiden. Die Wunden heilen nach Operationen komplikationslos. Schafgarbe fördert eine zu geringe und hemmt eine zu starke Blutung.

Kleiner Tipp: Die beste Erntezeit für Schafgarbe ist von Juni bis September. Zur größten Mittagshitze enthält das blühende Kraut die meisten Wirkstoffe. Handschuhe sind zum Ernten zu empfehlen, um die Haut vor austretendem Pflanzensaft zu schützen.

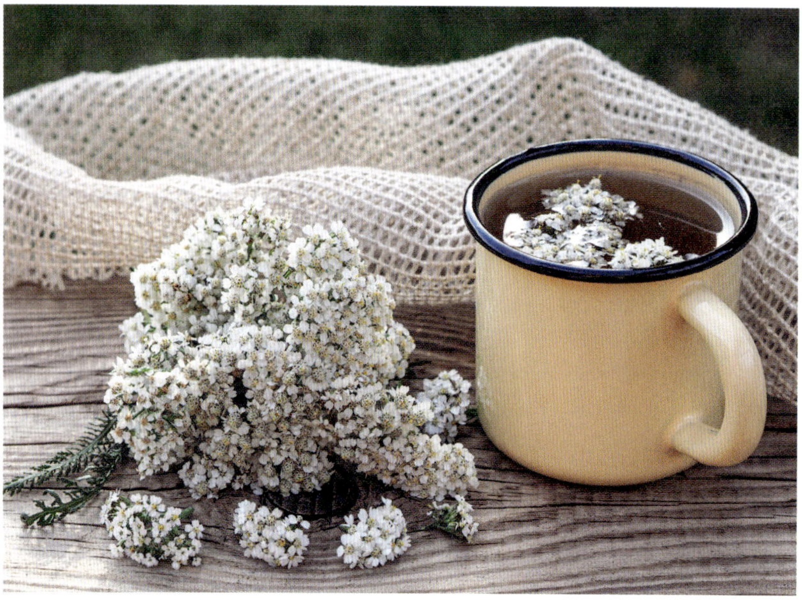

SCHAFGARBEN-TEE

1 TL getrocknete Schafgarbenblätter und -blüten mit ca. 200 ml kochendem Wasser übergießen und zugedeckt 15 Minuten ziehen lassen, danach abseihen und den Tee über den Tag verteilt trinken (bis zu 3 Tassen).

SCHAFGARBEN-KOMPRESSE

1 EL Schafgarbenblätter und -blüten in 250 ml Wasser aufkochen, abkühlen lassen und feucht über einen Wundverband direkt auf die Wunde binden. Sobald der Verband trocken ist, erneuern. – Beginnt die Wunde zu heilen, kann man die Schafgarbenblätter direkt auf die Wunde binden. Es hilft auch in sogenannten hoffnungslosen Fällen – ausprobieren!

SCHAFGARBE-FRISCHPFLANZENSAFT

200 ml Wasser werden mit einer Handvoll frischen Blättern püriert und durch ein feines Sieb gefiltert.

SCHAFGARBE-WÜRZPULVER

Schafgarbenblätter trocknen und fein mörsern. Pulver über die Speisen streuen (wenigstens ein Teelöffel täglich) oder in einem Glas warmem Wasser trinken.

SCHAFGARBEN-SUD FÜR BÄDER UND SITZBÄDER

100 g getrocknete Schafgarbe lässt man in 1,5 l kochendem Wasser mindestens 15 Minuten zugedeckt ziehen. Das Kraut abseihen und den Sud ins Badewasser geben. Er hilft bei Beschwerden durch Krampfadern und leichten Hämorrhoiden.

LEBERWICKEL (SCHAFGARBENWICKEL)

6 EL Schafgarbenblüten mit ½ l Wasser übergießen, 10 Minuten zugedeckt ziehen lassen, in eine Schüssel abgießen. 1 l heißes Wasser zugießen. Ein Geschirrtuch auf „Lebergröße" falten, aufrollen und auf ein größeres Tuch legen und in diesem zu einer Rolle wickeln. Die Rolle zur Hälfte falten und die Mitte mit dem Innentuch in den Schafgarbentee tauchen, vollsaugen lassen und die Rolle danach kräftig auswringen. Je weniger nass das Innentuch ist, desto heißer wird es auf der Leber vertragen und desto besser speichert es die Hitze. Das Innentuch wird behutsam über die Leber angelegt, prüfen, dass es nicht zu heiß ist. Ein größeres trockenes Tuch darüberlegen und mit einem längeren Wollschal um den Bauchbereich fixieren. Es sollten keine Kältebrücken entstehen. 15 bis 30 Minuten den Wickel belassen, dann die feuchten Tücher entfernen und den Wollschal rasch wieder um den Bauch fixieren und 30 Minuten nachruhen. Auf Wunsch kann eine dünn gefüllte Wärmflasche aufgelegt werden und den Entspannungs- und Wärmeprozess unterstützen. Bei Erkrankungen der Leber und der Galle, sowie bei Entgiftungs- und Fastenkuren hat sich eine Schafgarbenauflage auf die Leber bestens bewährt.

Auch ohne Schafgarbenzusatz kann mit einem feuchten, gut warmen Waschlappen die Entgiftungsleistung der Leber verbessert werden. Die durch die Wärme bedingte Gefäßerweiterung bewirkt eine verstärkte Durchblutung.

SCHAFGARBE ALS GESUNDE DELIKATESSE

SCHAFGARBEN-SOMMER-TRANK

1 rosa Grapefruit
2 Handvoll Schafgarbenblüten
2 l Wasser
1 Zitrone mit unbehandelter Schale
Zucker nach Geschmack

Die Blüten werden ungewaschen in eine Karaffe gefüllt und mit den Zitronenscheiben, dem Zucker und etwas Wasser über Nacht ziehen gelassen. Vor dem Servieren wird das Getränk abgesiebt, mit 2 l Wasser aufgefüllt und mit dem Saft einer Grapefruithälfte gemischt. Die zweite Grapefruithälfte wird geschält, das Fruchtfleisch in winzige Stückchen geschnitten und der Limonade beigefügt.

KRÄUTERBUTTER

Kräuterbutter wird mit verschiedenen Wildkräutern zubereitet wie:
Giersch, Vogelmiere, Spitzwegerich, Schafgarbenblatt, Löwenzahn.

Ganzjährig können frische, kleingeschnittene Blätter über Salate gestreut oder dem Gemüse zugegeben werden.

Lobpreis auf die Schafgarbe

Liebe Schafgarbe, Hildegard von Bingen preist dich als heilsames Kraut für jede Wunde. Du bist zu meinem Lieblingskraut geworden. Ich sehe dein unermüdliches Wachstum und deine Blühkraft, die du uns Menschen zur Verfügung stellst. Im Herbst gibt es nochmals eine zweite Blüte auf vielen Wiesen, und wir können dich sammeln und in unseren Nöten verwenden. Hildegard empfiehlt uns, dich als Schutz mit Hinblick auf Operationen einzunehmen. Eine Prise Schafgarbenpulver morgens, mittags und abends soll drei Tage vor einer Operation (wenn der Termin bekannt ist) und zehn Tage nach der OP in Wasser, Wein, Tee oder pur eingenommen werden. Viele wundersame Erfahrungen durften Menschen schon mit dir machen, vor allem bei OP`s im Mundbereich und an den Zähnen. Gott lässt für alles ein Kraut wachsen, ja sogar für die inneren Wunden kann eine Schafgarbenkur mit dem feinen Pulver oder dem Teeaufguss aus selbst gesammelter Schafgarbe, dreimal täglich getrunken, Heilung schenken. 28 Tage lang (ein Mondrhythmus), ist eine gute Zeit für eine Kur für Leib und Seele. Dein Kraut kann als feuchtwarme Umschläge auf Wunden Entspannung und Ruhe schenken. Danke, liebe Schafgarbe, die du nach deinem Namen Achillea bereits dem Helden Achilleus Helferin und Heldin für die Behandlung seiner Wunden warst. Wir werden deine Blätter, auch „Augenbraue! der Venus genannt", so schnell nicht mehr übersehen und deine heilende Kraft schätzen.

Annette Heizmann

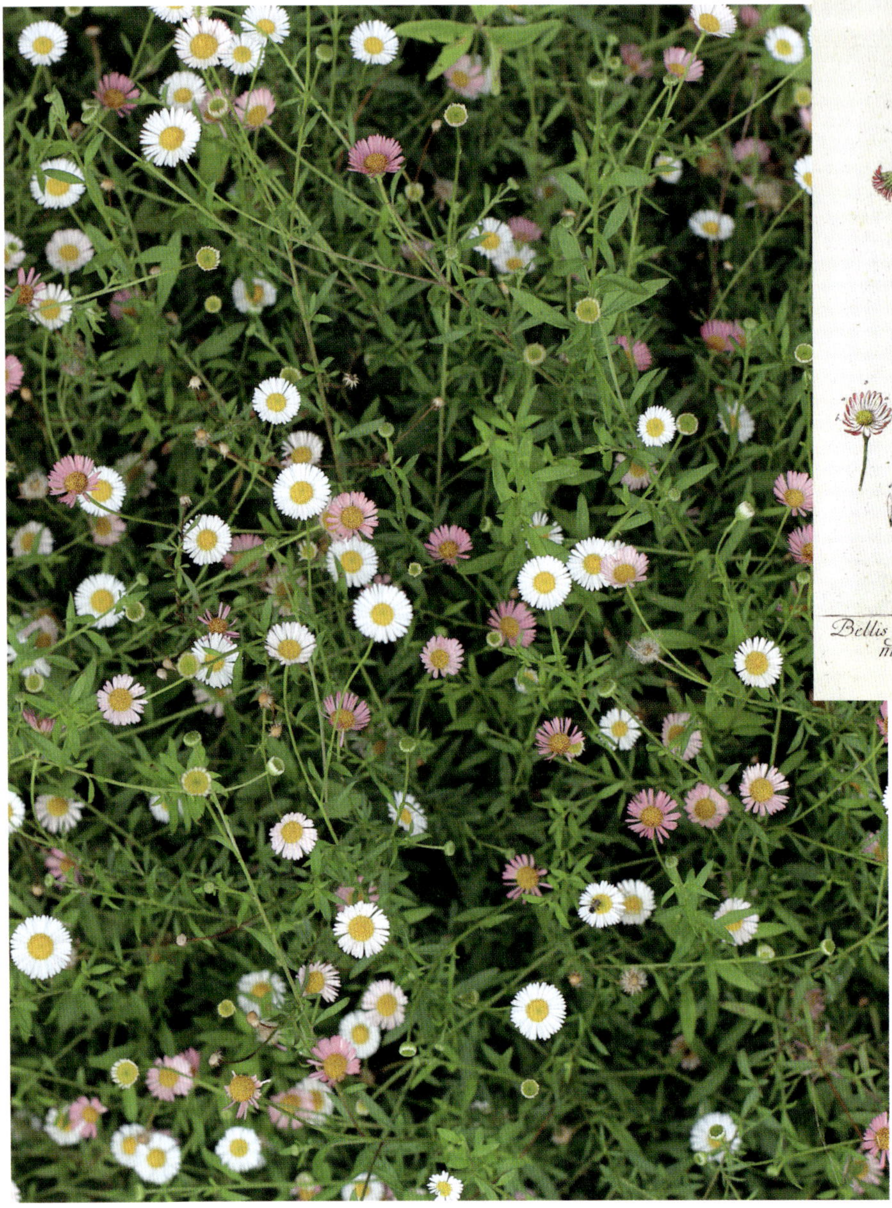

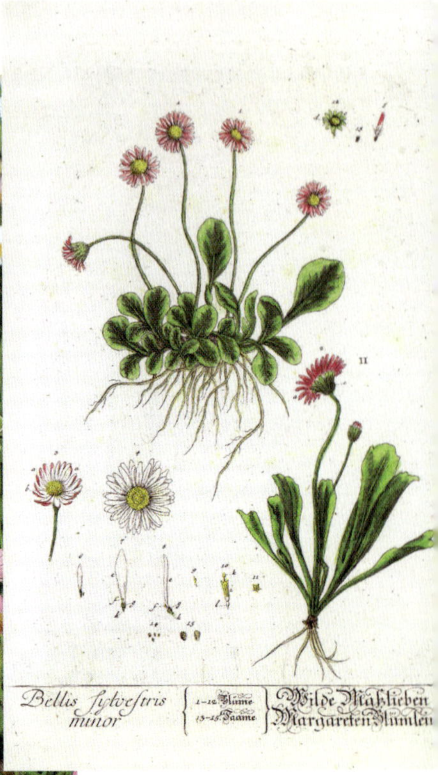

GÄNSEBLÜMCHEN

BELLIS PERENNIS

Wiesenwundpflaster

Inhaltsstoffe: Gerb- und Bitterstoffe, Saponine, Schleimstoffe, Mineralstoffe, ein wenig ätherisches Öl, organische Säuren

Das Gänseblümchen ist eine Staude von 5 bis 25 cm Höhe. Die Pflanze besitzt eine dichte Blattrosette, ein kurzes Rhizom und ein faseriges Wurzelwerk. Die mehrjährige Pflanze blüht von Februar bis Ende November. Auf einem dünnen, feinbehaarten Stil steht ein Körbchenblütenstand. In der Mitte zeigen sich rund 100 gelbe Röhrenblüten, umgeben von einem Kranz aus weißen, nach außen oft ins Rosarote gehende Zungenblüten. Darunter fallen die grünen Hüllblätter nur beim Umdrehen des Blütenköpfchens auf. Dieses richtet sich stets nach der Sonne aus und schließt sich in der Dämmerung oder bei Regen.

Bellis ist eine Pflanze, die sich immer wieder aufrichtet, so oft sie auch getreten wird. Diesen Regenerationswillen der Pflanze verkörpert sie auch in der Therapie. Sie hat sich in der Kinderheilkunde bewährt. Kinder, die in ihrem Immunsystem geschwächt sind, kommen wieder auf die Beine, es hat eine aufrichtende Wirkung. Ein paar Gänseblümchen in jeden Kindertee versorgen den Körper mit der Vielfalt von Wirkstoffen. Deshalb ist das Gänseblümchen die Pflanze der Kinder. Es hat von jedem etwas.

ANWENDUNG

Das Gänseblümchen blüht das ganze Jahr und kann deshalb frisch verwendet werden; als Allheilmittel bringt es Linderung durch das Zusammenspiel vieler Wirkstoffe: schleimlösend, entzündungshemmend und stoffwechselfördernd, lindert den Juckreiz auf der Haut. Die enthaltenen Saponine regen den Stoffwechsel und somit die Entgiftung an. Sie bewirken und verflüssigen das verschleimte Bronchialsekret und fördern das Abhusten. Die Bitterstoffe regen die Verdauung und Stoffwechsel an. Gerbstoffe und Flavonoide sind hautpflegend, helfen bei Ekzemen und Milchschorf, lindern Entzündungen und Juckreiz auf der Haut. Gern wird es als Frühjahrskur zur Entgiftung verwendet.

Gänseblümchen-Tee wirkt schleimlösend, ist hautreinigend und entschlackt. Erkalteter Tee kann als Spülung im Mundraum, auf Wunden und für Umschläge verwendet werden.

Bei äußerer Anwendung werden zwei getrocknete oder vier frische Gänseblümchenköpfe bei Verstauchungen, Zerrungen, Blutergüssen und kleinen Schürfwunden aufgelegt oder Teeumschläge gemacht. Das trägt zur Wundheilung und zur Vorbeugung einer Entzündung bei.

Umschläge mit Blättern und Blütenköpfchen können – gerade auch unterwegs – als natürliches Wundheilpflaster heilsam sein. Einfach ein zerriebenes Blatt auf Wunden, Insektenstiche oder blaue Flecken auflegen!

Das Gänseblümchen: eine hübsche Blume, die auf vielerlei Weise heilt. Man nennt das Gänseblümchen auch Arnika des Bauerngartens.

Kleiner Tipp: Beim Spaziergang über eine Wiese, die nicht durch Dünger, Spritzmittel oder Abgase verunreinigt ist, immer wieder ein Gänseblümchen verkosten.

GÄNSEBLÜMCHEN-TEE

1 TL getrocknete oder 2 TL frische Gänseblümchen und Blätter mit 200 ml nicht mehr kochendem Wasser übergießen und 10 Minuten zugedeckt ziehen lassen. Dreimal täglich eine Tasse trinken. Der Tee sollte dabei immer frisch zubereitet werden. Der Tee kann mit Honig gesüßt werden.

GÄNSEBLÜMCHEN-HONIG

In ein weißes Schraubglas (500 ml) 30 bis 50 g frische Blüten geben und mit dünnflüssigem Akazienblütenhonig auffüllen. Das Glas an einen zimmerwarmen Ort stellen, mehrmals täglich wenden, damit sich die Blüten mit dem Honig gut vermischen. Nach drei Wochen das Glas im warmen Wasserbad erwärmen, damit sich die Blüten besser vom Honig lösen. Den Honig abseihen. Bei Bedarf mehrmals täglich einen Teelöffel einnehmen.

GÄNSEBLÜMCHEN-SALBE

10 g getrocknete und 20 g frische Gänseblümchenblüten und Blättchen werden in 100 ml Olivenöl angesetzt.
In einem hellen Glas an hellen warmen Ort stellen.
3-4 Wochen ausziehen lassen, zwischendurch schütteln. Danach abseihen.
Das Öl bis 70 Grad Celsius erhitzen, dann10 g Bienenwachs dazugeben, schmelzen lassen und in kleine Salbendöschen abfüllen und beschriften. Das Salbendöschen erst schließen, wenn die Salbe fest ist.

GÄNSEBLÜMCHEN-SIRUP

1 Handvoll Blütenköpfchen mit ½ l Wasser (70 Grad warm) überbrühen und einen halben Tag ziehen lassen. Durch ein Tuch abgießen und auspressen. In den Sud bis zu 250 g Zucker einrühren und bis zum Eindicken des Sirups köcheln lassen. Mehrere Teelöffel über den Tag verteilt einnehmen, damit sich bei Husten der Schleim besser löst.

GÄNSEBLÜMCHEN ALS GESUNDE DELIKATESSE

Gänseblümchenknospen können als Kapernersatz verwendet werden. Die Blüten eignen sich als Farbtupfer in einem leckeren Wildkräutersalat oder werden zu einer klassischen Gründonnerstagssuppe (Neun-Kräuter-Suppe) mitgekocht (Rezept: s. Giersch).

GRÜNER BROTAUFSTRICH

2 Handvoll Gänseblümchen (Blätter und Blüten)
1 Handvoll Sauerampferblätter
1 Handvoll Scharbockskrautblätter (vor der Blüte)
1 Zwiebel (je nach Geschmack),
2 EL Olivenöl
200 g Frischkäse
1 TL Zitronensaft, Pfeffer
Die Kräuter fein schneiden, mit der gehackten Zwiebel und dem Öl mischen und mit dem Frischkäse gut vermengen. Abschmecken mit Zitronensaft und Pfeffer.

GRÜNE KRÄUTERCREME

Sie brauchen für etwa 400 g:
100 g Frühjahrskräuter
100 g Joghurt
100 g Crème fraîche
100 g geschlagene Sahne
Salz nach Geschmack, ein Spritzer Zitronensaft
Die Frühjahrkräuter waschen und kleinschneiden, Joghurt und Crème fraîche verrühren, die Kräuter dazugeben, die geschlagene Sahne unterrühren, mit Zitronensaft und evtl. Salz abschmecken. Passt gut zu frischem Brot.

GÄNSEBLÜMCHENSALAT

Sie brauchen für etwa 4 Portionen:
1 Kopf Frisée-, Endivien- oder Eissalat
einige Sauerampfer- und Spitzwegerichblätter
4 EL Kräuteröl
2 EL Kräuteressig
1 kleine Zwiebel feingehackt
½ TL Kräutersalz
je ½ TL Senf und Honig
1 Handvoll Gänseblümchen
Den Salat waschen und vorbereiten. Die Kräuter im Ganzen ins Wasser tauchen, auf einem Tuch abtrocknen lassen und fein schneiden. Alles in eine Schüssel geben. Für die Soße Essig, Öl, Zwiebel, Salz, Pfeffer und Honig verrühren. Über den Salat geben, Gänseblümchen darüber streuen.

FÜR SUPPE

Gänseblümchenknospen blühen innerhalb kurzer Zeit in der heißen Suppe nach ca. 5 Minuten auf! Es sieht sehr schön aus und schmeckt auch gut!

BLÜTENBUTTER

250 g Butter
100 g essbare Blüten je nach Jahreszeit (Duftrose, Kapuzinerkresse, Nachtkerze, Gänseblümchen, Taglilie ...)
etwas Zitronensaft und Salz
Die Butter sollte weich sein, dann die Blüten in feine Streifen schneiden, alles mit einer Gabel unterheben und kühl stellen.

Sich aufrichten – sich ausrichten

Aus gebeugter Haltung in die Höhe richten, gerade richten, sich erheben, aufleben, wieder beleben, erstarken, heil werden, gesunden ...

„Richte dich auf!" – wenn ich diese Anregung wörtlich nehme und körperlich vollziehe, merke ich, wie der Brustraum sich weitet und ich ein erhebendes, befreiendes Lebensgefühl in mir spüre: Diese Körperbewegung hat Rückwirkung auf die Seele, auf die innere Mitte von uns Menschen.
Körper und Geist, Leib und Seele – der ganze Mensch richtet sich aus auf Gott hin, der uns sein Ja zusagt.

Wenn wir uns jeden Morgen nach dem Aufstehen gerade hinstellen, alles, was uns schon am frühen Morgen durch Kopf und Körper und Seele geht, für einen Augenblick absetzen, so wie man bei einer Wanderung einen Rucksack absetzt, indem man die Schulter hebt, sich nach hinten reckt und - imaginär – den Rucksack auf einem Mauervorsprung loslässt und frei von der Last die Arme wie zum Empfang ausbreitet, dann wird diese Körperübung ein gutes Gebet sein, das unseren Blick nach oben wendet und uns in Verbindung mit dem Geheimnis bringt, das wir Gott nennen. Schenken wir uns diese befreienden Augenblicke im Aufrichten und Ausrichten, im Vertrauen, dass wir zu Gott unterwegs sind – oder dass er uns aufrichten wird in all dem, was uns beugt oder lähmt.

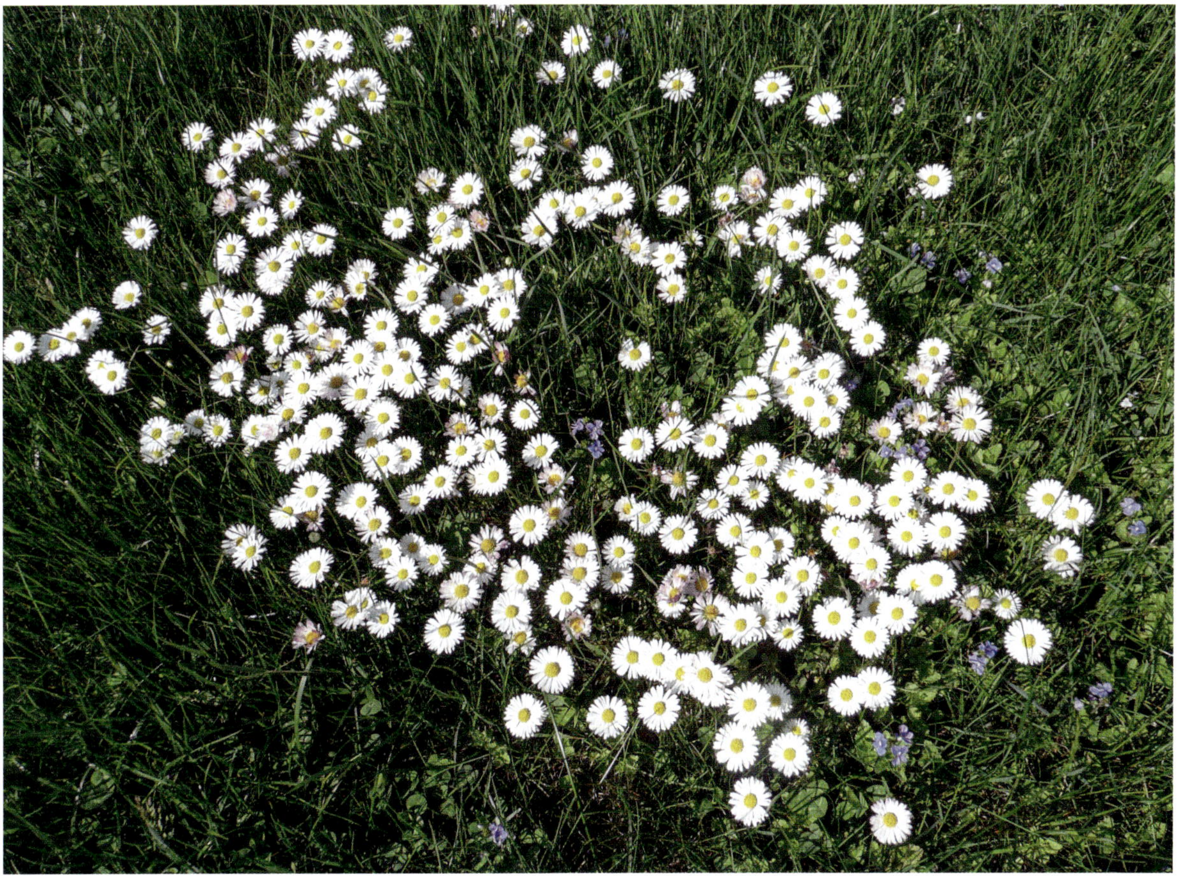

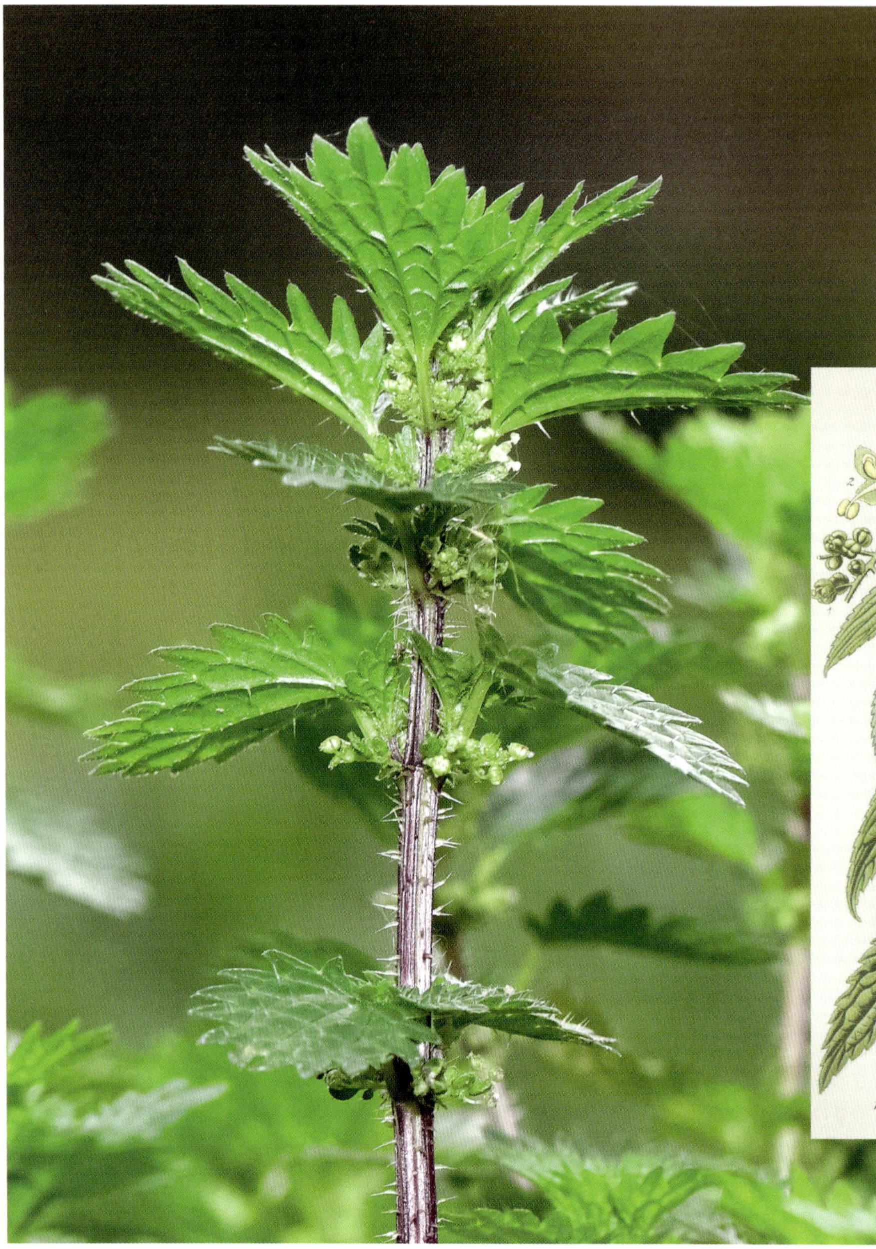

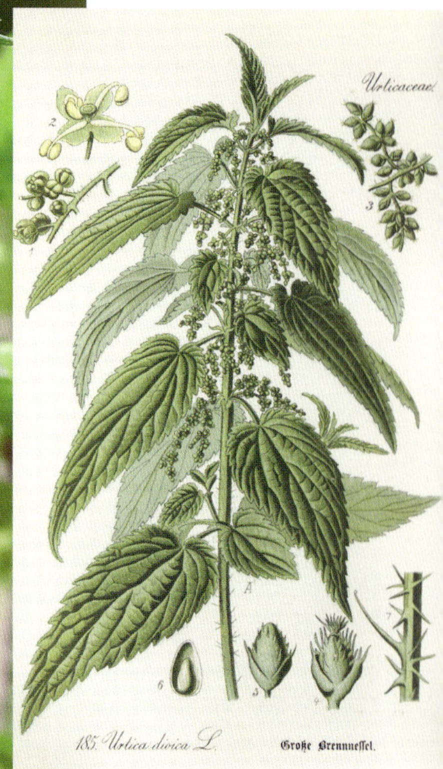

BRENNNESSEL

GROSSE BRENNNESSEL (URTICA DIOICA) UND KLEINE BRENNNESSEL (URTICA URENS)

Feuer für die Gesundheit

Inhaltsstoffe: Frische Triebe: Eisen (40 Mal mehr als Kopfsalat), Calcium, Vitamin A, B2, B5, K, Vitamin C, Carotin, Eiweiß
Samen: Vitamin C, essentielle Fettsäuren, Phytohormone

Die Brennnessel ist eine der vielseitigsten Pflanzen für unsere Verwendung. Ein wahrer Tausendsassa! Als Nahrungs-, Heil- und Faserpflanze begleitet die Brennnessel den Menschen schon seit der Steinzeit. So langsam beginnen wir ihren großen Wert wieder zu entdecken und zu schätzen.

ANWENDUNG

Die Brennnessel ist von Kopf bis Fuß in ihrer Heilkraft und Wirkung für jeden empfehlenswert und anzuwenden. Im Frühjahr sind die frischen Brennnesseltriebe ein wichtiger Vitamin- und Mineralstofflieferant. Ihr Eiweißgehalt kann mit dem von Hülsenfrüchten mithalten. Daher macht ein Brennnesselspinat auch richtig satt! Die Brennnessel ist sehr nahrhaft und kann uns dabei unterstützen, die Energiereserven nach den langen Wintermonaten wiederaufzubauen. Sehr gut schmeckt sie als Pesto, in Suppen und Smoothies und überall dort, wo wir Spinat verwenden würden.

Als besonders reinigend gilt Tee aus Brennnesselblättern. Der Tee ist eine gute Begleitung, wenn wir das Bedürfnis nach innerer Reinigung und Stärkung verspüren. Die Brennnessel wird zu Frühjahrskuren und als Bestandteil sogenannter Blutreinigungsmittel bei Rheuma, Gicht und Hautkrankheiten verwendet.

Geballte Kraft steckt in den Samen der Brennnessel. Deshalb sind sie gerade für ältere Menschen wichtig. Frisch gesammelte oder getrocknete Brennnesselsamen enthalten vitalisierende Pflanzenhormone: Sie sind ein Lebenswecker zur Anregung der Körperfunktionen, bei Müdigkeit, Leistungsschwäche und Erschöpfung. Insbesondere wirken sie auch bei Gedächtnisschwäche und Vergesslichkeit. Als Kur werden die getrockneten Samen teelöffelweise auf Honig oder Wasser oder im Müsli eingenommen (2–3 Wochen). Als Tee dient der Brennnesselsamen zur Milchbildung bei stillenden Müttern. Dreimal täglich über die Speisen gegeben, wirken die Samen kräftigend und anregend bei Erschöpfungszuständen, nach Infektionskrankheiten, bei Wechseljahrbeschwerden und Frühjahrsmüdigkeit. Brennnesselsamen sind spinat-nussig im Geschmack und verfeinern Salate, Suppen, Gemüsepfannen, Aufläufe, Müslis und Butterbrote.

Eine Tinktur aus Brennnesselwurzeln oder Brennnesselwurzeltee ist anzuwenden bei Reizblase und gutartiger Prostatavergrößerung. Dafür ernten wir die Brennnesselwurzeln im Frühjahr oder Herbst. Nicht anwenden bei Wasserablagerung im Gewebe (Ödeme) infolge eingeschränkter Herz- und Nierentätigkeit. Brennnesselwurzeltee ist auch gut für den Haarboden!

Brennnessel wächst auf dem Mist und vertreibt den Mist aus dem Körper.

Bruno Vonarburg

BRENNNESSELBLÄTTER-TEE

10 g Brennnesselblätter mit 150–200 ml nicht mehr kochendem Wasser übergießen und zugedeckt 10 Minuten ziehen lassen. Dann abgießen. Drei- bis viermal täglich 1 Tasse trinken. Zur Verfeinerung des Geschmacks Apfelsaft, Zitronenmelisse oder auch etwas Kamille oder Fenchelsamen beigeben.

BRENNNESSELWURZEL-TEE

1 TL klein geschnittene Wurzeln mit gut 200 ml kaltem Wasser zum Kochen bringen und gut 10 Minuten zugedeckt ziehen lassen. Danach abgießen. Dreimal täglich bei Reizblase oder gutartiger Vergrößerung der Vorsteherdrüse trinken.

BRENNNESSELWURZEL-TINKTUR

Wurzeln säubern, kleinschneiden und im Verhältnis 1:10 mit Weingeist (70%) übergießen. Das Ganze gut drei Wochen an einen warmen Ort stellen, gelegentlich schütteln. Danach abseihen. Anzuwenden ist der Auszug bei Reizblase und Prostatavergrößerung. 6–10 Wochen lang, dreimal täglich 20–25 Tropfen einnehmen. Der 70%ige Ansatz kann mit Wasser auf 40% Alkoholansatz verdünnt werden (vgl. Tabelle im Internet).

BRENNNESSEL-ÖL

Solange sich noch jemand über seine Vergesslichkeit ärgert, empfiehlt uns Hildegard folgendes Öl:

„Wenn ein Mensch gegen seinen Willen vergesslich ist, der nehme Brennnessel und zerstoße sie bis zum saftig werden und setze dem eine mäßige Menge Olivenöl zu, und wenn er schlafen geht, soll er damit Brust und beide Schläfen einsalben. Er soll das oft machen, und die Vergesslichkeit in ihm nimmt ab."

Am besten 10–20 der jüngsten Triebe der Brennnessel mixen und ganz mit 100 ml Olivenöl bedecken. Ein bis zwei Monate lang regelmäßig einreiben!

Brennnessel, verkanntes Kräutlein,
dich muss ich preisen,
dein herrlich Grün in bester Form
baut Eisen, Kalk, Kali, Phosphor alle hohen Werte.
Entsprießen aus dem Schoß der Mutter Erde.
Nach ihnen nur brauchst du dich hinzubücken.
Die Sprossen für des Leibes Wohl zu pflücken.
Als Saft, Gemüse oder Tee sie zu genießen.
Das, was umsonst gedeiht in Wald, auf Pfad und Wiesen.
Selbst in noch dürftger Großstadt nahe dir am Wegesrande.
Nimm's hin, was rein und unverfälscht
die gütige Natur dir heilsam liebend schenkt
auf ihrer Segensspur!

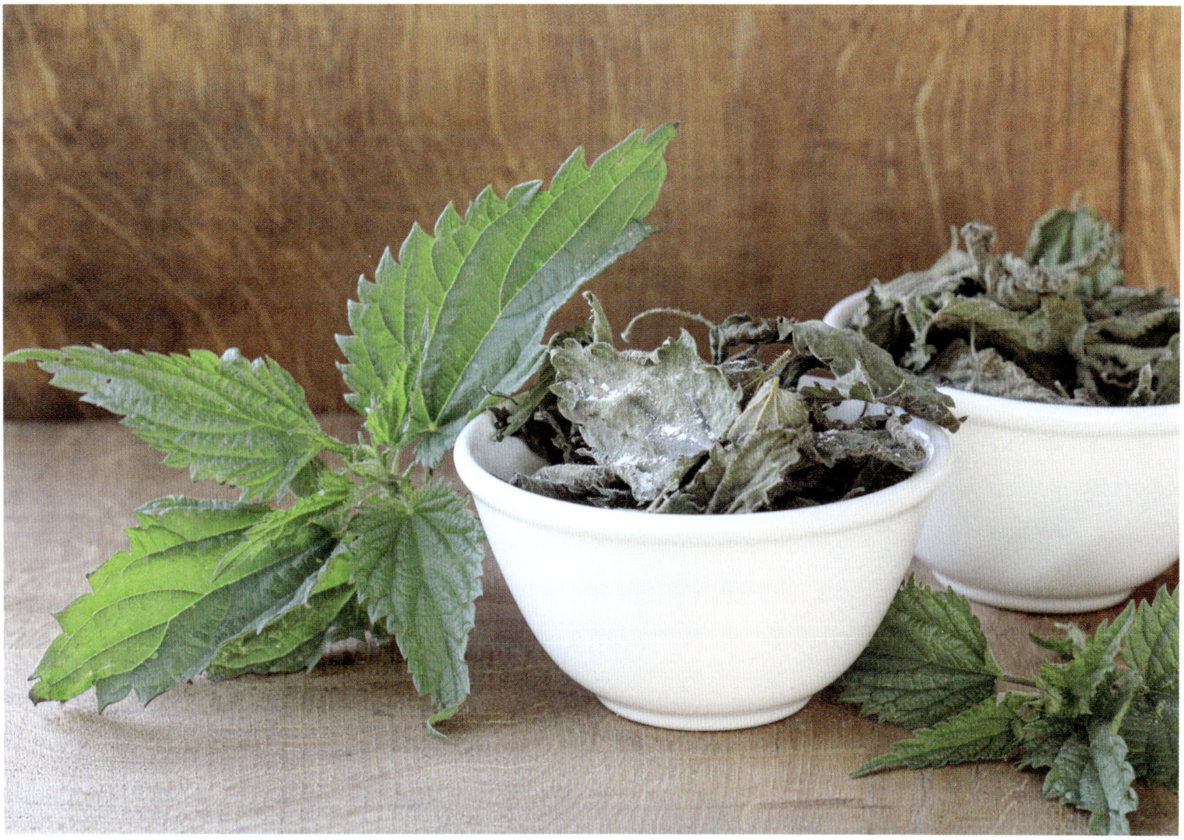

BRENNNESSEL ALS GESUNDE DELIKATESSE

BRENNNESSELBLÄTTER-BUTTER

Eine Handvoll Brennnesselblätter ganz fein schneiden, mit 250 g weicher Butter, etwas geriebener Zitronenschale (Bio-Zitrone) und 1–2 zerdrückten Knoblauchzehen vermengen. Mit Salz und Pfeffer abschmecken. Alternativ kann die Butter auch mit Brennnesselsamen zubereitet werden. Dafür werden die Samen kurz angeröstet und zerquetscht. Mit Zitronensaft und einigen Tropfen ätherischen Zitronenöls sowie Blütenpfeffer abgeschmeckt wird die Masse unter die Butter gemischt.
Schmeckt gut zu Vollkornbrot oder zu Pellkartoffeln.

BRENNNESSEL-CHIPS

1 Pfanne voll frischer Brennnesselblätter in Rapsöl bei mittlerer Hitze leicht rösten, bis sie knusprig sind. Nur ganz leicht salzen. Ein Leckerbissen – auch und gerade für Kinder!

WOHLFÜHLSUPPE

Sie brauchen für 4 Portionen
500 g Kartoffeln
100 g gemischte Wildkräuter wie Knoblauchrauke, Taubnessel, Brennnessel, Schafgarbe, Sauerampfer, Schlüsselblumen, Veilchenblätter, Spitzwegerich und Bärlauch
2 EL Butter
1 l Gemüsebrühe
100 g Sahne
Salz, Pfeffer
4 EL Crème fraîche
Zur Garnitur braucht man Taubnessel und andere essbare Blüten.

Zubereitung: Kartoffel schälen und sehr fein schneiden, saubere Wildkräuter hacken und in der erhitzten Butter kurz andünsten. Mit der Brühe ablöschen, die Kartoffeln zugeben und 15 Minuten sanft kochen lassen. Mit dem Zauberstab pürieren. Sahne, Salz und Pfeffer zufügen. Suppe in Teller füllen, mit Crème fraîche und Blüten garnieren.
(Nicht für Schwangere!)

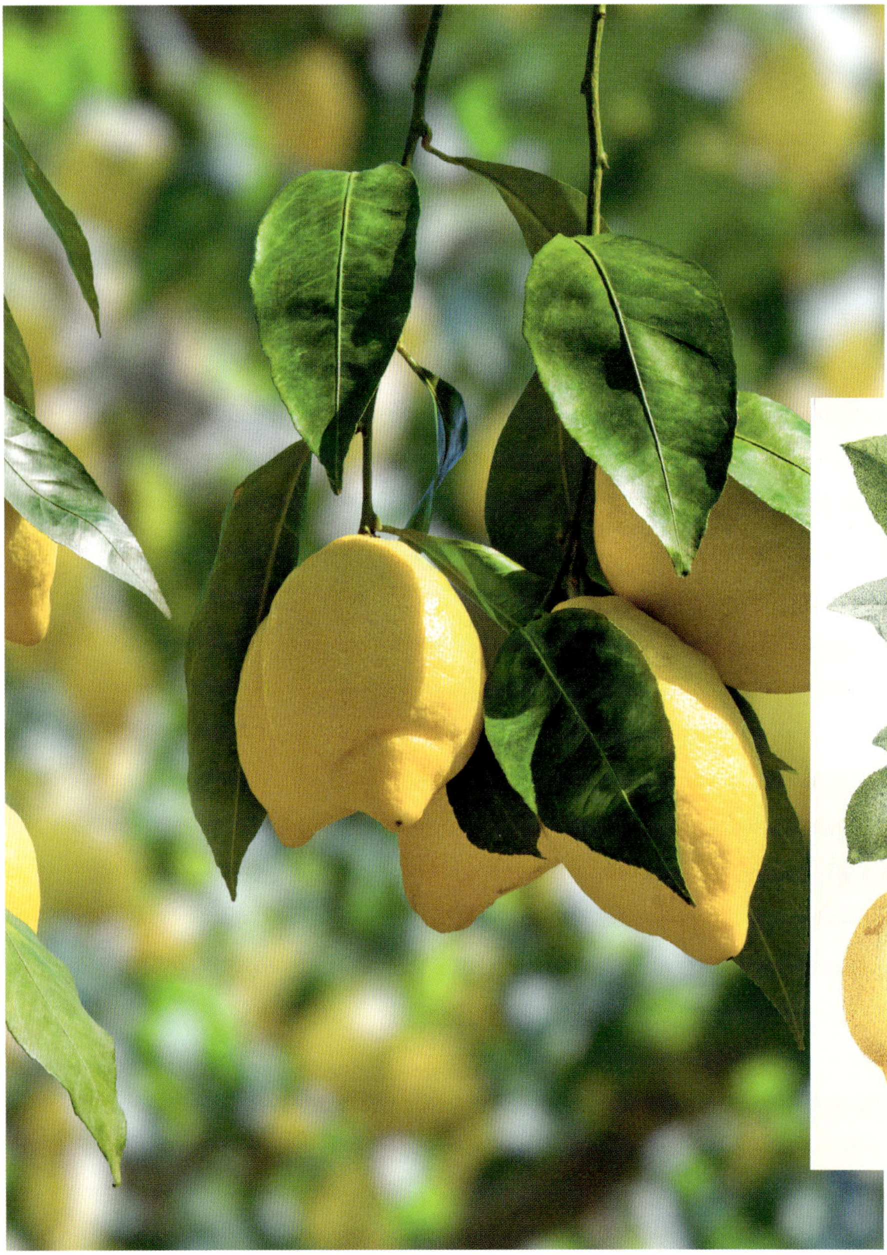

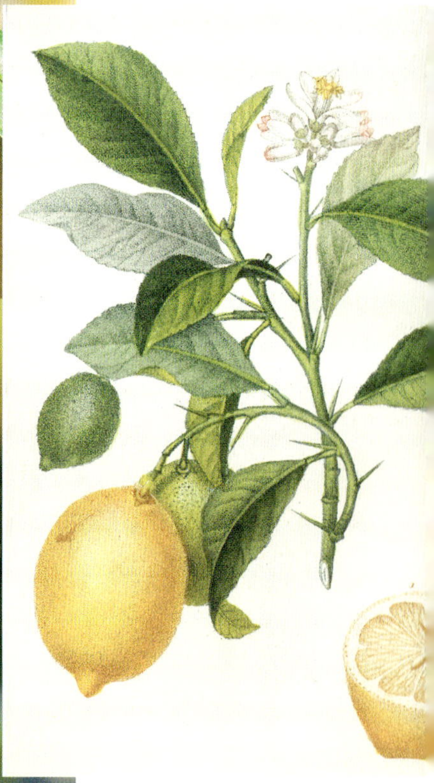

ZITRONE

CITRUS X LIMON

Vitamin-C-Spezialistin

Inhaltsstoffe: Vitamin C, B-Vitamine, Kalium, Kalzium, Magnesium, Phosphor Flavonoide, Pektine

Zitronen sind Früchte des Zitronenbaums, eines immergrünen Baums, der bis zu 4 Meter hoch werden kann. Der Baum trägt ganzjährig sowohl Blüten als auch Früchte. Im Zeitalter der Renaissance wurden Zitronenbäume vor allem in Parkanlagen der Reichen und Adligen gepflanzt. Je mehr Bäume jemand hatte, umso reicher galt er. Heute gehören Zitronen fest in jede Küche. Sie kommen vor allem aus Spanien und der Türkei.

Die Wirkungen auf den Organismus von Zitrone mit ihren reichen Inhaltsstoffen sind überaus vielfältig: Mit ihren B-Vitaminen unterstützen Zitronen den Stoffwechsel und regen die Blutbildung an. Ihre Flavonoide können das Krebsrisiko minimieren und den Alterungsprozess der Zellen verlangsamen. Pektin im hellen Fruchtgewebe wirkt entgiftend auf den menschlichen Organismus und hält das Cholesterin in Schach. Die Zitrone steckt voller Vitamin C, Kalium, Kalzium und Magnesium, die allesamt für ein funktionierendes Immunsystem unersetzlich sind. Gleichzeitig unterstützt sie die Aufnahme von Eisen aus der täglichen Nahrung. Gerade in der Erkältungszeit ist das tägliche Glas Zitronensaft gegen die Ansteckung eine natürliche Alternative zu Vitaminpillen & Co.
Die hohen Kalium- und Magnesiumanteile der Zitrone haben auch eine positive Wirkung auf Gehirn und Nerven und helfen dabei, in stressigen Situationen fokussiert und konzentriert zu bleiben.
Die Zitrone ist ein natürlicher Schleimlöser. Das ist nicht nur bei hartnäckigen Erkältungen hilfreich, sondern auch in der erkältungsfreien Zeit. Denn gerade Milchprodukte, wie beispielsweise Kuhmilch, regen die Schleimbildung an. Wer also gerne Joghurt und Käse isst, tut sich etwas Gutes, wenn er den Schleimproduzenten mit einem Glas Zitrone neutralisiert.
Das in der Zitrone enthaltene Zitrat hat reinigende Wirkung auf die Nieren und kann dabei helfen, Nierensteine zu vermeiden.
Die Zitrone besitzt die Eigenschaft, schädliche Harnsäure aus dem Körper zu lösen. Diese sitzt oft in den Gelenken und ist dort für Entzündungen verantwortlich.

ANWENDUNG

LAUWARMES ZITRONENWASSER

Saft einer halben Bio-Zitrone mit lauwarmem Wasser mischen. Das Zitronenwasser wird morgens direkt nach dem Aufstehen getrunken – noch vor dem Frühstück oder dem Zähneputzen. Es stimuliert den Darm und bereitet den Körper auf die erste Mahlzeit des Tages vor. Gleichzeitig regt es die Lebertätigkeit an und unterstützt die Enzymbildung.
Nach einem üppigen Essen hilft ein Glas Zitronenwasser, die schwere Kost leichter zu verdauen, und wirkt Völlegefühl und Sodbrennen entgegen.
Ein Glas Zitronenwasser kann akuten Durchfall stoppen und versorgt gleichzeitig den Körper mit wichtigen Vitaminen und Mineralstoffen.
Ein Glas Zitronenwasser vor jeder Mahlzeit getrunken wirkt als natürlicher Appetitzügler und sorgt dafür, dass sich schneller ein Sättigungsgefühl einstellt.

HEISSE ZITRONE

Den Saft einer Zitrone mit 40 Grad warmem Wasser mischen. Honig einrühren und mehrmals täglich trinken bei Halsentzündungen und grippalen Infekten.

ZITRONENSOCKEN ZUR FIEBERSENKUNG

Den Saft einer halben Zitrone mit 150 ml lauwarmem Wasser mischen. Baumwollsocken darin tränken, auswringen, anziehen und ein paar Wollsocken darüber ziehen. Im Bett zugedeckt 30 Minuten ruhen.

ZITRONENWICKEL BEI HALSSCHMERZEN

1 bis 2 Bio-Zitronen in dünne Scheiben schneiden und diese fächerartig nebeneinander auf ein Baumwolltuch legen. Die Tuchränder überfalten und festdrücken, sodass der Saft das Tuch durchfeuchtet. Mit der nur von einer Stoffschicht bedeckten Seite um den Hals legen (von Ohr zu Ohr, Nacken frei lassen). Ein weiteres Tuch zum Fixieren umbinden und 30 bis 60 Minuten wirken lassen.

ZITRONENSAFT BEI NAGELPILZ

Zur Behandlung des Pilzes wird die betroffene Stelle morgens und abends mithilfe eines Wattestäbchens mit reichlich frischem Zitronensaft benetzt. Die Anwendung sollte mehrere Wochen konsequent durchgeführt werden – auch einige Tage nach Abklingen der Beschwerden.

AUSGEPRESSTE ZITRONENSCHALEN

Auch die ausgepressten Schalen sind noch nützlich. Hände, die durch Küchen- oder Gartenarbeit fleckig geworden sind, lassen sich damit ebenso gründlich reinigen wie das Spülbecken in der Küche.

Ich bete mit meinem Körper. Franz von Assisi lehrt uns, mit dem ganzen Leib, der ganzen Seele, dem ganzen Herzen zu beten. Seine Worte: „Deus, meus, et omnia" – „Mein Gott und alles" kann ich mit meinem Körper ausdrücken.

Ich stelle mich bewusst auf meine beiden Füße und nehme Kontakt auf mit der Erde, die mich trägt. Ich richte mich auf. Strecke meine beiden Hände nach oben, wie eine Schale: „Deus". Ich kann zum Himmel schauen, mich füllen lassen oder meine Leere hinhalten, mich dem nahen oder dem fernen Gott öffnen.

Dann kreuze ich meine Hände über der Brust oder nehme mich selbst in den Arm: „meus" – mein Gott! Was macht mich gerade aus, füllt mich aus: Freude, Sorgen, Müdigkeit, Sehnsucht...

Danach spanne ich meine Arme seitlich aus, die ganze Welt umfassend: „et omnia" – „und alles"! Mein Umfeld, meine Freundinnen und Freunde, Familie, die Kolleginnen und Kollegen, die ganze Menschheit: Ost und West, Nord und Süd...Ich lasse Bilder in mir hochsteigen, Situationen und halte es einfach aus.

Ich kann das Ganze wiederholen, hebe meine Hände wieder empor, gebe ab, lasse los, lasse mich beschenken von Gott und nehme seine Liebe an, wenn ich die Hände wieder über der Brust kreuze. „Et omnia" lädt ein, mit ausgespannten Armen gute Wünsche auszusenden.

ZITRONE ALS GESUNDE DELIKATESSE

ZITRONENSPRUDEL

400 g Rohrzucker
7 Bio-Zitronen
7 l Wasser
1 bohnengroßes Stück Hefe

Zitronen in dünne Scheiben schneiden, Zucker darüber geben und 5 l kochendes Wasser dazu gießen. Über Nacht stehen lassen. Dann Hefe und 2 l kaltes Wasser dazu fügen. Der fertige Sprudel kann nach 3 Tagen abgefüllt werden.

ZITRONEN-SIRUP

120 g Rohrohrzucker
5 Bio-Zitronen
125 ml Wasser

Die Zitronen gründlich waschen. Schale fein abreiben und die Zitronen auspressen. Zitronensaft, Zitronenabrieb, Wasser und Zucker aufkochen und ca. 5 Minuten weiterköcheln lassen. Dann den Sud noch ca. 10 Minuten ziehen lassen. Durch ein feines Sieb abgießen und in eine Flasche füllen. Der Sirup eignet sich zum Verfeinern von Süßspeisen oder zum Zubereiten von Zitronenlimonade. Dazu den Sirup im Verhältnis 1 : 10 mit Mineralwasser mischen.

„BITTER-LEMON"

3 Bio-Zitronen
1 Stück Ingwer, 5–7 cm lang
300 g Roh-Rohrzucker
je 20 g Kräuter (frisch) oder je 10 g (getrocknet): Gundermann, Wiesenlabkraut, Giersch, Zitronenmelisse,
250 ml Wasser

Ingwer in Scheiben schneiden, mit Zucker, Saft von 2 Zitronen und den Kräutern ansetzen und gut durchziehen lassen. Ingwer und Kräuter abgießen, mit 2 bis 3 Flaschen Mineralwasser auffüllen. Mit Zitronenscheiben und einigen Kräuterranken garnieren. Eine herrliche Erfrischung!

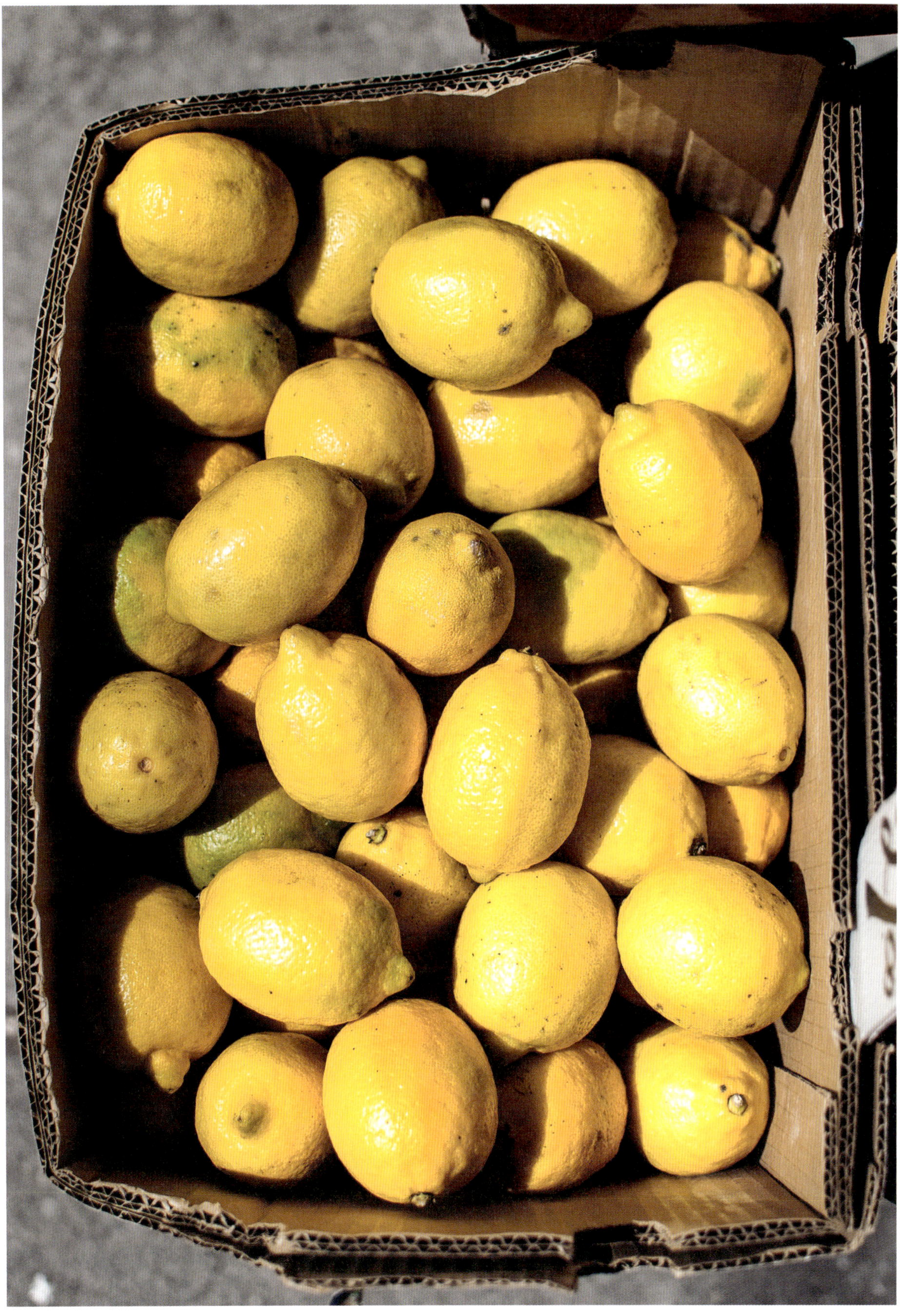

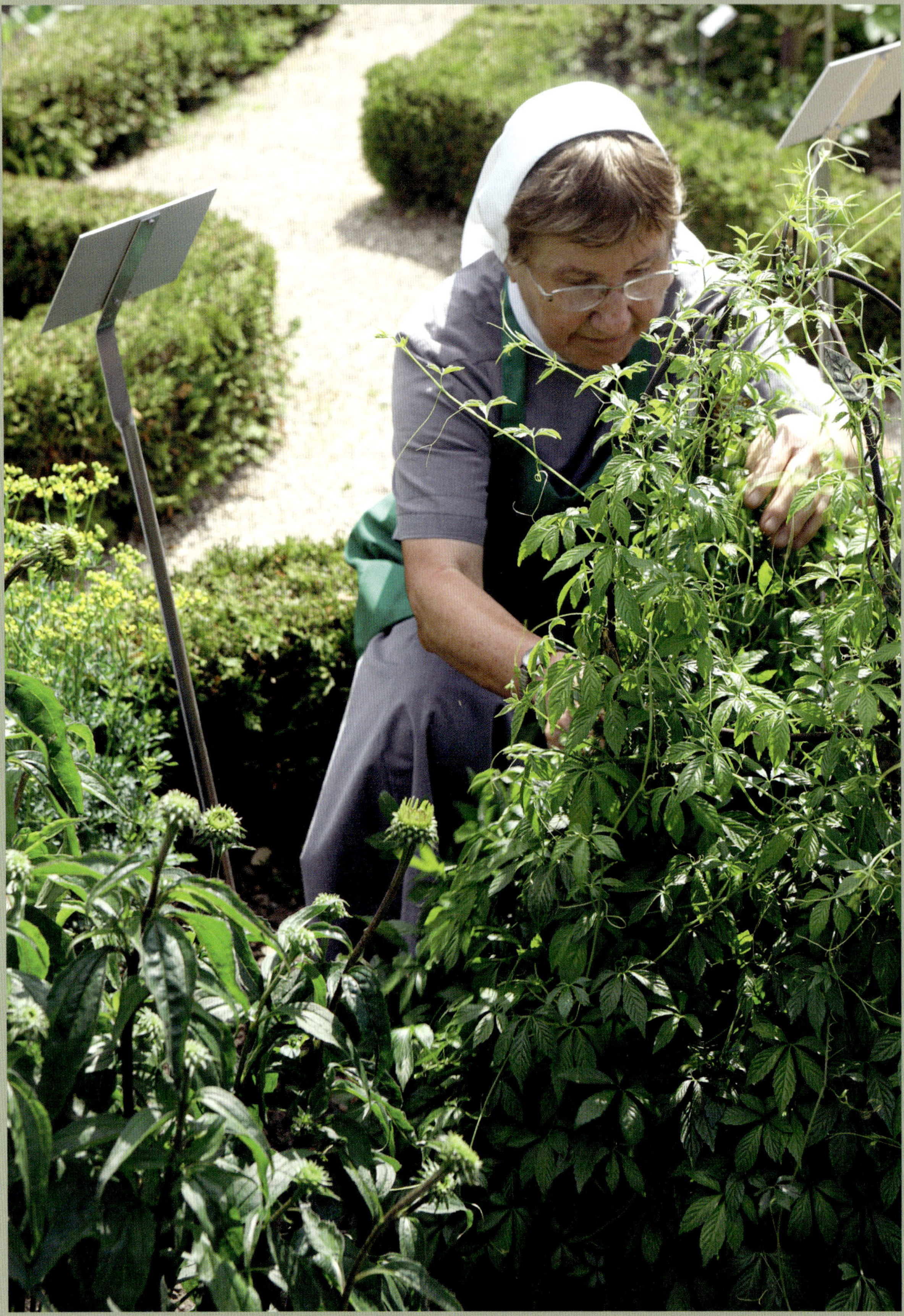

UNIVERSAL-PFLANZEN

ALLROUND-GENIES

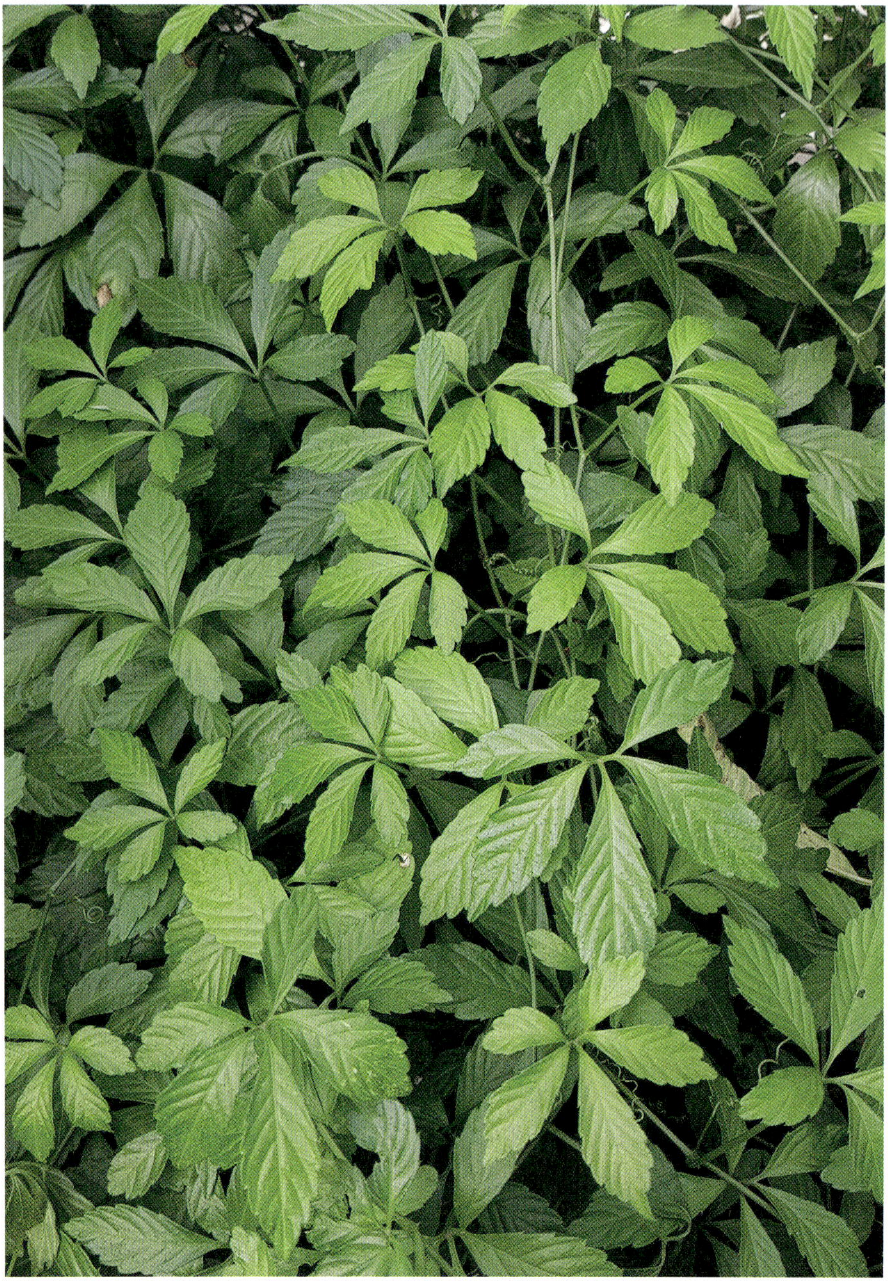

JIAOGULAN

(GYNOSTEMMA PENTAPHYLLUM)

Das Kraut der Unsterblichkeit

Inhaltsstoffe: über 100 Saponine, Vitamine, Aminosäuren, Mineralstoffe, Proteine, Polysacharide, die Spurenelemente Zink, Magnesium, Eisen und Selen, Flavonoide, Sterole

Die Kletterpflanze gehört zur Familie der Kürbisgewächse. Bei uns wird vor allem das Fünffingerblatt verwendet.

Es wächst auf humusreichem Boden. Bei Kälte zieht sich die Pflanze ein und kann bis minus 18 Grad Celsius vertragen. Im Frühjahr kommt die Pflanze wieder zu neuem Leben. Man kann diese Pflanze aber auch an einem hellen warmen Ort überwintern und hat damit das ganze Jahr die Wirkkraft dieser Pflanze zur Verfügung. Die Pflanze wächst täglich ca. 6 cm und bildet dann ein Blatt mit Ranken, mit denen sie sich fest in der Erde oder einem Klettergerüst verankert. So wie sie für sich selbst eine Überlebensstrategie entwickelt, so schenkt sie uns beim Einnehmen diese Stärkung. Deshalb heißt die Pflanze im Volksmund „Kraut der Unsterblichkeit" oder in Asien „Kraut der Hundertjährigen".

Die Pflanze kann entweder aus Samen gezogen werden oder man zieht direkt Ableger aus Teilen (Blättern) der Pflanze. Auch können die Triebe, noch mit der Mutterpflanze in Verbindung, in einem kleinen Topf mit Erde bedeckt werden. Sie wurzeln dort an. Geeignet ist ein halbschattiger bis schattiger Standort. Der Jiaogulan klettert gerne und kann so auch in kleinen Töpfen eine beachtliche Höhe erreichen. Als Dünger empfiehlt sich gewöhnlicher Blumendünger. Wenn man die Pflanze verzehren möchte, empfiehlt sich Bio-Dünger. Die winterharte Pflanze kann sowohl innen als auch außen angepflanzt werden. Im Außenbereich sterben die oberen Pflanzenteile im Winter ab und bilden sich im Frühjahr neu. In der Wohnung wächst sie das ganze Jahr über. Vor der trockenen Heizungsluft ist sie durch ausreichend Wasser zu schützen.

ANWENDUNG

Das Kraut hat eine gute Wirkung auf die geistige und körperliche Belastungsfähigkeit, indem es beruhigend wirkt bei Nervosität einerseits, andererseits aber auch anregend bei Schwächegefühlen. Ideal in Situationen, in denen man Leistungsfähigkeit braucht oder die Nerven bewahren muss, so bei Prüfungen oder anderen Herausforderungen. Jiaogulan besitzt Antioxydative, die positiv zur Bildung des körpereigenen Enzyms führen, das vermutlich zellschützend wirkt, und kann so vor Arteriosklerose schützen. Die wertvollen Antioxydative neutralisieren die freien Radikale (aggressive Sauerstoffverbindungen) im Körper und haben eine Zellschäden vorbeugende entzündungshemmende Wirkung. Sie unterstützen das Abschirmen von oxydativem Stress, einer der Hauptursachen für das Altern des Körpers und auch zahlreicher Krankheiten. Sie stärken das Immunsystem und gelten damit als äußerst effektive Vorbeugung von Herz- und Kreislauferkrankungen, manchen Krebserkrankungen und Hautalterungsprozessen. Jiaogulan regt die natürlichen Selbstheilungskräfte des Körpers an und unterstützt die körpereigenen Abwehrkräfte.

Jiaogulan senkt den Blutzuckerspiegel. Bei bestimmten Krankheitsbildern (Herz-Kreislaufproblemen und Gefäßkrankheiten und entsprechender Medikation) sollte man zuvor den eigenen Arzt um Rat fragen. Jiaogulanblätter scheinen auch einen normalisierenden Effekt auf den Blutdruck zu haben. Hiervon können sowohl Menschen mit leicht erhöhtem Blutdruck als auch solche mit erniedrigtem Blutdruck profitieren. Jiaogulan verbessert die Pumpleistung des Herzens und damit die allgemeine Durchblutung. Als Resultat der verbesserten Stoffwechselleistung sollen Jiaogulanblätter die freien Fettsäuren und den LDL-Spiegel senken. Diese Stoffe gelten als besonders schädigend für Herz, Kreislauf und Gefäßgesundheit sowie die Leber. Durch die verbesserte Fließeigenschaft des Blutes wird die Verklumpungsneigung der Blutplättchen reduziert. Jiaogulan kann somit auch als Prävention vor Herzinfarkt und Schlaganfall eingesetzt werden.

Jiaogulan besitzt eine basische Wirkung auf unseren Körper und hilft ihm dabei, Säuren zu neutralisieren und schädliche Giftstoffe auszuleiten. Sind im Körper zu viele Säuren vorhanden, so entziehen diese den Organen und den Zellen lebenswichtige Mineralien. Die Säuren lagern sich im Gewebe ab, wodurch der Körper übersäuert. So entstehen Entzündungen, Zellschäden, Schmerzen bis zu chronischen Krankheiten. Wer regelmäßig Jiaogulan zu sich nimmt oder Tee trinkt, der sorgt für reichlich Energie und ein gestärktes Immunsystem.

Der auf den ersten Blick „unaussprechliche“ Name wird korrekt „Dschau-gulan“ ausgesprochen.

Gegenanzeigen: Nicht anwenden in der Schwangerschaft!

Man kann 5 bis höchstens 10 frische Blätter täglich verzehren, aber auch als Tee trinken. Als Beigabe eignet sich Jiaogulan zu Salat, Suppe oder Gemüse, auch getrocknet und pulverisiert.

JIAOGULAN-TEE

Jiaogulan besitzt ein feines, leicht süßliches Aroma und einen insgesamt lieblichen Geschmack, der ein wenig nach Lakritze, Anis und an eine Ginsengwurzel erinnert.
Dafür 5–10 frische Blätter mit 200 ml nicht mehr kochendem Wasser übergießen und 10 Minuten ziehen lassen. Dann abseihen.
Der Tee kann auch kalt getrunken werden. Besonders gut entfaltet sich das Aroma, wenn man ein wenig Honig und ein Stück frischen Ingwer dazugibt.

Bruder Elias veranlasste Franziskus, dass er seine Arznei nicht mehr zurückweise, sondern sie nehme im Namen des Sohnes Gottes; durch den sie erschaffen worden ist, wie geschrieben steht: „aus der Erde lässt der Höchste die Arznei sprießen, und der kluge Mann verschmähte sie nicht“ (Sir 38,4).

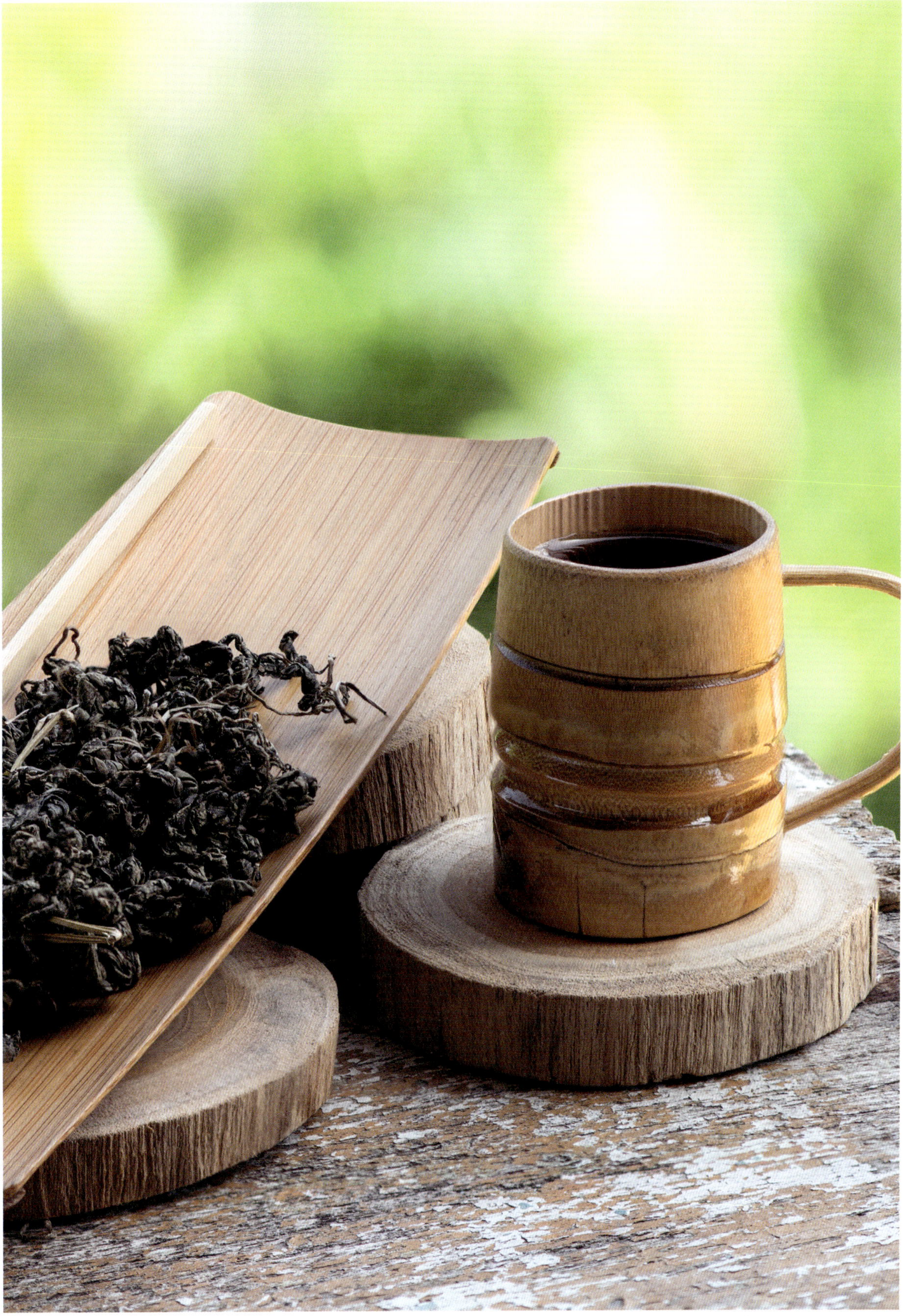

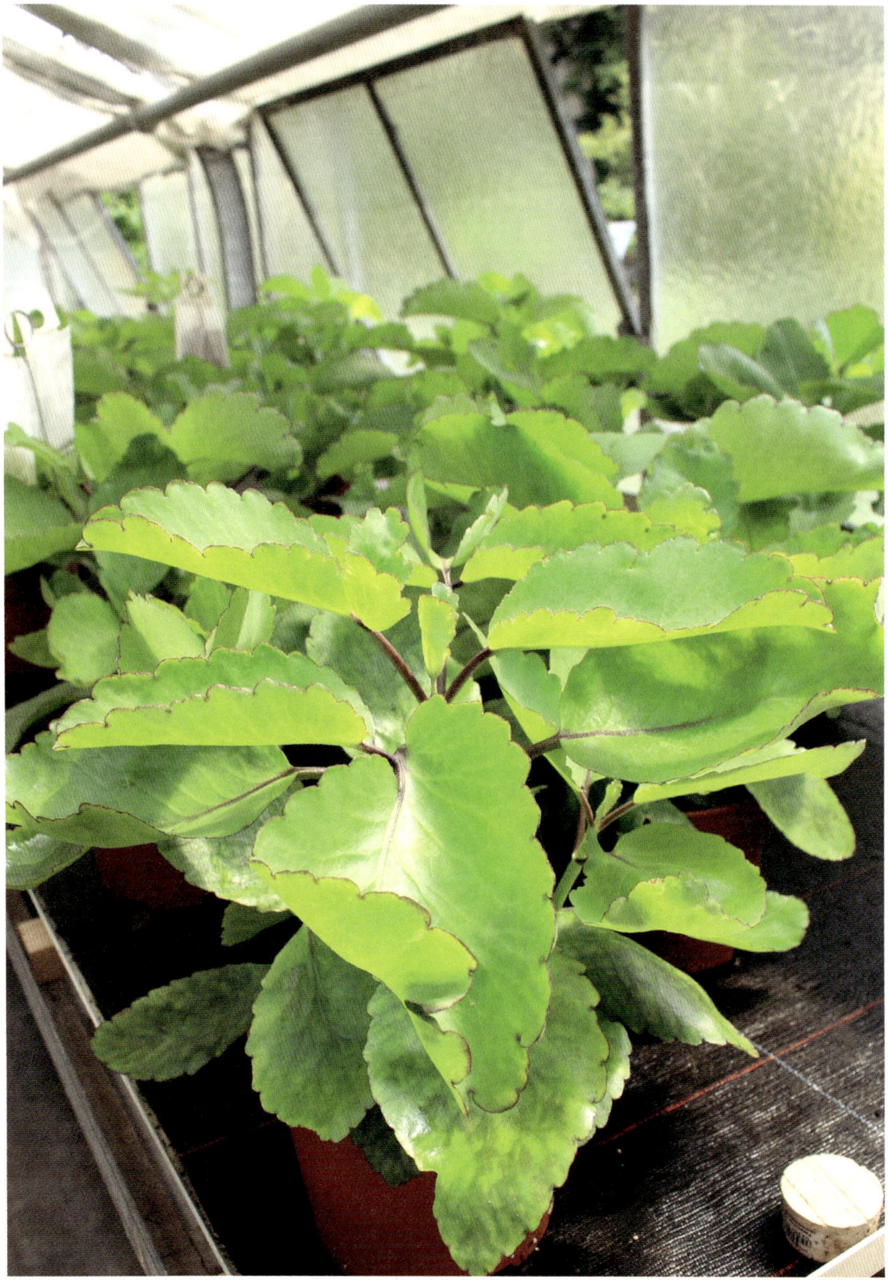

KEIMBLATT

(KALANCHOE PINNATA)

Heiliges Blatt

Inhaltsstoffe: Aminosäuren, Triterpene, Glykoside, Flavonoide, Steroide, Fettsäuren

Auch bekannt als Tausendwunderpflanze, Goethepflanze, Brutblatt oder Heiliges Blatt. Das Keimblatt stammt ursprünglich aus Madagaskar, ist aber in den Tropen rund um die Erde angesiedelt. Die Pflanze wird zwischen 40 cm und 2 Meter hoch. Es ist eine sukkulente Pflanze, hat also dicke, fleischige Blätter, die Feuchtigkeit speichern können.

Am Rand der gekerbten Blätter entstehen die Brutknospen, aus denen kleine Pflanzen hervorgehen. Ältere Pflanzen bilden Blütenstiele mit vielen großen herabhängenden Röhrenblüten in den Farben gelb-grün, rosa und rotviolett. Man darf das Keimblatt nicht mit den ebenfalls Kalanchoe genannten Zimmerpflanzen aus den Blumengeschäften verwechseln. Diese tragen rote, gelbe, orange oder weiße aufrechte Blüten. Die auch „Flammendes Käthchen" benannten Pflanzen zeigen keine Heilwirkung, sie bilden keine Tochterpflanzung aus.

Schon im 19. Jahrhundert war ein Exemplar der Pflanze im Botanischen Garten „Belvedere" in Weimar zu finden. Dort faszinierte sie Johann Wolfgang von Goethe so sehr, dass er die Pflanze vermehrte, um sie besser kennenzulernen. Seine wissenschaftlichen Abhandlungen darüber wurden zwar nie fertig, aber immerhin widmete er der Pflanze ein Gedicht.

Das Keimblatt wird vermehrt, indem man auf eine Saatschale mehrere Blätter auf die Erde legt. Die Erde feucht halten, dann bilden sich am Rand der Blätter Ableger, genannt „Kindl". Die Blätter nicht mit Erde bedecken.

ANWENDUNG

In der Apotheke Gottes ist das Keimblatt eine ausgezeichnete Erste-Hilfe-Pflanze. Breit sind die Anwendungsbereiche. Bei Verletzungen der Haut, bei Insektenstichen, Schwellungen, Entzündungen, bei Juckreiz oder kleinen Verbrennungen wirkt der Saft der Blätter lindernd. Auch bei Verstauchungen, Arthritis oder anderen Gelenkentzündungen, bei Rheuma, bei Fersensporn oder Dornwarzen ist das Keimblatt eine Hilfe. Auch bei Ohren-, Kopf- oder Zahnschmerzen kann man es einsetzen.

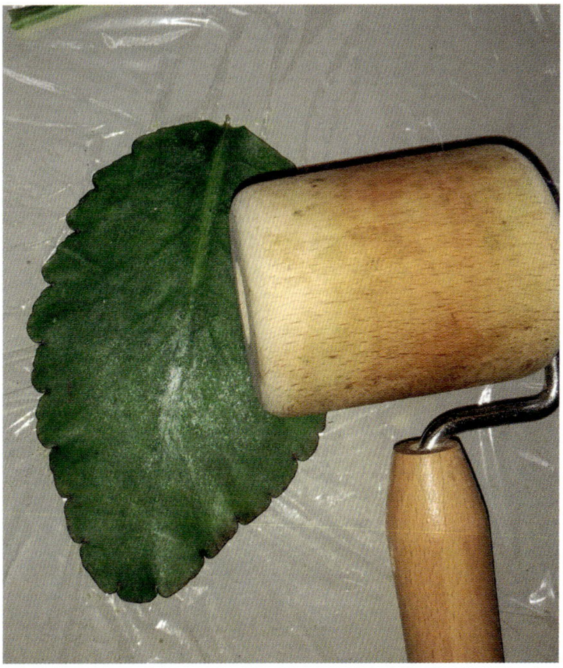

Man verwendet möglichst Blätter, die von einer Pflanze stammen, welche zwei Jahre alt ist, da in diesen die meisten Inhaltstoffe sind.

Auf Wunden und schmerzende Stellen legt man dreimal täglich frische Blätter, die entweder mit einem Messer eingeritzt, mit einer Gabel perforiert oder die mit einem Nudelholz gequetscht wurden, damit der heilsame Pflanzensaft heraustreten kann. Fixiert wird das Blatt dann auf der Wunde mit einem Verband.

Bei Migräne kann man den ausgedrückten Pflanzensaft (Knoblauchpresse oder Spätzledrücker) mit Olivenöl vermischen und auf die Stirn leicht einmassieren.

Bei Kopfschmerzen legt man ein perforiertes Blatt auf die Stirn.

Bei Ohrenschmerzen erwärmt man ein Blatt, dann drückt man es aus, den Saft fängt man mit einem Wattebausch auf und führt ihn vorsichtig ins Ohr ein. Dies führt schnell zu einer Schmerzlinderung und dämmt die Entzündung.

Bei Gelenkschmerzen kann man eine Heiltinktur selbst herstellen.

Bei Fersensporn und Stechwarze wird dreimal täglich ein perforiertes Blatt (siehe Zubereitung oben) auf die entsprechende Stelle gelegt. Damit der Saft nicht verloren geht wird eine Frischhaltefolie zwischen Blatt und Strumpf, bzw. Schuhsohle gelegt. Zusätzlich führt es zu einer schnelleren Heilung, wenn mit der Keimblattsalbe Rücken und Beine morgens und abends einmassiert werden. Diese kann über das Kloster Reute bezogen werden. Um die Heilungsprozesse der Dornwarze zu fördern, ist darüber hinaus ein abendliches Fußbad mit Meersalz hilfreich.

Vorsicht bei der Anwendung während der Schwangerschaft! Längere äußerliche Anwendungen können außerdem Hautreizungen bewirken!

KEIMBLATT-TEE

Dazu wird ein Blatt kleingeschnitten und in kaltem Wasser (200 ml) in einem Topf angesetzt. 5 Minuten köcheln lassen, abschalten und danach 10 Minuten ziehen lassen. Abseihen und schluckweise trinken. Nur ein bis zwei Tassen täglich! Hilfreich bei Husten und anderen inneren Erkrankungen.

KEIMBLATT-TINKTUR

50–100 g Blätter kleinschneiden und in 500 ml 38%igen Doppelkorn geben. Mindestens eine Woche stehen lassen. Den Auszug mit Hilfe eines kleinen Siebes oder eines Tuches filtern. Im Verhältnis 1:5 wird der Auszug mit Wasser gemischt. Er eignet sich zum Einreiben bei schmerzenden Gelenken.

Am Abend schaue ich auf meinen Tag zurück, nicht auf das, was misslungen ist oder nicht schön war. Ich schaue auf das, wofür ich ausdrücklich danken möchte. Ich gehe den Tag durch und stelle vielleicht fest, dass vieles nicht selbstverständlich ist, was so selbstverständlich zu sein scheint. Dafür danke ich Gott.

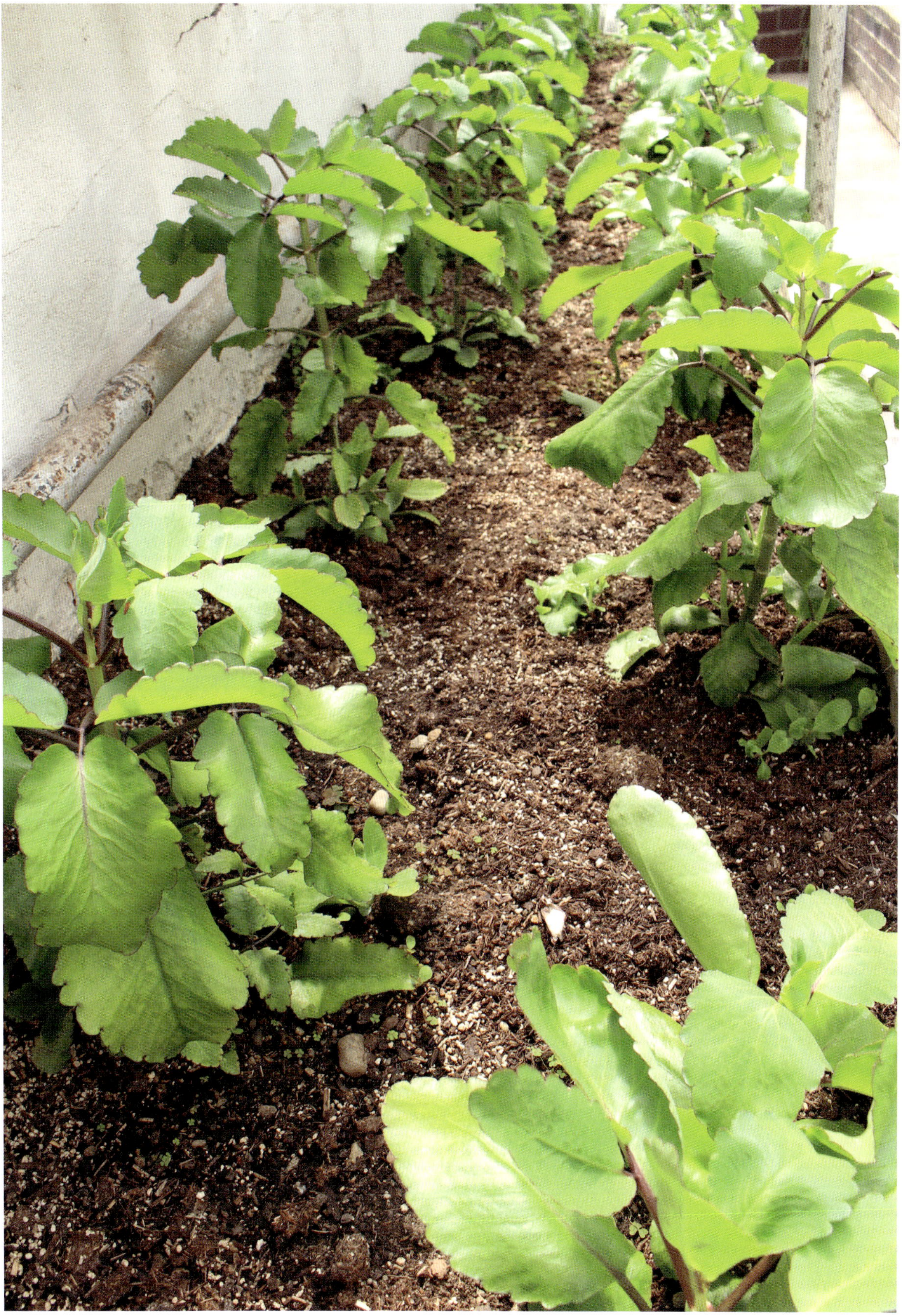

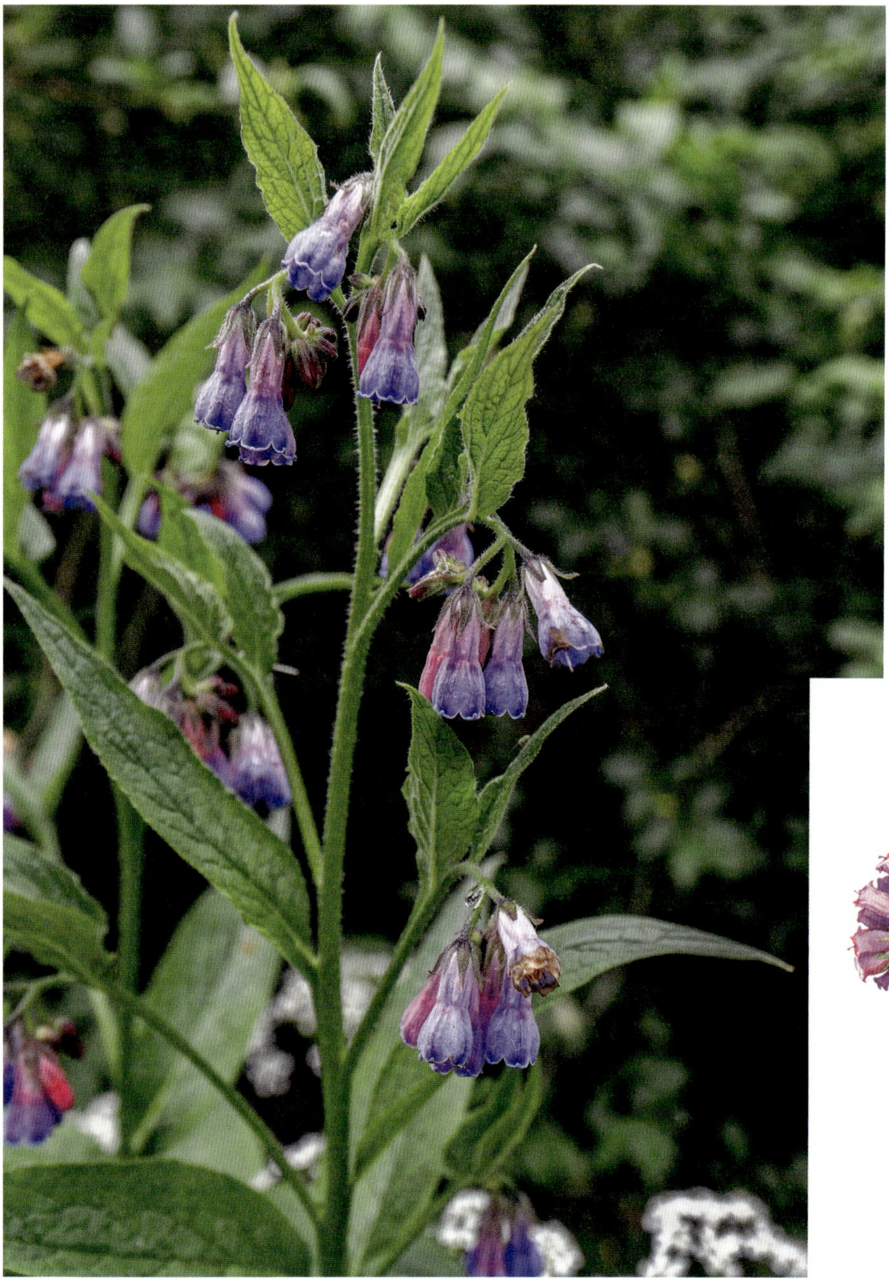

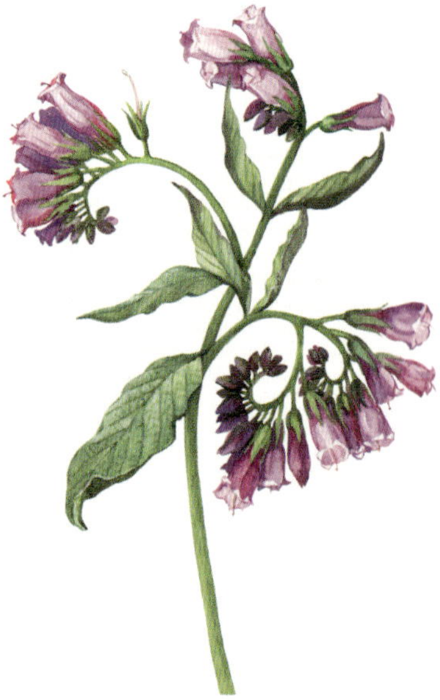

BEINWELL

(SYMPHYTUM OFFICINALE)

Knochenheilerin

Inhaltsstoffe: Pyrrolizidinalkaloide, Schleimstoffe, Gerbstoffe, Rosmarinsäure, Kolin, Allantoin, Kieselsäure

Bein – Knochen; Well – zusammenwachsen. Beinwell ist eine kräftige, mehrjährige raublättrige Pflanze. Stängel und Blätter sind borstig behaart und können bis zu 1,50 m hoch werden. Ab Mai zeigen sich schöne, gelblich-weiße oder rötlich-violette Blüten, die von Insekten magisch angezogen werden. Sie wächst gern an feuchten oder nassen Plätzen. Die große, dicke, fleischige Wurzel ist außen schwarz, innen weiß, sehr schleimig und saftig weich. Als Volksnamen wird sie Wallwurz, Beinwurz, Wundallheil genannt.

ANWENDUNG

Beinwell ist entzündungshemmend, abschwellend, schmerzlindernd. In der Wurzel steckt viel Allantoin. Dieses und die im Beinwell befindliche Kieselsäure schätzt man bei der Behandlung von Quetschungen, Stauchungen, Zerrungen und Blutergüssen. Beinwell dient zur Zellbildung und Gewebestärkung sowie bei Knochenhautentzündung. Bei Knochenbrüchen regt es die Kallusbildung an. So wächst der Knochen schneller zusammen.

Beinwell stellt die Beweglichkeit der Gelenke wieder her und ist ein gutes Mittel bei Arthrose, wirkt heilend, schmerzlindernd, abschwellend und entzündungshemmend, auch bei Verletzungen und Furunkeln. Nicht auf offene Wunden geben!
Da in der Wurzel Pyrrolizidinalkaloide enthalten sind, sollten Beinwellbehandlungen nicht länger als zweimal sechs Wochen im Jahr angewendet werden. Anwendungen mit Pyrrolizidinalkaloiden können bei zu langer Dauer zu Zellveränderungen und Leberschäden führen.

Die Beinwellwurzel wird im Herbst ausgegraben. Beinwell ist stark in der Erde verwurzelt – manchmal kann man beim Graben ein Geräusch hören, wie wenn ein Knochen bricht. Selten ist es gelungen, die Wurzel komplett aus der Erde zu nehmen. Immer bleibt etwas in der Erde zurück. So kann die Pflanze wieder neu austreiben.

Beinwellsalbe und -Tinktur gehören in die Hausapotheke und bringen bei Sportverletzungen schnelle Hilfe. Ich selbst habe bei einem Bluterguss mit einem Breiumschlag mit Wurzelpulver gute Erfahrungen gemacht.

BEINWELL-WURZELPULVER

Wurzeln klein schneiden und trocknen lassen, zu Pulver mahlen – dunkel und trocken aufbewahren. Ist auch in der Apotheke erhältlich.

BREIUMSCHLAG AUS BEINWELL

Ca. 50–100 g Beinwellpulver (je nach Größe der Verletzung) mit ca. 1–2 EL Johanniskrautöl verrühren. Danach 1–2 EL heißes Wasser dazugeben. Es entsteht eine geschmeidige Masse. Diese wird zwischen zwei Frischhaltefolien gelegt und mit dem Wellholz ca. 2–3 mm dick ausgewellt. Den Breiumschlag auf die betroffene (nicht offene) Wunde bzw. Schmerzstelle legen. Die obere Folie bleibt und dient dem Schutz der Kleidung (Ölflecken!). Mit einem Handtuch oder Baumwolltuch die Stelle fixieren. Den Verband über Nacht einwirken lassen. Am nächsten Tag den Vorgang wiederholen. Gut bei Bluterguss, Knochenbruch, Zerrungen, Gelenkschmerzen.

BEINWELL-SALBE

100 ml Olivenöl mit ca. 20 g klein geschnittenen Beinwellwurzeln in ein verschließbares Gefäß geben und an einen warmen Ort stellen, täglich schütteln. Nach drei Wochen abfiltern und in einen Topf geben, auf 65 Grad C erwärmen.

10 g Bienenwachs dazugeben und schmelzen lassen. Danach erkalten lassen. Wenn die Masse weniger als 40 Grad C hat, können nach Wunsch ätherische Öle untergerührt werden. In Salbenkruken abfüllen, nach vollständigem Erkalten mit Deckel schließen und beschriften.

BEINWELL-TINKTUR

100 ml 70 %igen Doppelkorn und 10 g getrocknete oder 20 g frische Wurzelstücke in ein verschließbares Glasgefäß geben. An einen warmen, hellen Ort stellen und gelegentlich schütteln. Nach 3 Wochen abgießen und in eine dunkle Flasche geben. Für Umschläge 1 : 5 verdünnen.

BEINWELL-POWERGETRÄNK

10 große Beinwellblätter, Saft von 3 Orangen, 4 Karotten und 1 Zitrone

Blätter fein schneiden, in ein Glas geben und mit 1 l Wasser aufgießen. Verschließen und 4 Stunden ziehen lassen. Pflanzenreste gut ausdrücken, mit den Säften auffüllen.

Ein Kraftgetränk für die Knochen!

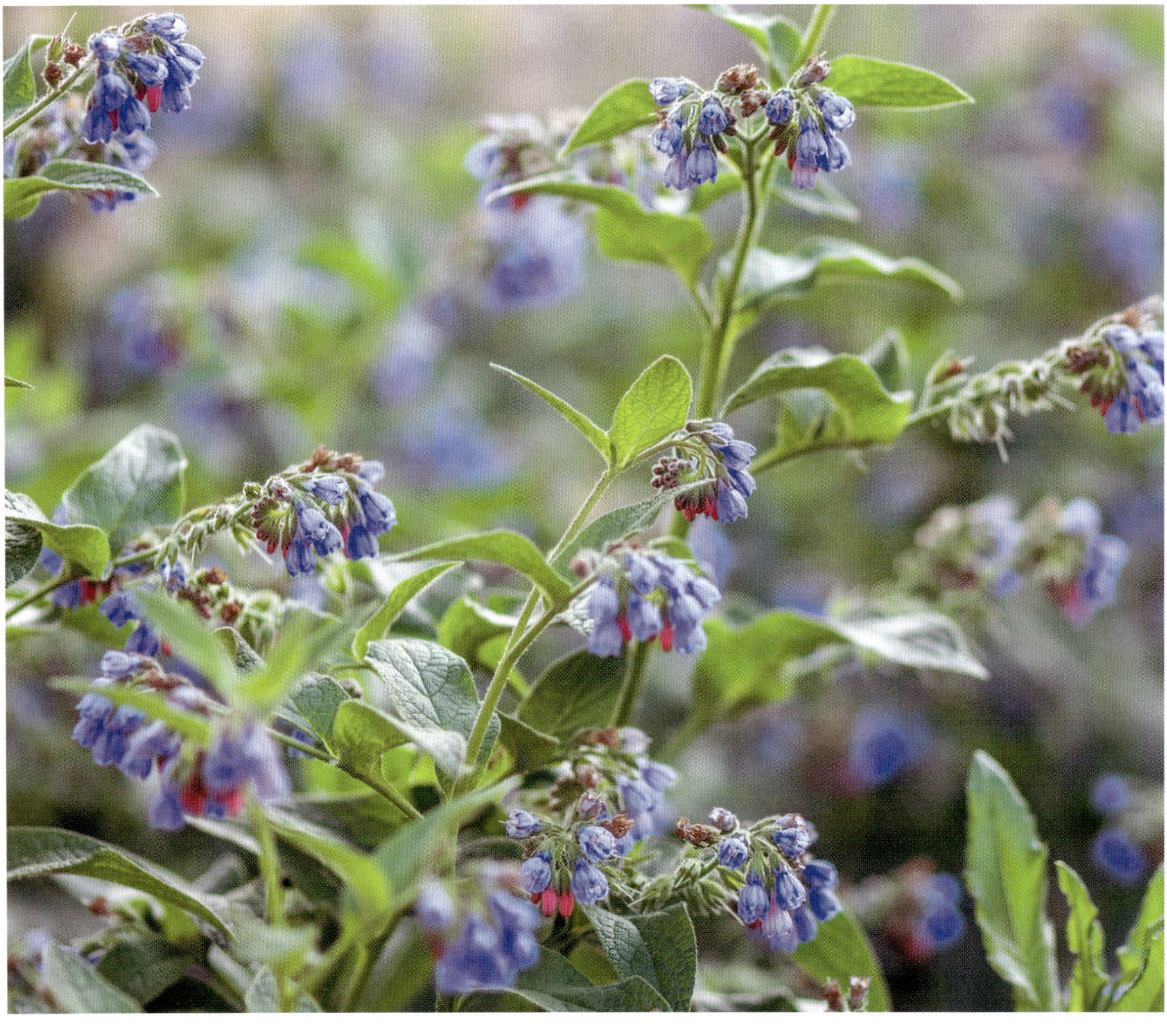

kurzbiografie

wo er auch auftrat
Ein mann des leichten schrittes
verbrannte er sich die füße
denn er ging immer barfuß

längst
hatte er seine schuhe ausgezogen
weil alles für ihn heilig war:
das gras im Wind
der sand zwischen den zehen
der blitz
die freude die verborgen blieb
das unglück zur rechten zeit
heilig das lächeln des kindes
heilig der mann der für ihn starb
heilig er selbst
im leben für diesen mann

heilig und wert
nichts mit nichts zu vergleichen
sondern die vollkommenheit des werdens
in allem zu sehen

schon vor seinem tod
waren viele geschichten über ihn im umlauf
die bei erzählern und hörern
meistens ein lächeln hervorriefen

er aber ging barfuß
bis zum letzten tag

Ulrich Schaffer

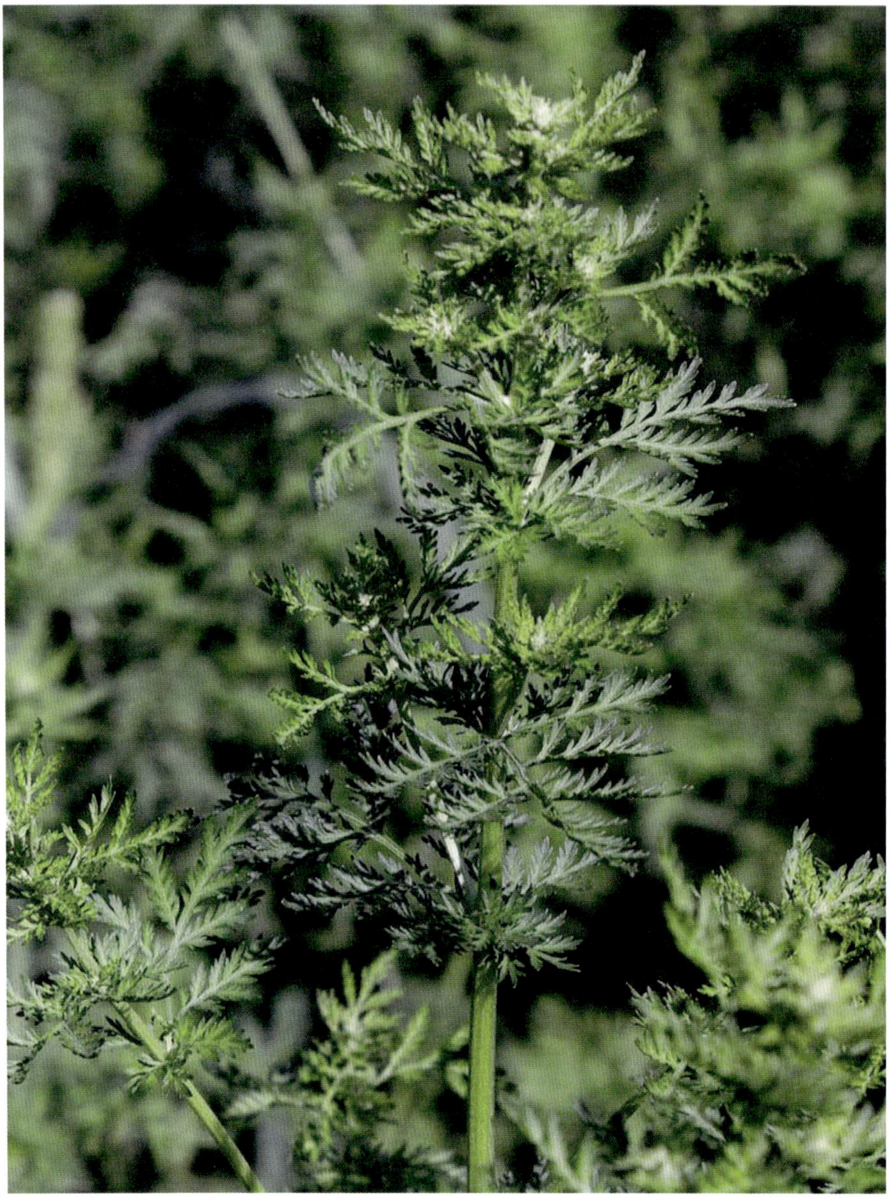

EINJÄHRIGER BEIFUSS

(ARTEMISIA ANNUA)

Bakterienkiller

Inhaltsstoffe: Artemisin, Polyphenole, Adaptogene, Mangan, Zink, Schwefel, Kalium, Phosphor, Kalzium, Bor, hochkonzentriertes Eisen, viele essentielle und auch nichtessentielle Aminosäuren, Antioxidantien, Bitterstoffe, Vitamine, Ballaststoffe, ätherische Öle

Die Artemisia ist eine einjährige buschige Pflanze und wird ca. zwei Meter groß. Sie gedeiht in unseren Gegenden sehr gut. Es gibt mehrere Artemisiapflanzen; wir kennen vor allem den Wermut, die Edelraute und den mehrjährigen Beifuß.

ANWENDUNG

Die Inhaltstoffe der Artemisia annua sind sehr vielfältig, Sie besitzt mehrere hundert Wirkstoffe. Vor allem enthält Artemisia annua den Wirkstoff Artemisin, des Weiteren zahlreiche Polyphenole, die eine starke entzündungshemmende Wirkung haben. Man sagt, Artemisia annua sei ein echtes Wunder der Natur. Vor allem der Wirkstoff Artemisin ist lange haltbar, auch bei längerer Lagerung!

Artemisia annua wird bei Malaria-Erkrankungen wie auch bei Krebstherapie mit guter Wirkung eingesetzt. Anwendung bei Virenerkrankungen und zu Beginn einer grippalen Infektion. Die Pflanze Artemisia besitzt antibakterielle Eigenschaften! Bei Grippe und Erkältungen: Bei den ersten Anzeichen des Infekts nehmen wir täglich viermal 1,5 g Artemisia annua-Pulver mit etwas Fett und Vitamin C. Die Wirkstoffe helfen, die körpereigenen Abwehrkräfte zu steigern.

In der Pflanze wirken Adaptogene als nebenwirkungsfreie natürliche Substanzen. Sie beeinflussen unsere geistige Leistungsfähigkeit, Belastbarkeit und Regenerationsfähigkeit. Adaptogene regulieren und normalisieren unseren Stoffwechsel. Der einjährige Beifuß ist mit seinen Adaptogen ein Segen für uns, was die Harmonisierung von Körper, Geist und Seele anbelangt.

Artemisia besitzt eine Reihe wichtiger Mineral- und Spurenelemente. Mangan, Zink, Schwefel, Kalium, Phosphor, Kalzium, Bor sowie ein hochkonzentriertes Eisen, was die Grundlage für ein gutes Immunsystem ist sowie den Enzymaufbau und die Blutbildung fördert. Somit wird die Verbindung von Gehirn, Nerven und Muskeln sowie eine Zellerneuerung und Wundheilung angeregt und gefördert. Zu Knorpel - und Bandscheibenaufbau wird vor allem Mangan benötigt, um im Alter der Osteoporose entgegenzuwirken. Kalium entspannt besonders den Herzmuskel.

Kalzium kurbelt den Stoffwechsel unserer Zellen an, Phosphor wirkt gleichsam gegen freie Radikale und hilft zu einem ausgleichenden Blutzuckerspiegel, stärkt das Immunsystem. Durch Bor erhalten wir ein unverzichtbares Spurenelement, das Prostatakrebs vorbeugt und für eine Zellregeneration sorgt sowie für eine gut funktionierende Schilddrüse.

In den Blättern der Pflanze befinden sich viele essentielle und auch nichtessentielle Aminosäuren in einer ausgleichenden Zusammensetzung. Diese verschiedenen Aminosäuren bewirken Serotonin als Stimmungsaufheller und Nervenstärker.

Antioxidantien sind in der Artemisia enthalten. Sie schützen vor vorzeitigen Alterungsprozessen und stärken das Immunsystem. Sie wirken bei Allergien, hohem Blutdruck und Cholesterinspiegel, Asthma, Fettleber, Arteriosklerose, Verdauungsproblemen, Wurm-, Parasiten- und Pilzbefall, Diabetes, Krebs und Malaria. Sie wirken antibakteriell, antiviral, antientzündlich, pilzhemmend, antitumorial und fiebersenkend.
Sie machen freie Radikale unschädlich, welche unsere Zellen angreifen und schädigen.

Bitterstoffe sind in hoher konzentrierter Form enthalten. Sie sind ein wahrer Segen und Jungbrunnen für unsere Verdauung. Diese Bitterstoffe stärken die Bauchspeicheldrüse, entgiften, indem sie die Entgiftungsorgane, besonders die Leber, anregen, leiten Verschleimungen des Organismus aus, sorgen für einen ausgewogenen Säure-Basenhaushalt im Körper und kräftigen die Drüsenfunktionen.

Vitamine: Die Artemisia annua hat einen sehr hohen Vitamin E-Gehalt. Vitamin E ist fettlöslich und beugt der Entstehung von Herzkrankheiten, Krebs und frühzeitigen Alterserscheinungen vor. Es schützt vor Umweltgiften und Blutarmut, sorgt für eine schnelle Wundheilung, hilft bei Immunschwäche und Nervenleiden aller Art. Es schützt die Fettsäuren im Gehirn vor einer Oxidation, verursacht durch freie Radikale.

Ballaststoffe: Ein hoher Anteil an Faser- und Ballaststoffen sorgt für eine gesunde Darmflora und Verdauung sowie für ein gut funktionierendes Immunsystem. Unsere lebensnotwendigen Darmbakterien ernähren sich von solchen Ballaststoffen und bauen die Giftstoffe, die durch die Ernährung aufgenommen werden, ab. Durch die Faserstoffe geschieht ein schneller funktionierender Darmdurchlauf durch die Darmpassagen.

Ätherische Öle in der Artemisia sorgen für die erhöhte Sauerstoffkonzentration im Gewebe, für eine bessere Durchblutung des Gehirns, senken den erhöhten Cholesterinspiegel und beugen somit Herz- Kreislauferkrankungen vor. Sie verfügen über eine Anti-Malaria-Wirksamkeit und töten Pilze und Parasiten ab, bekämpfen effektiv und nachhaltig jede Art von Erregern, beheben Nervenschmerzen, lassen Schleimhäute schneller abschwellen, stärken das Immunsystem, wirken fiebersenkend, entspannen bei Stress, unterbinden Tumorwachstum, weil es die Leukämiezellen-Entwicklung bremst, und stärken Patienten mit einem geschwächten Immunsystem (nach einer Strahlen- und Chemotherapie oder nach einer Organtransplantation).

Zusammenfassend kann man sagen: Artemisia annua ist

- Gesunder Knochenaufbauförderer
- Virenkämpfer und Einlagerer von Kalzium in den Knochen
- Entgifter und Zerstörer von Freien Radikalen
- Nervensystemstärker
- Diabetesvorbeuger
- blutzuckerspiegelausgleichend
- hält die Haut elastisch

ARTEMISIA ANNUA-PULVER

Blätter trocknen und mahlen. 1 gestrichener TL (1,5–2 g) Artemisiapulver in fetthaltige Speisen täglich einrühren, mit etwas Honig im Mund einspeicheln und aufnehmen. Man kann auch 1 TL des Pulvers in Kaffee einrühren (zusammen mit Milch oder Kaffeesahne). Diese Anwendung kann über längere Zeit fortgeführt werden, da es zu keinen Gewöhnungseffekten kommt.

Natur atmen
Mit allen Sinnen sich einlassen
Lassen
Verlassen
Hingehen
In Ehrfurcht, in Respekt, in Verbundenheit

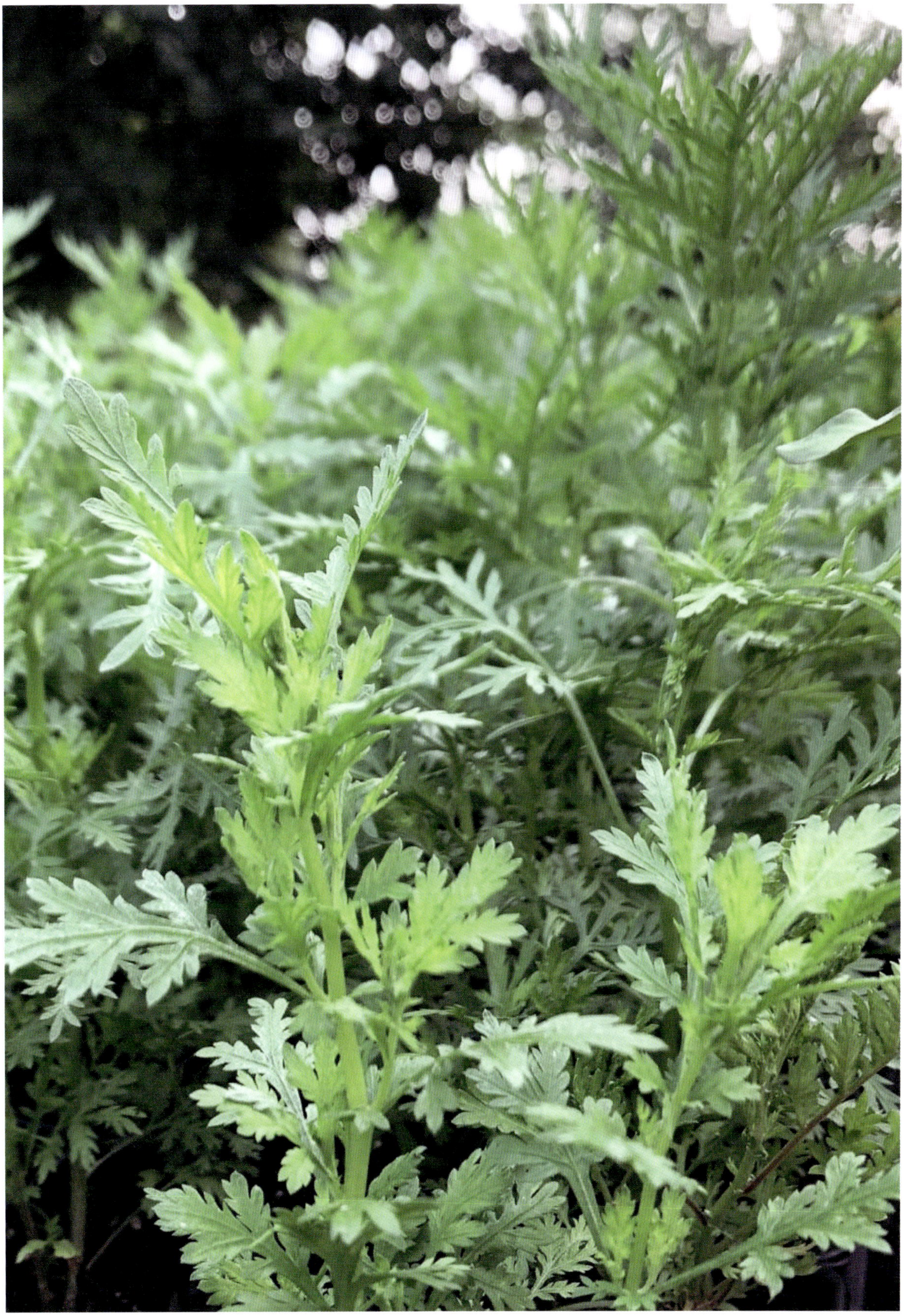

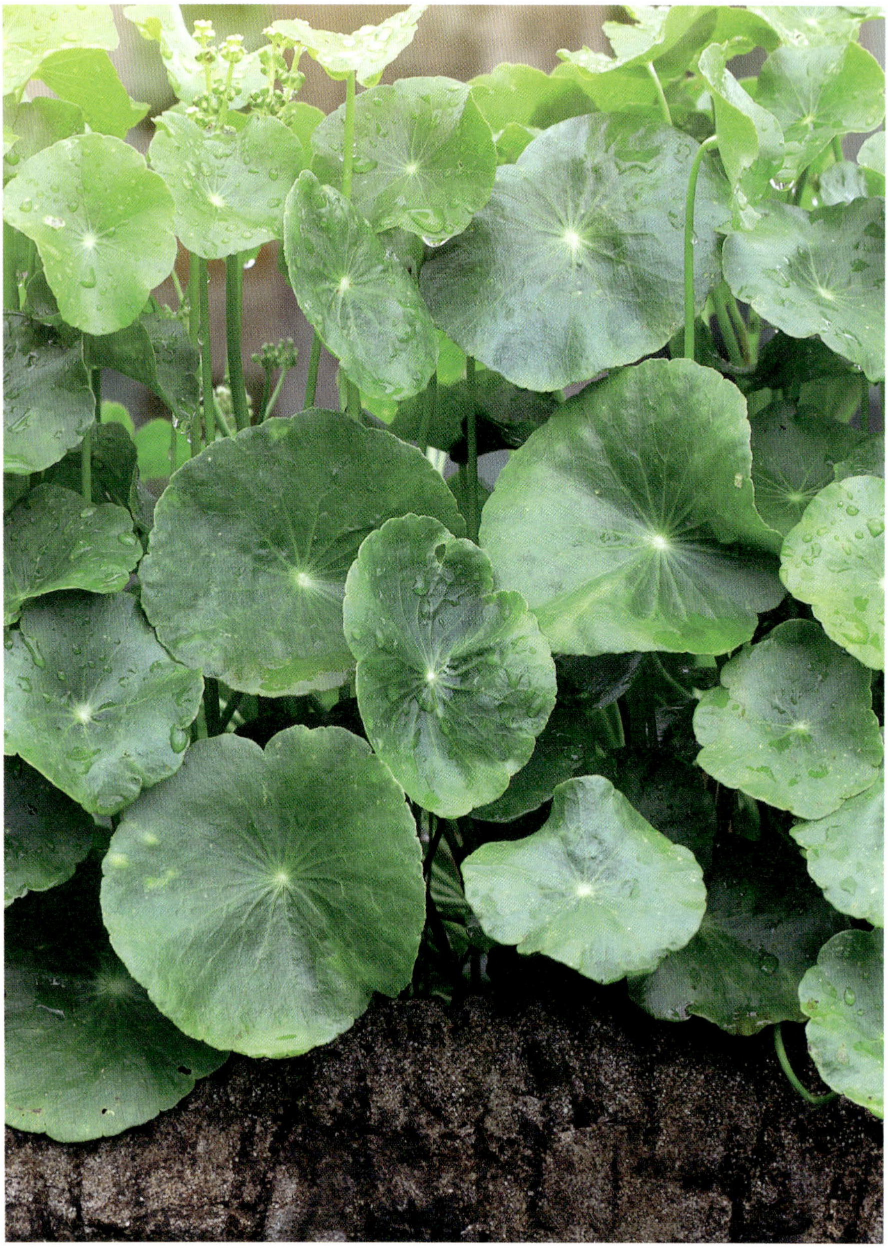

GOTU KOLA

(CENTELLA ASIATICA)

Das asiatische Wunderkraut für ein Elefantengedächtnis

Inhaltsstoffe: Brahmoside

Gotu Kola hat positive Auswirkungen auf das Gedächtnis und wird in der ayurvedischen Medizin u. a. bei Alzheimer eingesetzt. Es sorgt für das sprichwörtliche „Elefantengedächtnis". In Indien fressen die grauen Dickhäuter dieses Kraut wohl aufgrund seiner wertvollen Inhaltstoffe sehr gern – und von ihm sollen sie auch ihr berühmtes Erinnerungsvermögen haben.

Gotu Kola, auf Deutsch: Asiatischer Wassernabel, ist in Madagaskar, im östlichen Südamerika, im Südosten der Vereinigten Staaten und in Südostasien an feuchten Stellen beheimatet. Gotu Kola benötigt einen halbschattigen Standort mit genügend Feuchtigkeit und einen nährstoffreichen Boden. Da Gotu Kola nicht frosthart ist, bietet sich die Kultur im Topf an, wo sie durch den hängenden Wuchs besonders als Ampelpflanze sehr dekorativ aussieht. Im Herbst muss sie dann ins Haus und benötigt im Frühjahr wieder frische nährstoffreiche Erde.

*„Manchmal träume ich davon,
dass ich nicht immer blühen muss
sondern Zeit und Ruhe habe
um Kraft für neue Triebe zu sammeln."*
Andrea Schwarz

ANWENDUNG

Die in Gotu Kola enthaltenen Brahmoside wirken beruhigend und stimmungsaufhellend, außerdem erweitern sie die Blutgefäße. Bereits wenige Blätter (fünf) täglich frisch gekaut, senken den Blutdruck signifikant.

Gotu Kola hilft bei stressbedingten Magen- und Zwölffingerdarmgeschwüren, venösen Funktionsstörungen, vermindert mentaler Leistungsfähigkeit und Angstzuständen. Zudem wirkt es entspannend auf das zentrale Nervensystem, beruhigend und ausgleichend, antibakteriell, entgiftend, blutreinigend, entwässernd, gegen Hämorrhoiden, wundheilend, entzündungshemmend, stärkt das Immunsystem und soll auf das Gedächtnis eine verjüngende Wirkung haben. In Asien werden die Blätter zusammen mit Reis als Stärkungsmittel verzehrt.

Als Creme aufgetragen hat Gotu Kola eine extrem gute wundheilende Wirkung. Außerdem gibt es eine objektiv feststellbare Reduktion der Symptome bei Neurodermitis bis hin zur Ausheilung, sowie eine Linderung und signifikante Besserung bei Schuppenflechte. Die sichere Anwendung auch bei Kleinkindern mit Hautproblemen wurde in weltweiten universitären Studien nachgewiesen.

Achtung: Nicht anwenden bei bestehenden Allergien gegen Pflanzen aus der Familie der Doldenblütler.

GOTU KOLA-PULVER

Blätter trocknen und dann pulverisieren. Täglich 2–3 g Pulver einnehmen.

GOTU KOLA-TINKTUR

10–20 g frische Gotu Kola-Blätter kleinschneiden und in 100 ml Doppelkorn einlegen. In einem verschlossenen Gefäß an einen hellen, warmen Ort stellen und regelmäßig schütteln. Nach 3 Wochen abseihen und in dunkle Fläschchen abfüllen. Zweimal täglich 30 Tropfen einnehmen.

GOTU KOLA-TEE

20 g frische Blätter mit 200 ml nicht mehr kochendem Wasser aufgießen und 7–10 Minuten ziehen lassen. Täglich zwei Tassen trinken.

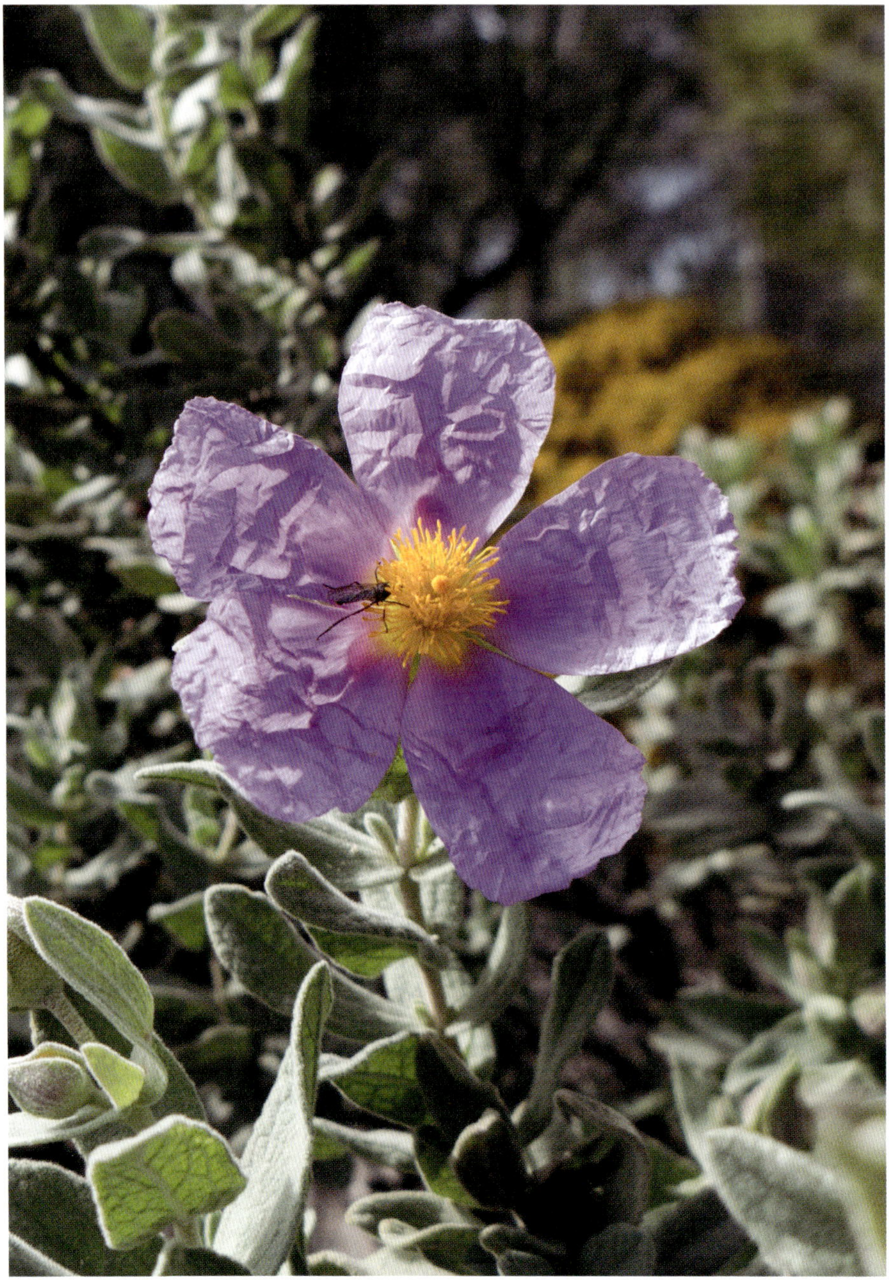

ZISTROSE

(CISTUS INCANUS SSP. TAURICUS)

Natürliche Grippeschutzimpfung

Inhaltsstoffe: hoher Gehalt an Polyphenolen (höher als im grünen Tee und Rotwein), Flavonoide, Gerbstoffe, Harze, ätherische Öle

Die Zistrose, ein kleiner, bis 90 cm hoch werdender Strauch, wird nach ihrer Herkunft auch Griechische Bergrose genannt. Verwendet werden getrocknete Blätter und Blüten, Sammelzeit ist von April bis August.

ANWENDUNG

Die Zistrose ist wegen ihrer antioxidativen, zellschützenden Eigenschaft sehr beliebt. Sie kann freie Radikale abwehren und zellschädigende Oxidationsprozesse verhindern oder ausgleichen. Den Polyphenolen wird auch eine entzündungshemmende und krebsvorbeugende Eigenschaft zugeschrieben.

Die Zistrose wird als Tee zubereitet und hilft bei Entzündungen der Haut, Akne sowie bei Magen- und Darmbeschwerden. Der Tee mit den ätherischen Ölen hat eine besondere Schutzwirkung gegen Viren, Bakterien und Pilzen. Der Tee wird auch als Schutz vor Erkältungen, vor allem grippalen Infekten, bei Entzündungen im Mund- und Rachenraum, zum Gurgeln bei Halsschmerzen und zur Pflege von Herz- und Kreislauf angewendet. Insbesondere werden die antibakteriellen, entzündungshemmenden und zusammenziehenden Eigenschaften durch die Gerbstoffe sehr geschätzt.

ZISTROSEN-TEE

1 TL Zistrosenblätter mit 250 ml kochendem Wasser übergießen und zugedeckt bis 10 Minuten ziehen lassen. Danach absieben und bis zu 4–5 Tassen am Tag trinken. Die Tee-Kur 4–6 Wochen durchführen. Sie kann 4–5 Mal im Jahr auch länger dauern, eben solange wie der Tee gerne getrunken wird. Durch die Zugabe von Zitronenverbene oder frischer Pfefferminze erhält man ein wunderbares Geschmackserlebnis.

ZISTROSEN-SUD ZUR PFLEGE DER HAUT

Bis 5 g Zistrosenkraut mit gut 150 ml Wasser 5 Minuten zugedeckt aufkochen und danach abkühlen lassen. Mit einer Gaze oder einem Baumwolltuch auf die entzündete Haut auftupfen oder als Umschlag anwenden. Dadurch werden die juckende Haut und Ausschläge beruhigt und finden Linderung. Zistrosensalbe (Apotheke) eignet sich zur Pflege für Allergiker, bei Neurodermitis, Schuppenflechte, empfindlicher, rissiger und trockener Haut. Auch bei Akne ist Zistrosensalbe zusammen mit Zistrosen-Sud äußerlich angewendet zu empfehlen. Der Sud ist, im Kühlschrank aufbewahrt, bis zu einer Woche haltbar.

ZISTROSE ALS GESUNDE DELIKATESSE

ZISTROSEN-EISTEE

Kräftigen, frisch aufgebrühten Zistrosen-Tee sofort in eine mit Eiswürfeln gefüllte Kanne gießen und abkühlen lassen. Den Saft einer Bio-Zitrone und Honig oder Rohrzucker nach Geschmack hinzufügen.

SOMMERTRAUM-EISTEE

300 ml Zistrosen-Eistee mit 50 ml Sanddornsaft und 150 ml Johannisbeersaft vermischen. Honig nach Geschmack hinzufügen und gut verrühren. Zum Servieren 1 bis 2 Eiswürfel in jedes Glas geben und mit der Teemischung auffüllen. Mit einem Zweig Johannisbeeren, Minze oder Melisse garnieren.

Mitten im Alltag, im Beruf, bei der Arbeit oder beim Einkauf nehme ich mir fünf Minuten Zeit, ganz bewusst.
Ich schaue mich um, im Raum, im Garten, im Supermarkt, wo auch immer ich gerade bin. Ich nehme wahr, ich werte nicht, sondern sehe nur: Personen, Gegenstände, raumgestaltende Elemente. Ich versuche, umfassend wahrzunehmen, auch wenn vieles vielleicht nur banal ist. Vielleicht fällt mir ja etwas ganz Ungewöhnliches auf, welches ich vorher übersehen habe.

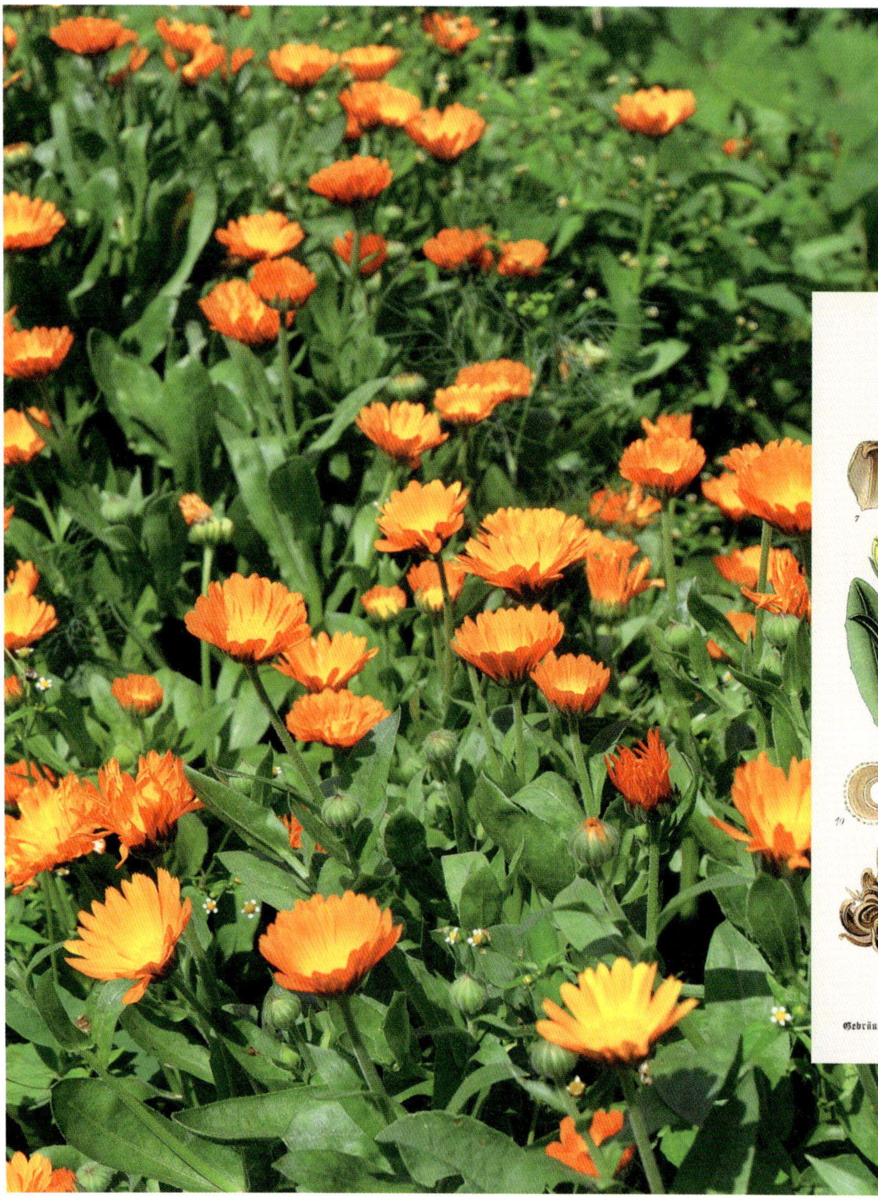

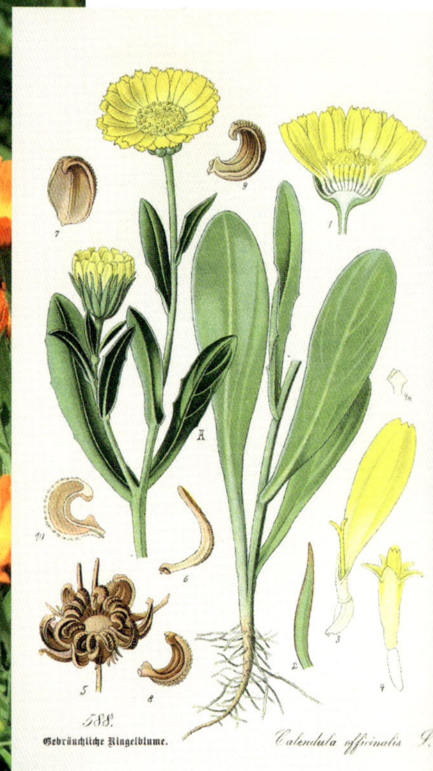

RINGELBLUME

(CALENDULA OFFICINALIS)

Wundheilmittel Nr. 1: Die Narbenpflegerin

Inhaltsstoffe: Bitterstoffe, Flavonoide, Karotinoide, Kumarine, Polisaccharide (Schleime), ätherische Öle, Alantoin in Blütenköpfchen

Die Ringelblume wird im Volksmund auch Gartendotterblume, Monatsblume, Wucherblume oder Butterblume genannt. Sie ist weit verbreitet in heimischen Gärten. Dort liebt sie guten Boden und Sonne. Sie sät sich selber wieder aus, sodass man sich auch im Folgejahr an den farbenfrohen Blüten freuen kann. Verwendet werden vor allem die frisch gezupften Zungenblüten.

ANWENDUNG

Die Ringelblume wirkt entzündungshemmend, lymphabflussfördernd, antibakteriell, immunstimulierend, wundheilungs- und granulationsfördernd, blutreinigend und krebshemmend.
Äußerlich angewendet wird sie bei Ekzemen und Venenentzündungen oder Hämorrhoiden (als Sitzbad), bei schlecht heilenden Wunden, Quetsch-, Schlag- und Bisswunden und gegen das Wundliegen (Dekubitus). Für die Ringelblume gilt: Wundheilmittel Nr. 1, um äußerlich Wunden zu desinfizieren.
Eine Spülung mit Ringelblumen-Tee hilft bei Mandel- und Halsentzündung. Der Aufguss eignet sich auch für ein Sitzbad bei Hämorrhoiden. Innerlich angewendet wird sie bei entzündlichen Veränderungen der Mund- und Rachenschleimhaut. Ich nehme gerne die Ringelblumen-Tinktur ein, um Entzündungen vorzubeugen und negative Reaktionen im Körper zu hemmen.

RINGELBLUMEN-TINKTUR

Ein helles Schraubglas bis an den Rand mit frischen oder getrockneten Ringelblumenblüten füllen und mit Alkohol (45%) übergießen. Drei Wochen stehen lassen, ab und zu schütteln und nach spätestens 6 Wochen abgießen. Unverdünnt ist die Tinktur geeignet zur Wunddesinfektion. Im Verhältnis 1 : 5 verdünnt hilft sie bei Zahnfleischproblemen. 1 bis 2 TL davon über den Tag verteilt einnehmen bei zu hohem Cholesterinspiegel sowie zur Förderung von Schlaf und Appetit . Für Umschläge, beispielsweise bei Sonnenbrand, verdünnt man die Tinktur im Verhältnis 1:10.

TEE BEI MENSTRUATIONSSCHMERZEN

Je 10 g Ringelblumenblüten, Gänse-Fingerkraut, Kamille, Frauenmantel mit nicht mehr kochendem Wasser übergießen und zugedeckt 10 Minuten ziehen lassen. Dreimal täglich trinken.

RINGELBLUMEN-ÖL

Ein Gefäß mit 20 g Ringelblumenblüten (ein Tag angewelkt) mit 100 ml Sonnenblumen- oder Olivenöl auffüllen. Das Gefäß regelmäßig schütteln und mindestens 3 Wochen an einem hellen, warmen Ort stehen lassen. Die Ringelblüten sollten ganz mit Öl bedeckt sein, da es sonst zu einer Schimmelbildung kommen kann. Nach der Ausziehzeit abgießen. Das Öl kann zur Heil- und Babypflege verwendet werden oder dient als Salbengrundlage. Zusammen mit Johanniskraut-Öl wirkt es antibiotisch und hilft zur Heilung von OP-Wunden.

RINGELBLUMEN-TEE

1–2 TL getrocknete Blütenköpfchen mit 200 ml nicht mehr kochendem Wasser übergießen und zugedeckt 10 Minuten ziehen lassen. Danach abgießen und genießen.

RINGELBLUMEN-SALBE

50–100 g Zungenblüten 1 Tag lang anwelken lassen. In ein Glas geben und mit 500 ml Olivenöl auffüllen, sodass die Blüten alle bedeckt sind. Mit Gaze abdecken und 3 Wochen an einen hellen Ort, aber nicht in die Sonne stellen. Abseihen und das Öl auf 60–70 °C erwärmen. 50 g Bienenwachs zugeben, alles gut vermengen und dann in Salbenkruken abfüllen.

RINGELBLUME ALS GESUNDE DELIKATESSE

RINGELBLUMEN-BUTTER

250 g weiche Butter
2 bis 3 EL frisch gezupfte Zungenblüten
einige Spritzer Zitronensaft
Pfeffer

Blüten fein hacken und mit der Butter verrühren.
Mit Zitronensaft und Pfeffer abschmecken. Ein farbenfroher Brotaufstrich!

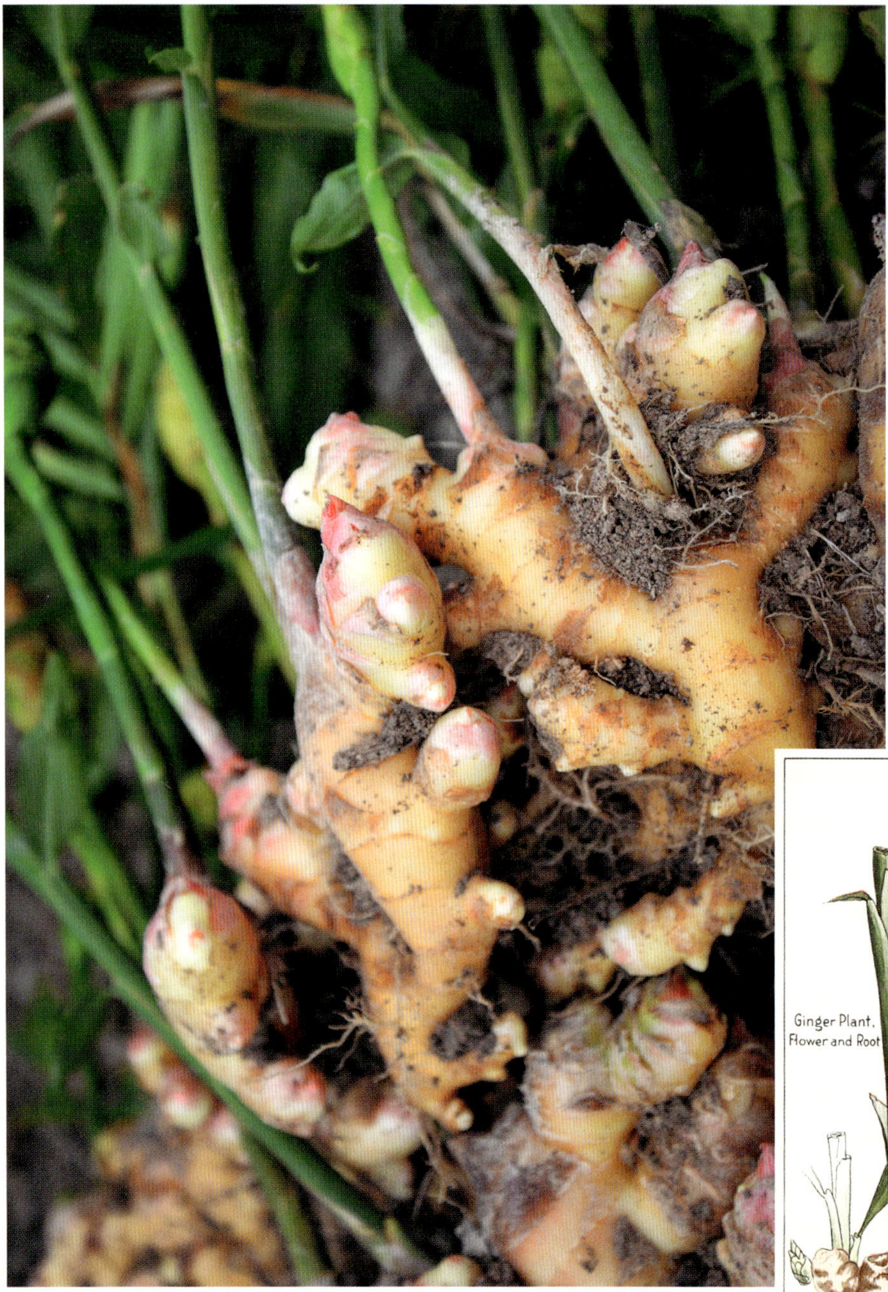

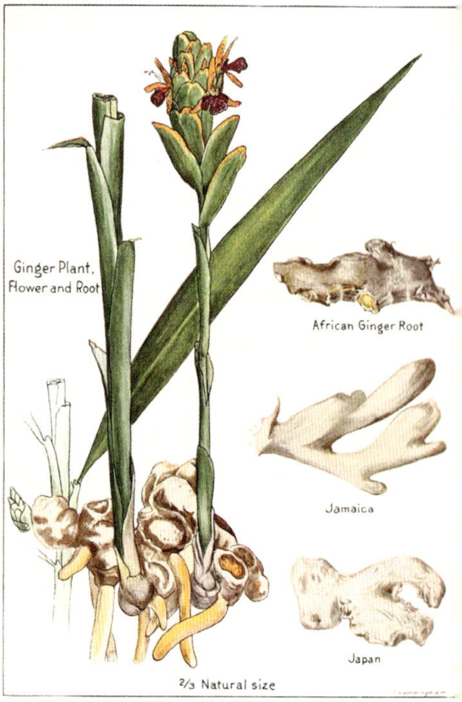

INGWER

(ZINGIBER OFFICINALIS)

Aufwärmer – Stoffwechselfeuer

Inhaltsstoffe: ätherische Öle Gingerol und Shoagolen

Ingwer ist eine mehrjährige Pflanze und wird bis zu einem Meter hoch. Sie trägt schilfartige schmale Blätter und eine unscheinbare dicke Blütenähre, die direkt aus der Wurzel herauswächst mit wunderschönen weiß-gelb-roten Blüten, die Orchideenblüten gleich sind.

ANWENDUNG

Das medizinisch verwendete Ingwerrhizom erinnert an plattgedrückte mehrfingrige Kartoffeln. Ingwer ist ein Tausendsassa unter den Heilpflanzen und Gewürzen. Seit alters her kannte ihn die chinesische Medizin als Abwehrmittel bei Erkältungskrankheiten. Die ätherischen Öle Gingerol und Shoagolen führen zu dem scharfen Geschmack, wirken antioxidativ, antibakteriell und entzündungshemmend. Außerdem lindert Gingerol Muskelbeschwerden sowie Schmerzen durch Arthrose und Rheuma.

Eine zweite wesentliche Bedeutung hat der Ingwer für die Verdauung. Auch davon wusste man in China und in Arabien bereits im Mittelalter. Die Produktion von Magensaft, Speichel und Galle wird angeregt und der Darm aktiviert. Ingwer hilft den Cholesterinspiegel zu senken, außerdem stärkt er die Durchblutung des Magens und wirkt gegen Krämpfe und Blähungen. Ingwer ist das Mittel zur Erwärmung. Ingwer wärmt auch von innen.

INGWER-TEE

Von der Ingwerwurzel etwa ein Zentimeterstück abschneiden, zerkleinern und in geschlossenem Topf aufkochen, fünf Minuten ziehen lassen und mit Zitronensaft und Honig abschmecken. Ein bis drei Tassen täglich trinken, das wärmt bei Erkältungen „von innen heraus".
Vier Tassen Ingwertee kann man gegen Reiseübelkeit trinken. Zwei Tassen vor Reisebeginn, den Rest unterwegs.

INGWER-ÖL

Ein großes Stück Wurzel über einer Schüssel reiben, den Saft durch ein Tuch fließen lassen und dann mit der doppelten Menge Sesamöl vermischen. Kühl aufbewahren. Es dient bei Verspannungen zum Einreiben der Haut.

INGWER-WASSER

Ein daumengroßes Stück Wurzel (evtl. schälen) wird in dünne Scheiben geschnitten und mit heißem Wasser überbrüht, einige Minuten ziehen lassen. Das etwas abgekühlte Wasser eignet sich zum Gurgeln bei Halsweh und Mundgeruch, z. B. nach dem Genuss von Knoblauch.

Von der frischen Wurzel sollten über den Tag nicht mehr als 3–4 g verzehrt werden. Zum Abend hin wird davon ganz abgeraten, denn Ingwer ist schweißtreibend. Kinder unter 6 Jahren sollten keinen Ingwer erhalten, auch nicht bei hohem Fieber anwenden.

Freuen sollen sich die Himmel und es juble die Erde; aufwalle das Meer und seine Fülle; freuen soll sich die Flur und alles, was auf ihr ist. Singt ihm ein neues Lied, singt dem Herrn, ihr Lande all. Denn groß ist der Herr und überaus preiswürdig.

Franziskus im Weihnachtspsalm

INGWER ALS GESUNDE DELIKATESSE

Ingwer verleiht Speisen und Getränke (Fleisch, Fisch Gemüse, Nachspeisen) einen unnachahmlichen, aromatischen Geschmack. Bevorzugt ist frischer Ingwer zu verwenden. Er verströmt ein warmwürziges Aroma. Er schmeckt aromatisch scharf mit blumig zitronigem, bitterem Beigeschmack. Bitte Ingwer nicht schälen, da die wirksamen ätherischen Öle direkt unter der Schale sitzen.

INGWER-APERITIF

Für 4 Personen:
Ein Stück Ingwer (1–2 cm groß) fein reiben, den Saft durch ein Tuch auffangen (oder durch die Knoblauchpresse drücken). Mit dem Saft einer Zitrone und 0,5 l Wasser mischen und mit Zucker abschmecken. Die Gläser mit frischen Minzeblättern dekorieren. Das Getränk regt den Appetit und die Verdauung an.

RACHENPUTZER

300 g Bio-Ingwer
5 Bio-Zitronen, halbiert
1 Glas Honig
1 l Wasser
1 TL Fenchelsamen
3 TL Curcuma

Ingwer mit Schale mixen, alle anderen Zutaten außer dem Honig zugeben und 20 Minuten köcheln lassen. Absieben, Zitronen ausdrücken und auf 40°C abkühlen lassen. Honig dazugeben. Nochmals durchmixen und noch heiß in Gläser füllen.
Bei Halsweh und Husten oder einfach als Kur für das Immunsystem täglich ein kleines Glas trinken. Hält sich bis zu 3 Monaten.

INGWER-BIRNEN-AUFSTRICH

1 kg Birnen
1 Stück Ingwer (ca. 3 cm)
Abrieb 1 Zitrone
250 g Gelierzucker

Ingwer schälen und reiben. Birnen schälen, entkernen und in kleine Würfel schneiden. Birnenstücke, Ingwer- und Zitronenabrieb sowie den Gelierzucker in einen Topf geben und zum Kochen bringen. Nach 3–4 Minuten vom Herd nehmen und in Gläser füllen.

KAROTTEN-INGWER-SUPPE

500 g Karotten
60 g Ingwer
2 EL Olivenöl
600 ml Gemüsebrühe
150 ml Kokosmilch
Salz, Pfeffer, Chiliflocken

Karotten schälen und würfeln. Den Ingwer schälen und reiben. Karotten und Ingwer in einem Topf mit 2 EL Olivenöl anschwitzen und mit Brühe und Kokosmilch ablöschen. Die Suppe ca. 20–25 Minuten köcheln lassen und anschließend fein pürieren. Mit Salz und Pfeffer abschmecken. Wer es etwas schärfer mag, kann noch mit etwas Chiliflocken würzen.

APFEL-INGWER-PUNSCH

1 Stück Ingwer (ca. 3 cm)
1 Stange Zimt
2 Nelken
1 Sternanis
1 l Wasser
½ l Apfelsaft
1 Orange
2 TL Honig

Ingwer schälen und in feine Scheiben schneiden. Ingwer, Zimt und Nelken in Wasser aufkochen und 15–20 Minuten köcheln lassen. Die Orange halbieren und in Scheiben schneiden. Honig, Apfelsaft und Orangenscheiben hinzugeben und alles 10 Minuten ziehen lassen.

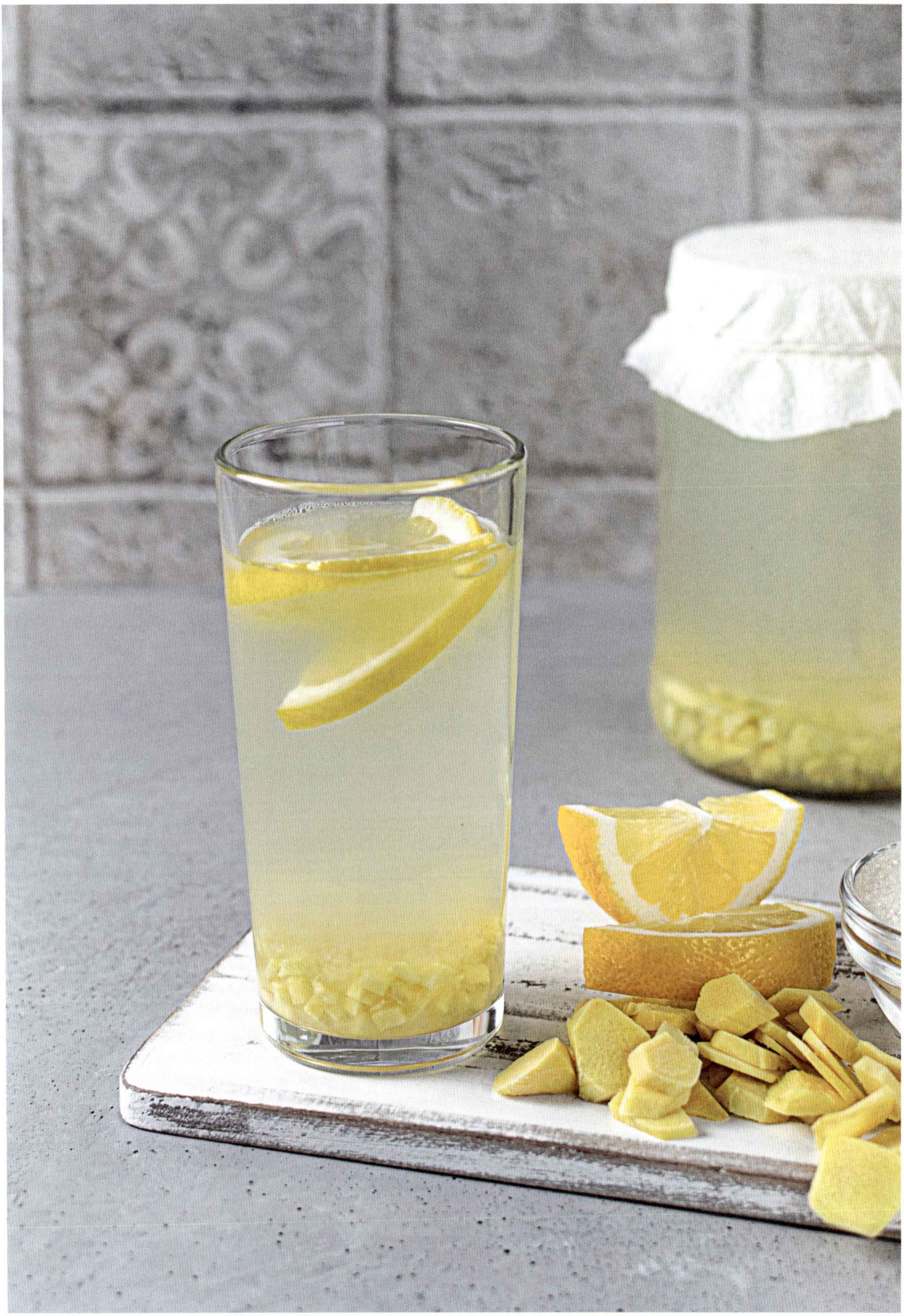

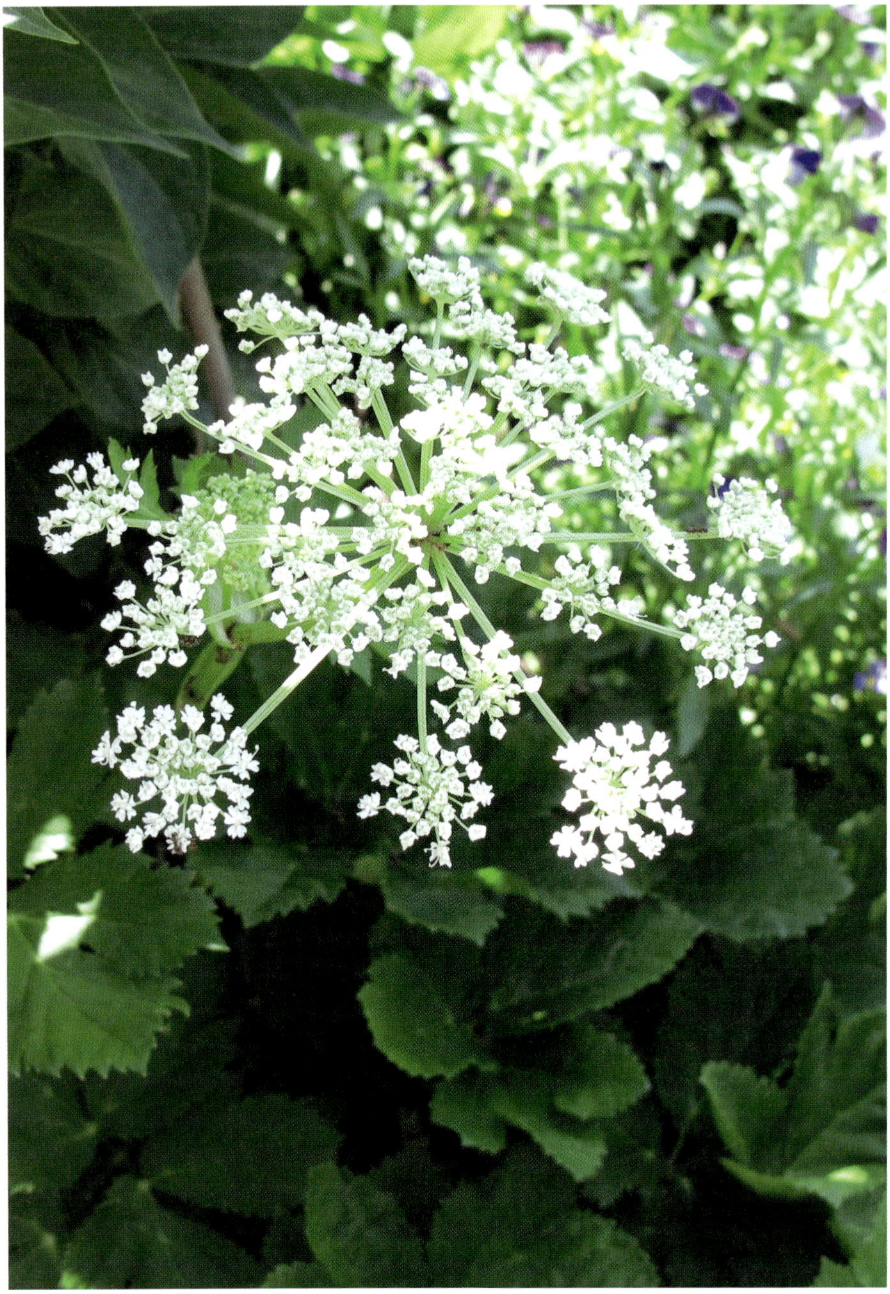

MEISTERWURZ

(PEUCEDANUM OSTRUTHIUM)

Kaiserin aller Wurzeln

Inhaltsstoffe: ätherische Öle, Terpene, Bitterstoffe, Gerbstoffe, Pektin, Cumarin, Stärke, Zucker

Im Volksmund wird die Meisterwurz oft Kaiserwurz, Magisterwurz, Zahnwurz oder Brustwurz genannt. Die „Kaiserin aller Wurzeln“ kann bei vielen Krankheitsbildern helfen.

Die Meisterwurz ist eine typische Gebirgspflanze, sie wächst gern auf steinigen Kalkböden, an feuchten Gebirgsbächen und bevorzugt Sonne bis Halbschatten. In der Volksmedizin der Bergbewohner hat sie einen hohen Stellenwert eingenommen. Die Pflanze aus der Familie der Doldenblütler wird auch die Königin der Bergpflanzen genannt.
Die Meisterwurz ist oft geschützt. Man findet sie sehr selten. Deshalb ist es sinnvoll, sie als Kulturpflanze im eigenen Garten, an einem feuchten Standort, anzubauen, da leicht eine Verwechslung mit anderen Doldenblütlern möglich ist. Zu erkennen ist die Meisterwurz an ihren dreizähligen Blättern. Zwischen Juni und August erscheint ein 50–80 cm langer Stängel, an dem sich ihre weißen, doldenförmigen Blütenstände entwickeln.

ANWENDUNG

Paracelsus, ein großer Gelehrter seiner Zeit, schätzte die Meisterwurz sehr. Er empfahl, Stücke der Wurzel als abwehrstärkendes Mittel im Mund zu halten, besonders bei ansteckenden Krankheiten (Pestzeiten).
Meisterwurz hat einen engen Bezug zu Erkältungskrankheiten, Bronchitis, Lungenentzündung. Die scharfe und aromatische Wurzel nutzte man bei Erkrankungen der oberen Atemwege und sie gilt als gutes Mittel bei Schnupfen.
Meisterwurz hilft, die Verdauungssäfte anzuregen, den Darmtrakt zu reinigen und Giftstoffe aus dem Körper zu schleusen. Im ätherischen Öl befindliche Terpene wirken antibakteriell, immunmodulierend und entzündungshemmend.
Meisterwurz wirkt blähungswidrig, verdauungsfördernd, atemwegstärkend, schleimlösend, kalkabsondernd, stoffwechselreinigend, entgiftend, stärkend, magenwirksam, beruhigend, harn- und schweißtreibend, hautreinigend, blutdrucksenkend, galle- und leberwirksam.

Meisterwurz gilt als wichtiges Vorbeugungs- und Notfallmittel für die Reiseapotheke, weil sie Magen-Darm-probleme schnell regeneriert und erwärmend und aufhellend wirkt.

Hildegard von Bingen empfiehlt die Meisterwurz: „Sie taugt gegen Fieber. Wer Fieber, welcher Art es auch sei, hat, der nehme Meisterwurz und zerstoße sie und gebe einen halben Becher Wein darüber, bis über die obersten Stücke. So lasse er über Nacht ziehen und gieße am Morgen wiederum Wein darüber und davon trinke er auf nüchternen Magen während drei oder fünf Tagen und er wird geheilt werden.“

Dieses Rezept von Hildegard von Bingen kann auch folgendermaßen angewandt werden: 1 TL zerkleinerte Meisterwurz in einen Becher geben, mit ca. 60 ml Wein bedecken und über Nacht stehen lassen. Am Morgen wiederum 60 ml Wein zugeben und vor jeder Mahlzeit einen Schluck davon trinken. Für den nächsten Tag wird das Heilmittel wieder frisch angesetzt.
Bei ersten Anzeichen von fiebrigen Erkrankungen gleich Meisterwurz vorsorglich ansetzen!

MEISTERWURZ-TINKTUR

Meisterwurz ausgraben, gründlich waschen und kleinschneiden. 1 l 70%igen Alkohol (Weingeist) und 200 g frische Wurzeln in ein verschließbares Glasgefäß geben. Das Glas 2–3 Wochen an einen warmen Ort stellen, täglich schütteln. Danach die fertige Tinktur abgießen und in dunkle Tropffläschchen geben und beschriften. Bei Bedarf mind. dreimal täglich 5 bis 15 Tropfen in einem Glas Wasser einnehmen.

ERKÄLTUNGSSALBE

200 ml Olivenöl
20 g zerkleinerte frische Wurzeln
In ein verschließbares Glas geben und an einen warmen Ort stellen – täglich schütteln und nach drei Wochen abgießen.
Das abgesiebte Meisterwurzöl in einem Topf bis zu 65 Grad C erwärmen und 20 g Bienenwachs darin schmelzen lassen. Danach abkühlen bis unter 40 Grad C und mit ätherischen Ölen beduften. Dafür 1 Tropfen ätherisches Meisterwurzöl, 1 Tropfen ätherisches Thymianöl und 3 Tropfen Lavendel- oder Cajeputöl unterrühren. Alles gut vermischen und dann in Salbendosen füllen. Nach dem Erkalten mit dem Deckel verschließen. Diese Salbe leistet bei Erkältungen gute Dienste.

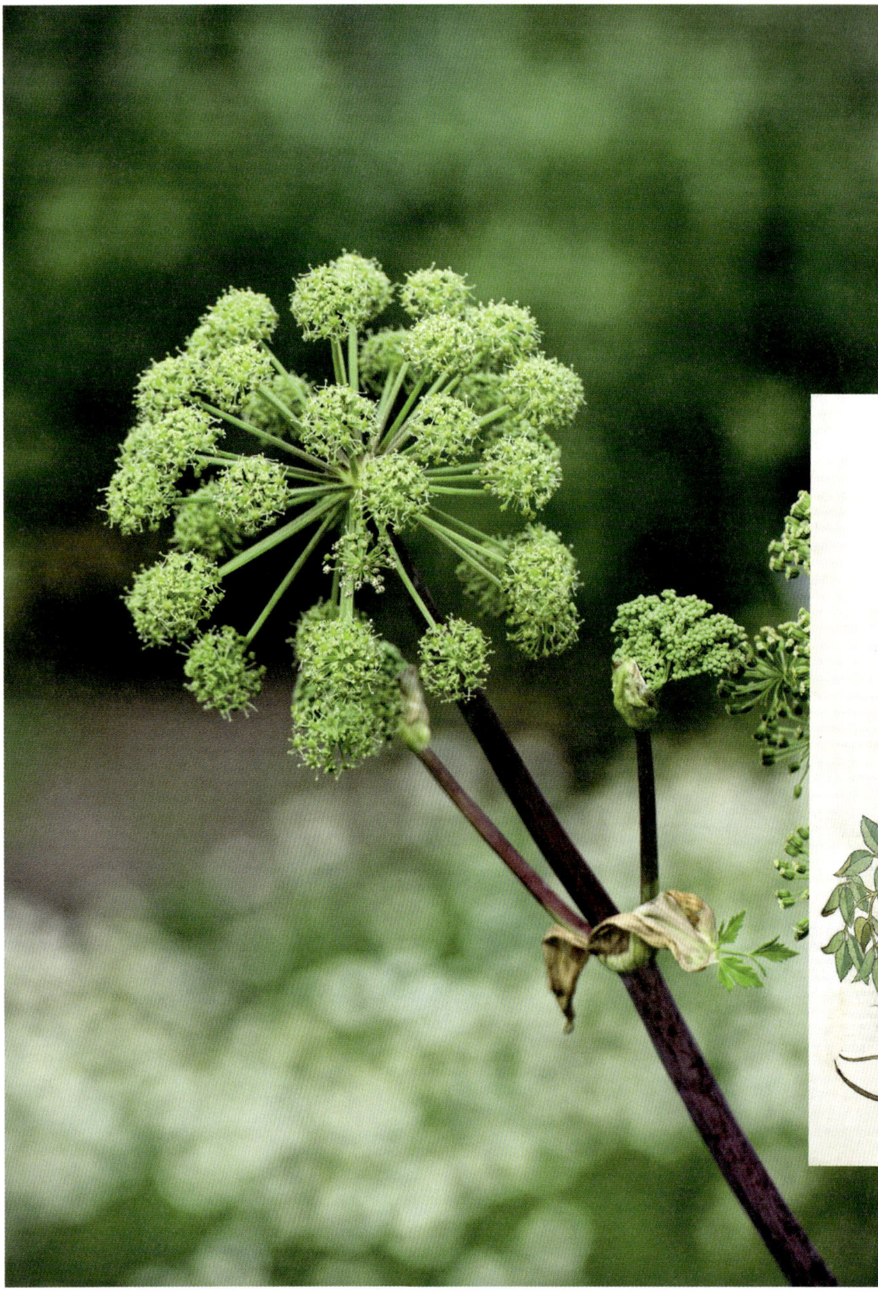

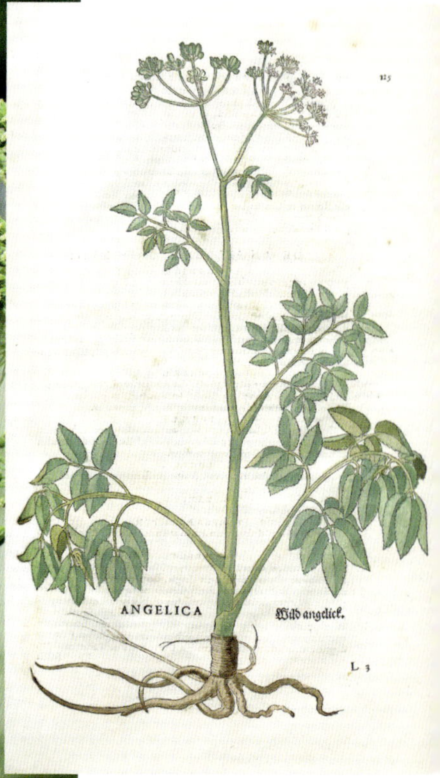

ENGELWURZ

(ANGELICA ARCHANGELICA)

Die Schützende

Inhaltsstoffe: ätherische Öle, Bitterstoffe, Gerbstoffe, Furocumarine

Die Engelwurz ist ein stattliches Gewächs, das über 2 m groß werden kann. Erst im zweiten oder dritten Jahr schiebt sie ihren Stängel nach oben. Dieser ist hohl und im oberen Teil rötlich anzusehen. Im Sommer bilden sich die kugelförmigen doldigen Blütenstände mit grünlich-weißen Blüten.

Bei uns findet man die Pflanze an Bachufern oder Wegrändern. Sehr gut lässt sich die Engelwurz im eigenen Garten kultivieren, um zu gewährleisten, dass sie nicht mit einem tödlich giftigen Schierling oder mit dem giftigen betäubenden Kälberkopf verwechselt wird. Anbau und Ernte: Engelwurz liebt feuchte Böden und Licht. Achten wir darauf: die Pflanze braucht viel Platz. Aus allen Pflanzenteilen lassen sich sehr gute Mittel für die Hausapotheke und die Kräuterküche herstellen. Die Wurzel wird im ersten Jahr geerntet, wenn sich der Stängel und die Blüte noch nicht entwickelt haben. Achtung: Die Pflanze kann mit ihrem Inhaltsstoff Furocumarin eine Sonnenallergie auslösen, wenn sie mit der Haut in Berührung kommt. Es empfiehlt sich, für die Ernte Handschuhe zu tragen.

ANWENDUNG

Als Tee wird Engelwurz bei Erkältungskrankheiten vor allem zum Schleimlösen angewendet. Die Engelwurz wirkt durch ihre Scharfstoffe positiv auf die Verdauungsorgane und entgiftet.
Engelwurz wird auch in der Nachsorge bei verschiedenen Erkrankungen, z. B. Borreliose, angewendet und bei Darm-Pilzbehandlungen und nach Antibiotikaanwendung eingesetzt. Bei Schwächezuständen leistet die Pflanze gute Dienste.
Tee oder Tinktur gelten als Stärkungsmittel bei angeschlagenem Nervensystem. Engelwurz ist zurückhaltend anzuwenden bei überhöhter Magensäure. Die Wurzel der Engelwurz gehört in jeden guten Kräuterlikör („Chartreuse").
Engelwurz-Salbe wird verwendet bei Entzündungen der Nasennebenhöhlen und Stirnhöhlen, bei Schnupfen und auch bei Gelenkbeschwerden.

ENGELWURZ-TEE

10 g der Wurzel zerkleinern und gut trocknen. In 200 ml Wasser kurz aufkochen und 10 Minuten ziehen lassen.

ENGELWURZ-TINKTUR

Frische, kleingeschnittene Engelwurzeln (100–200 g) in 1 l 40–70% Alkohol (Obstbrand oder Weingeist) in einem verschließbaren Gefäß ansetzen und an einen warmen Ort stellen; gelegentlich schütteln. Nach drei Wochen abgießen und in braune Fläschchen füllen. Erwachsene nehmen in einem Glas Wasser bei Bedarf dreimal täglich 10–20 Tropfen über einen Zeitraum von 3–6 Wochen ein.

Innerlich ist die Engelwurztinktur bei Magenproblemen, Völlegefühl, Blähungen oder allgemeinen Schwächezuständen anzuwenden. Sie wirkt schleimlösend bei Husten, dient der Darmsanierung, Darmpilzbehandlungen und zur Entgiftung.

ENGELWURZ-ÖL

1 l Olivenöl und 200 g frische, kleingeschnittene bzw. 100 g getrocknete Engelwurzeln in ein verschließbares Glasgefäß geben. Das Öl sollte die Wurzeln überdecken. Das Glas an einen warmen Ort stellen und gelegentlich schütteln. Nach drei Wochen abgießen.

ENGELWURZ-SALBE

1 l des Engelwurz-Öls erwärmen bis 70°C, 100 g Bienenwachs dazugeben, bis unter 40°C abkühlen lassen und ca. 10 Tropfen ätherisches Engelwurz-Öl oder ätherisches Öl nach eigener Wahl unterrühren. Danach in Salbenkruken füllen. Den Deckel erst nach vollständigem Erkalten schließen.

Ich gehe zu einem Ort, der mich einlädt, ruhig zu werden. Zu einer Bank am Waldrand oder in eine Kirche, vielleicht an einen Platz am Flussufer oder an einen ganz anderen Ort, mit dem ich etwas verbinde. Ich setze mich hin und schaue mich um. Was sehe ich? Was hält meinen Blick gefangen? Was ist weniger wichtig? Ich schaue umher und lasse meine Gedanken kommen und gehen. Was verbindet mich mit diesem Ort? Erinnerungen gehören zu meinem Leben, sie geben Kraft und Motivation. Erinnerungen lassen aufhorchen und verloren gegangene Sehnsucht wieder neu erwachen.

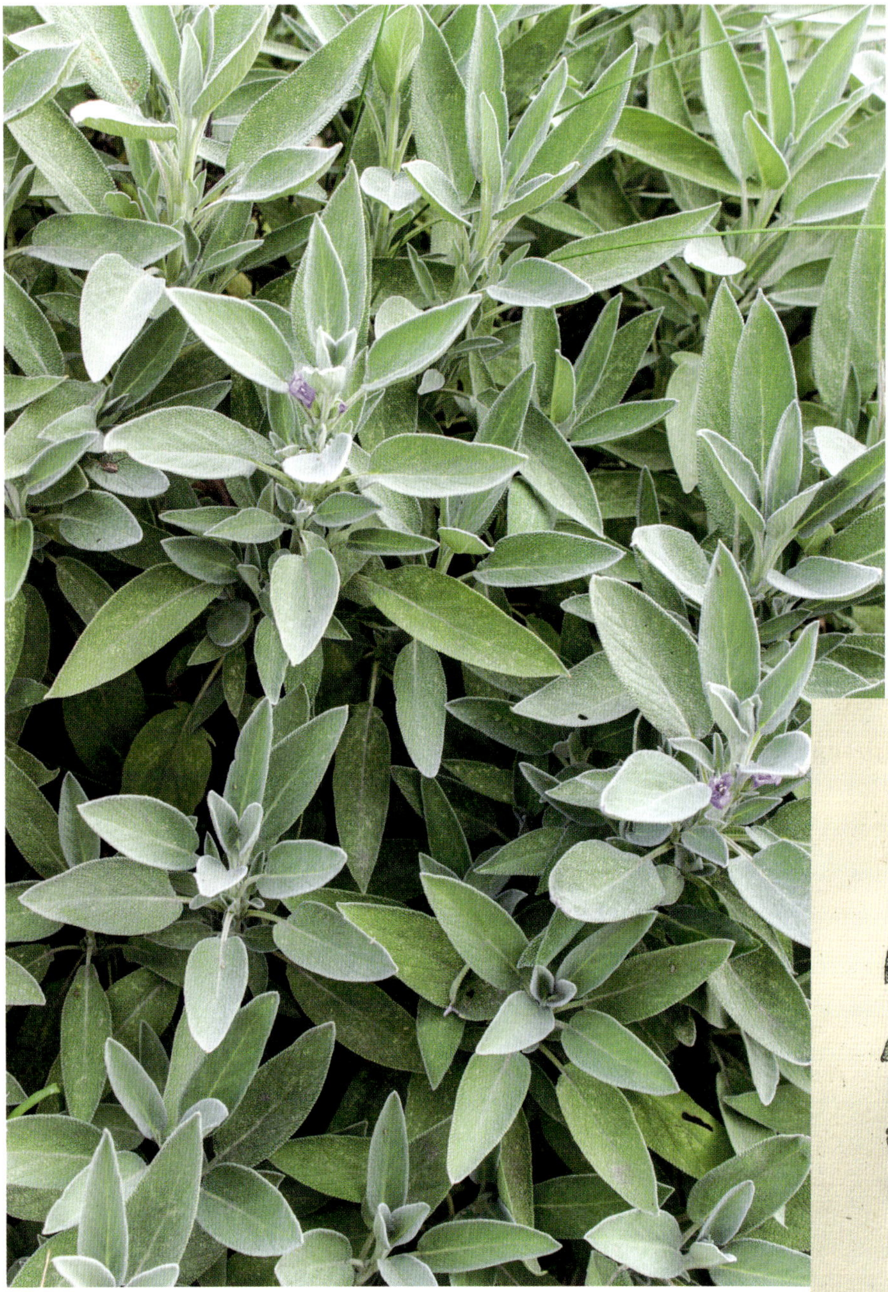

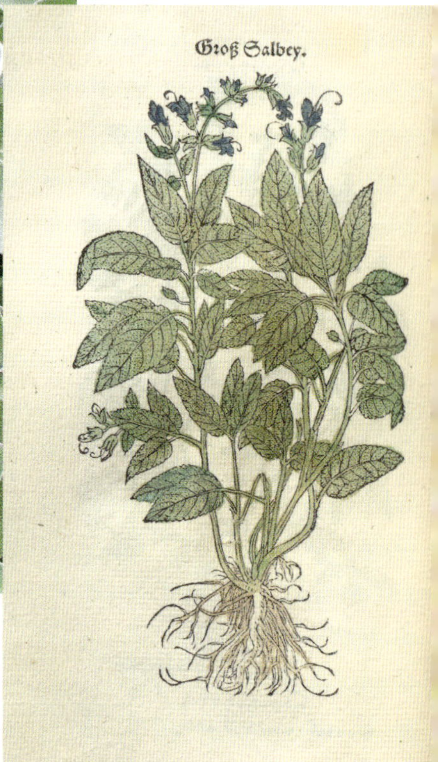

SALBEI

(SALVIA OFFICINALIS)

Die Heilkraft

Inhaltsstoffe: ätherische Öle wie Campher, Cineol und Thujon, Gerbstoffe sowie Triterpene

„Warum bist du krank, wenn du Salbei im Garten hast?“ Die wissenschaftliche Bezeichnung für Salbei kommt von dem Wort „salvare“, was übersetzt „heilen“ bedeutet. Salbei ist ein Halbstrauch, der gerne warm steht. Die Heilpflanze wurde über Jahrhunderte hinweg in zahlreichen Klostergärten kultiviert. Man vermutet, dass Benediktinermönche die Pflanze über die Alpen brachten. Salbei ist ein Lippenblütler und bevorzugt häufige Sonnenstunden und wärmere Gefilde. Verwendet werden die frischen und getrockneten Blätter.

ANWENDUNG

Salbei wurde in allen seinen Verbreitungsgebieten zum Räuchern genutzt. Räuchern ist ein uralter Brauch aus der Frühzeit der Menschheitsgeschichte – wo Feuer ist, ist auch Rauch. Beim Räuchern sollte ein Fenster geöffnet werden, damit alles (und sollte es nur die abgestandene Luft sein) auch hinauskann. Zum Räuchern ein Räuchergefäß verwenden!
In den Kranken- und Sterbezimmern wirkt der Rauch antiseptisch und damit desinfizierend und reinigend. Er neutralisiert ganz praktisch – auch Essensgerüche in der Küche bzw. im Haus.
Zudem wurde und wird Salbei auf der seelischen Ebene zum Schutz und zur Reinigung der Atmosphäre von Häusern und Räumen genutzt, da er störende Energien neutralisieren kann und dadurch wieder eine „Erdung“ und damit eine Zentrierung und Konzentration zulässt. Hierzu gibt es auch Mischungen mit anderen Kräutern (wie z. B. mit Lemongras, Fenchel, Patschouliblättern, Nelken, Zimt, Wacholderbeeren, Süßholz), die nicht nur den Raum reinigen, sondern auch negative Gedanken vertreiben, unheilvolle Stimmungen auflösen und den Kopf freimachen sollen.

Im Lehrbuch „Causae et curae“ beschreibt Hildegard den unkontrollierten Urinabgang als Folge eines „kalten Magens“. Salbeiblätter oder Salbeipulver, ob roh, gekocht oder pulverisiert, unterdrücken die schlechten Säfte. Salbei sollte nicht zu hoch dosiert eingenommen werden. „Wenn jemand den Urin wegen der Kälte des Magens nicht halten kann, koche er Salbei in Wasser und seihe dies durch ein Tuch, und er trinke es oft warm, und er wird geheilt werden.“

Salbei wirkt antibakteriell, entzündungshemmend, schleimlösend und hemmt die Ausbreitung von Viren. Er wird bei vielen Beschwerden eingesetzt: bei Problemen des Magen-Darm-Traktes, bei Entzündungen des Mund- und Rachenraumes, bei Lippenherpes (simplex), bei Entzündungen der Darmschleimhaut sowie bei übermäßiger Schweißbildung.

In der Volksheilkunde wird Salbei äußerlich bei kleineren Entzündungen und Verletzungen der Haut angewendet. Als Gurgellösung hilft er bei Zahnfleischbluten und Entzündungen des Mund-Rachenraums. Von Sängern und Schauspielern wird Salbei angewendet für eine glättende Stimme.

Außerdem kann Salbei zu medizinischen Zwecken bei Erkältungen (auch als Dampfbad) eingeatmet/inhaliert werden – der würzige, aromatische Geruch macht die Lunge frei und verhilft zum Durchatmen.

Zum Inhalieren in Kombination mit anderen Kräutern hilft Salbei bei Akne.

Bei Problemen während der Wechseljahre, besonders bei übermäßigem Schwitzen hilft ein Tee aus Salbei, Frauenmantel und Schafgarbe.

Bei Schnupfen können wir ein Salbeiblatt aufrollen und ein bisschen drücken, bis Saft austritt. Das Salbeiröllchen ins Nasenloch gesteckt: Ihr merkt schnell die hilfreiche Wirkung!

SALBEI-TEE ODER SALBEI-GURGELLÖSUNG

1 TL Salbeiblatt mit 200 ml nicht mehr kochendem Wasser übergießen und 10 Minuten zugedeckt ziehen lassen. Täglich bis 3 Tassen trinken für einen Zeitraum von vier Wochen. Zu beachten: Nach vier Wochen mit der Einnahme pausieren!

SALBEI-BADEZUSATZ

5 EL Salbeiblätter mit 100 ml nicht mehr kochendem Wasser übergießen und zugedeckt 10–15 Minuten ziehen lassen, abseihen und ins Badewasser geben oder zur Waschung verwenden. Anzuwenden bei fettiger Körperhaut. Ein Handbad pflegt feuchte und schwitzige Hände.

SALBEI ALS GESUNDE DELIKATESSE

SALBEI-NUDELN

500 g Bandnudeln oder Spaghetti
100 g Butter
mindestens 8 Salbeiblätter, je nach Geschmack auch mehr
Pfeffer
Parmesan

Nudeln in Salzwasser bissfest kochen. Butter in einem kleinen Topf zerlassen, den gehackten Salbei dazugeben und kurz durchziehen lassen. Nudeln abgießen, mit der Salbeibutter mischen und auf Tellern anrichten. Pfeffer darüber zermahlen und mit Parmesan bestreuen.

SALBEISCHNAPS

8 Salbeiblätter
0,5 l Doppelkorn oder Wodka

Salbeiblätter gut waschen, trocken tupfen und mit dem Korn in eine saubere Flasche einlegen. 4 bis 6 Wochen an einem kühlen, dunklen Ort ziehen lassen. Danach abseihen und in einer Flasche kühl und dunkel lagern. Bei Bedarf die Menge eines Schnapsglases immer wieder schluckweise zu sich genommen, hilft besonders gut bei Erkältungen und grippalen Infekten.

SALBEI-MÄUSCHEN

1 Pfanne voll frischer Salbeiblätter in Rapsöl fritieren, bis sie knusprig sind. Leicht gesalzen eine schmackhafte Leckerei!

*Wir danken dir
Für Brot und Wein
Für das gute Wort, das wir hören
Für jedes Zeichen der Liebe, das wir sehen
Für den Keim der Hoffnung, der in uns ist
Für alles Gute, Schöne, Wahre.
Darum verbinden wir uns mit allen Heiligen im Himmel
Und mit allen Geschöpfen auf der Erde
Um dich zu loben und zu preisen.*

Anton Rotzetter

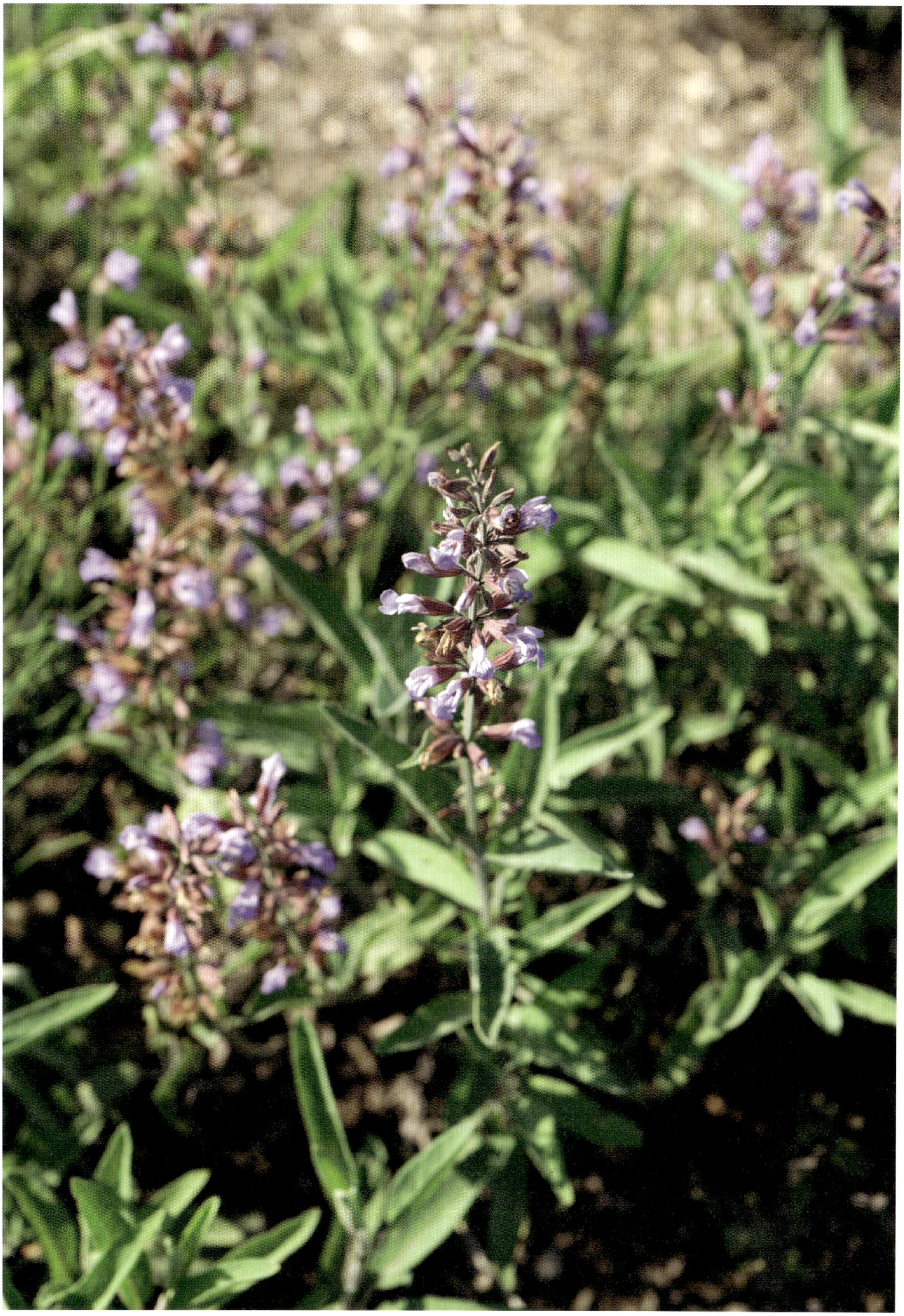

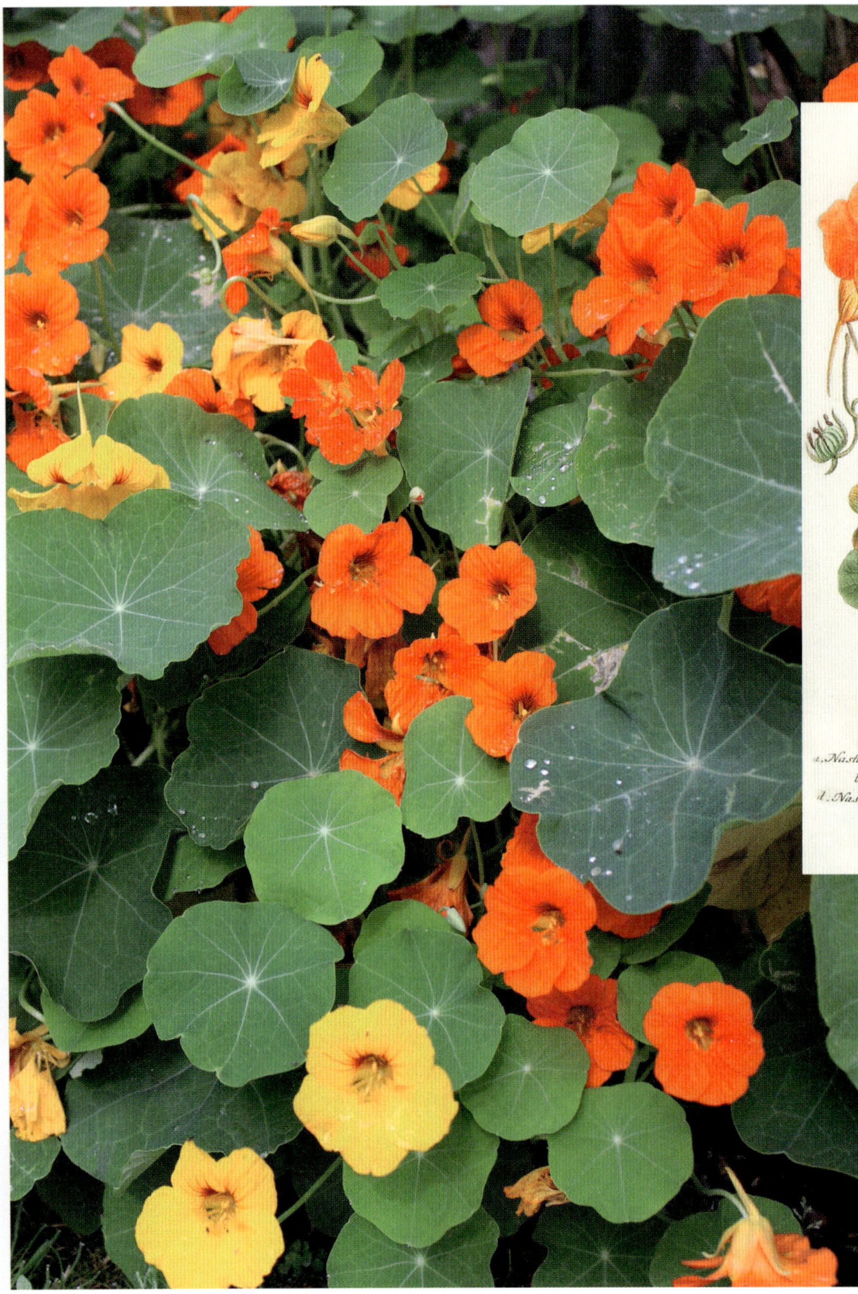

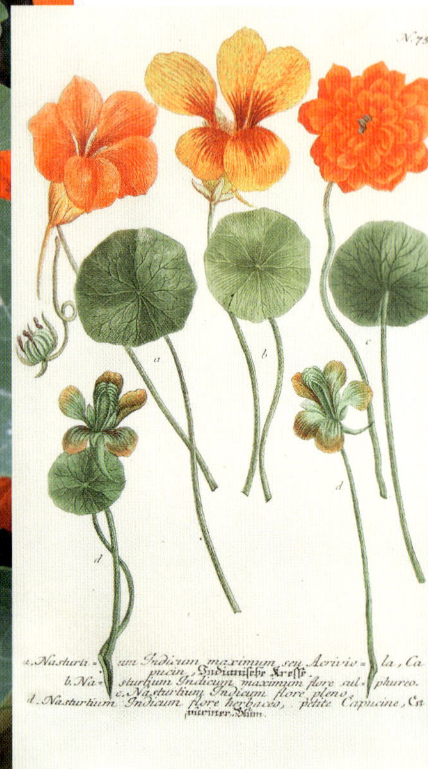

KAPUZINERKRESSE

(TROPAEOLUM MAJUS)

Natürliches Breitband-Antibiotikum

Inhaltsstoffe: Senfölglykoside, Vitamin C, Vitamin B, Flavonoide, Carotinoide, Mineralstoffe wie Schwefel, Eisen, Kalium, Magnesium und Phosphor

Mit ihren großen Blüten in den verschiedenen Gelb-, Orange-, Rosarot- und Rot-Tönen setzt die Kapuzinerkresse im Zier- und Gemüsegarten ein leuchtendes Zeichen. Diese Blüten sind der Namensgeber der Kapuzinerkresse. Ihr zipfelförmiges Aussehen wurde früher mit den Kapuzen der Mönche verglichen. Die Kapuzinerkresse blüht zwischen Mai und Oktober an den langen Ranken der Pflanze.

ANWENDUNG

Kapuzinerkresse gilt als „Penicillin"-Ersatz mit Breitbandwirkung, zwar schwächer als Penicillin, aber ohne Resistenzen oder Allergien auszulösen. Sie zeichnet sich durch einen hohen Vitamin C-Gehalt aus: 285 mg auf 100 g frische Blätter. Zum Vergleich: Zitronen haben 50 mg Vitamin C auf 100 g Fruchtfleisch. Deshalb hilft sie bei Infektionen der Atemwege, Nebenhöhlenentzündungen, Angina, Mandelentzündung, Bronchitis und natürlich auch Schnupfen. Schleim und Verstopfungen werden dünnflüssiger, alles kann leichter ausgeschnupft oder ausgehustet werden.

Kapuzinerkresse unterstützt das Immunsystem. Ihre Senföle hemmen Bakterien und Viren in ihrem Wachstum und wirken gegen krankheitserregende Pilze. Fertigpräparate mit Kapuzinerkresse werden deshalb bei Atem- und Harnwegsinfektionen, Nebenhöhlenentzündungen sowie als Begleitbehandlung bei Darmpilzen eingesetzt. Kapuzinerkresse gilt auch als krebshemmend. Äußerlich hilft sie bei der Akne-Behandlung.

Eine Tagesdosis sind 10 g oder 15 mg Benzylsenföl, wenn wir Präparate einnehmen. Wegen Magen-Darm und Nierenreizungen Präparate, Tinkturen und Frischpresssäfte nach der Mahlzeit einnehmen, maximal 6 Wochen. Nicht anwenden bei Magen-Darmgeschwür-Erkrankung und nicht bei Kindern unter 4 Jahren. Kapuzinerkresse hat blutreinigende Wirkung. Dazu werden die frischen Blätter, Blüten und Samen für Salate verwendet.

Ein anderer wichtiger Anwendungsbereich liegt in den Harnwegen. Bei allen entzündlichen Erkrankungen der Niere und der Harnwege ist Kapuzinerkresse Heilnahrung. Die Teeanwendung ist hier nicht sinnvoll. Man stellt Saft aus den Blättern her, er wirkt desinfizierend. Bei Geschwüren in Magen und Darm besser nicht verwenden, ehe die Krankheit nicht ausgeheilt ist.

KAPUZINERKRESSE-FRISCHSAFT

10 Blüten kleinschneiden mit 1 Glas Wasser vermixen: Dann abseihen durch feinen Sieb, damit keine Pflanzenreste mehr in der Flüssigkeit sind. So bleiben die Wirkstoffe länger im Körper.
Dreimal täglich 1/2 EL frischer Presssaft mit etwas Wasser getrunken, wirkt bei Bronchitis, Husten und Nierenentzündung, regeneriert Magen- und Darmschleimhäute, löst Schleim und wirkt kräftigend bei älteren Menschen. Die Leukozytenzahl wird gesteigert und im Blut bilden sich Antikörper.

KAPUZINERKRESSE-ANTIBIOTIKUM

Jeden Tag 6–8 frische Blüten der Kapuzinerkresse essen. Das steigert die körpereigene Abwehr.

WUNDBEHANDLUNG MIT FRISCHEN BLÄTTERN

Feuchten Sie frische Blätter der Kapuzinerkresse kurz in lauwarmem Wasser an und legen Sie sie dann auf Wunden aller Art, besonders auch auf infizierte Wunden. Die Blätter sind kühlend und helfen, die Wunde schnell zu desinfizieren und zu schließen.

KAPUZINERKRESSE-ESSENZ

20 g Blütenblätter mit 100 ml 38%igen Alkohol übergießen. Glas schließen und an einen warmen, nicht sonnigen Ort stellen. Nach 3 Wochen abgießen und in dunkle Fläschchen abfüllen. Die Essenz kann bei allen genannten Indikationen ebenso verwendet werden wie der frische Presssaft (15 bis 20 Tropfen, 3 x täglich).

KAPUZINERKRESSE ALS GESUNDE DELIKATESSE

KAPUZINERKRESSE-ESSIG

Eine Handvoll Blüten locker in ein Gefäß füllen und bis an den Rand mit Bio-Apfelessig übergießen. Schon nach einer Woche ist daraus ein zartpikanter Würzessig geworden. Die Blüten dürfen im Essig bleiben.
Dieser gesunde Salatessig ist auch Medizin: Für eine stoffwechsel- und darmreinigende Kur trinken Sie 3 Wochen lang morgens und abends 1 Glas warmes Wasser mit 2 TL Essig und 1 TL Honig.
Bei Halsweh oder Angina den Essig im Verhältnis 1 : 10 mit lauwarmem Wasser verdünnen und damit gurgeln.

KAPUZINERKRESSE-KAPERN

Die jungen Knospen der Pflanze können in Essig, Salz und Öl eingelegt verzehrt werden. So sind sie ein schmackhafter Kapern-Ersatz.

Blätter, Blüten und Samen sind wertvolle Bestandteile von gesunden, blutreinigenden Salaten. Die bunten Blüten sind dazu hin ein wunderbarer Augenschmaus auf Salaten oder als Dekoration bei allen möglichen Speisen.

KAPUZINERKRESSE-BUTTER

1 Handvoll Blüten und ein paar Blätter der Kapuzinerkresse gründlich waschen und klein schneiden. 250 g weiche Butter durchrühren und leicht salzen. Blüten und Blätter unterrühren. In ein Buttergefäß füllen oder mithilfe einer Klarsichtfolie zur Wurst rollen und nach dem Erkalten in Scheiben schneiden. Eine würzige Buttermischung, die nicht nur gut schmeckt, sondern auch noch sehr gesund ist!

Ich nehme mir fünf Minuten Zeit zum „Lieben".
Dazu benutze ich die einzelnen Finger meiner Hand und beginne mit dem Daumen.
Eine Minute für meine Lieben, die Menschen, die ich mag, die zu mir gehören.
Eine Minute für Menschen, für die ich Sorge trage: Eltern, Kinder, Kollegen, Patienten ...
Eine Minute für Menschen, die mir quer liegen, mit denen ich mich schwer tue.
Eine Minute Liebe für Gott
Eine Minute Liebe für mich selbst.
Fünf Minuten „Lieben" jeden Tag!

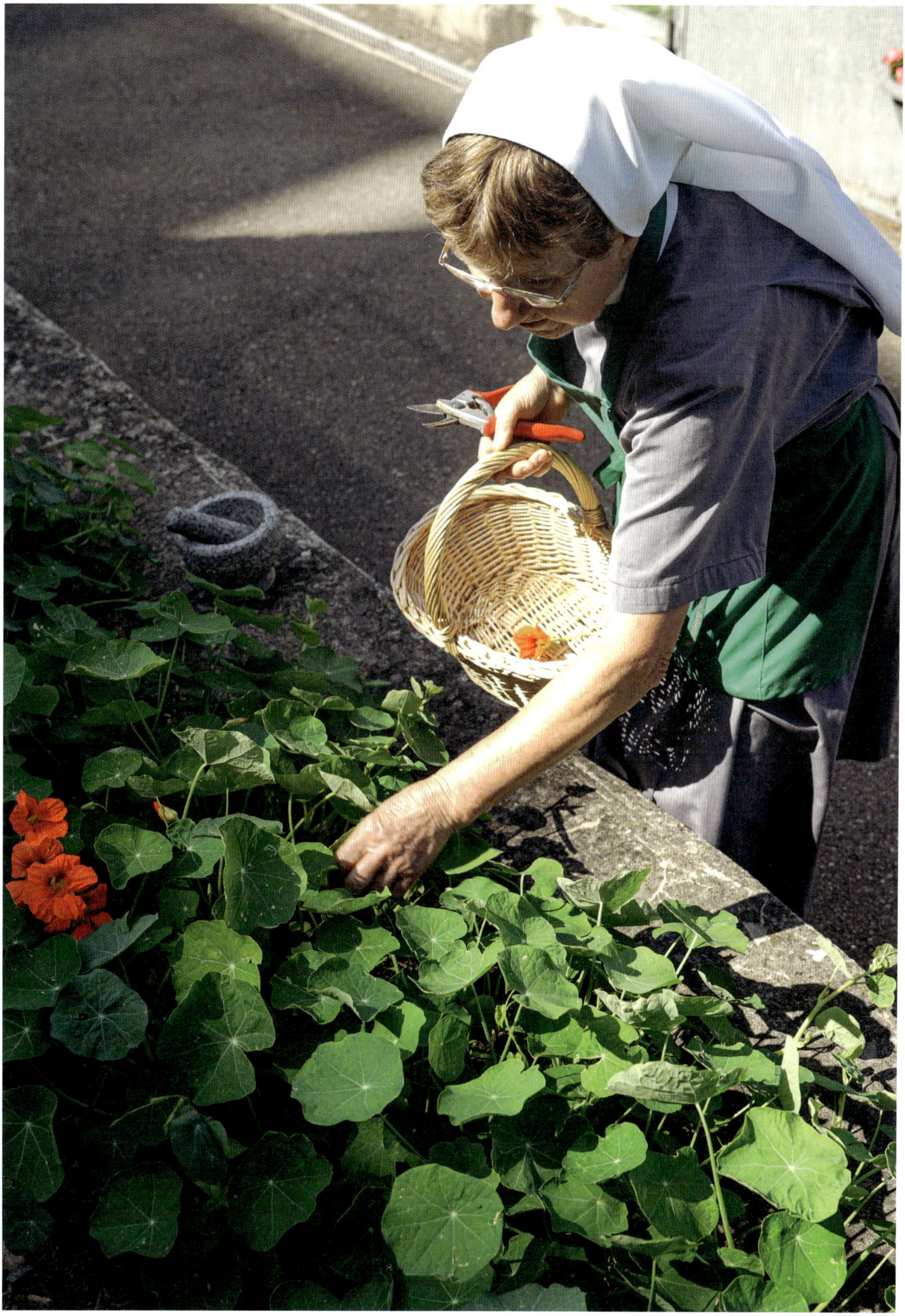

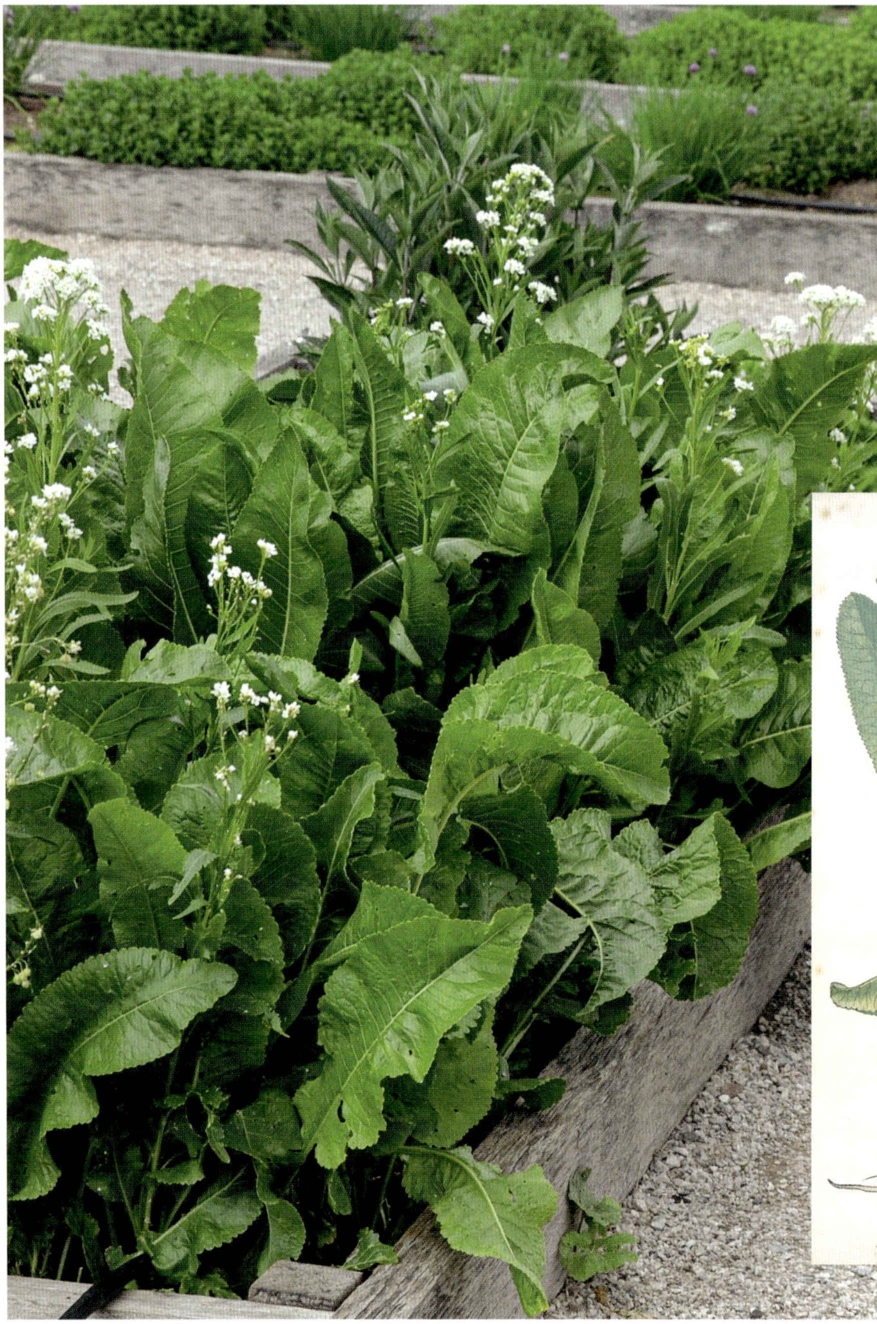

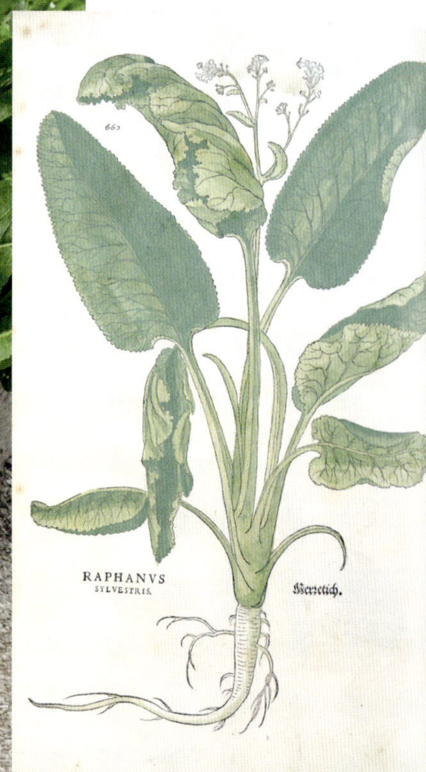

MEERRETTICH

„GROSSER RETTICH“ (AROMATIC RUSTICANA)

Virenkiller

Inhaltsstoffe: Senföle, Vitamin C, Kalium

Meerrettich wird seit dem 12. Jahrhundert in Klöstern angebaut und eroberte von dort aus die Bauerngärten. Der Name kommt aus dem althochdeutschen meer (=größer) und bedeutet „großer Rettich". Meerrettich ist eine mehrjährige, ausdauernde Pflanze aus der Familie der Kreuzblütler. Heute ist der Meerrettich auf allen Kontinenten heimisch. Die Meerrettichwurzel gedeiht gut auf mittelschwerem, humosem, tiefgründigem und feucht-samtigem Lehm.

Achtung: Die Pflanze neigt zum Verwildern, daher zur Vorsorge aus einem großen, tiefen Eimer den Eimerboden entfernen oder durchlöchern. Die Wurzel in den Eimer stecken, mit Erde auffüllen und im Garten versenken.

Erntezeit ist im Herbst, sobald sich das Laub einzieht. Dann ist der Gehalt an antibiotisch wirkenden Senfölen und Vitamin C am höchsten. Außerdem enthält der Meerrettich Kalium. Die Senföle werden über die Niere und Atemwege ausgeschieden – das „Penicillin aus der Küche", wirkt antimikrobiell gegen verschiedene Bakterien und Pilze, die Infektionen der Harn- und Atemwege hervorrufen. In den Atemwegen lösen die Senföle den Schleim und erleichtern das Abhusten, in der Niere wirken sie harntreibend. Die Senföle heben auch die Bildung von Magensaft an, wirken appetitanregend und fördern eine gute Verdauung.

Mit aller Macht gegen Infektionen: Jedes Stückchen Meerrettich enthält mehr medizinisch wirksame Inhaltsstoffe als die meisten anderen Gewürze. Und sie sind medizinisch höchst wirksam: gegen Verstopfung, zähen Schleim, Entzündung, zellschädigende Oxidantien, Bakterien und Viren, verspannte Muskeln, ein schwaches Immunsystem – und sogar gegen Krebs. So ist der unscheinbare Meerrettich der „Star" unter den Gewürzen. „Meerrettich ist im Arzneischrank genauso wichtig wie im Gewürzregal", sagt Dr. James A. Duke, Botaniker und Gewürzexperte. Meerrettich ist ein natürliches Antibiotikum, außerdem cholesterinsenkend.

MEERRETTICH KOMMT ZUM EINSATZ:

- bei Bronchitis und Ohrenentzündung
- bei Magen-Darm-Erkrankung durch Lebensmittel, die mit dem E.-coli-Bakterium befallen sind
- bei Magen-Darm-Erkrankung durch Lebensmittel, die mit dem Staphylococcus-aureus-Bakterium befallen sind
- bei Grippe durch Haemophilus-influenzae-Bakterien, die meist Kinder unter fünf Jahren befällt
- bei Lungenentzündung und Nebenhöhlenentzündung
- bei Halsentzündung und andere schwere Erkrankungen, die durch das Bakterium Streptococcus pyogenes verursacht werden, wie Entzündung des Zellgewebes, Eitergeflechte und Scharlach
- bei Harnweginfektionen

Als pflanzliches Antibiotikum ist Meerrettich mit Kapuzinerkresse zusammen in der Apotheke erhältlich (Angocin). Äußerlich eingesetzt wirkt die geriebene Wurzel hautreizend, erwärmend und durchblutungsfördernd. Somit kommt es zu einer krampflindernden Wirkung.

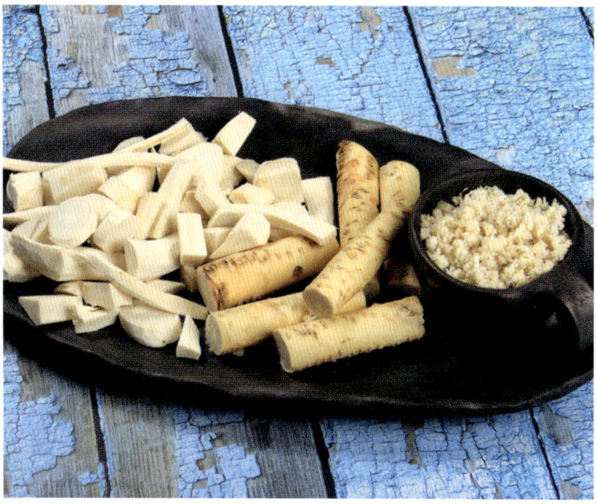

VERARBEITUNG

Die Wurzel wird in 5 cm langen Stückchen eingefroren. Der Meerrettich als Lebensmittel kann dann zum Gebrauch in gefrorenem Zustand gut geraspelt werden.

MEERRETTICH-KAPUZINERKRESSE-TINKTUR

25 g Meerrettich kleingeraspelt
50 g Kapuzinerkresse-Blüten
500 ml Doppelkorn (70%)

In ein verschließbares helles Glasgefäß geben, drei Wochen an einen sonnigen Ort stellen und öfter schütteln. Danach abgießen und den Alkohol auf etwa 40% verdünnen (Anleitung im Internet).
Bei Blasenproblemen drei Wochen lang dreimal täglich 15–30 Tropfen einnehmen.

MEERRETTICH-NACKEN-KOMPRESSE

1 TL frisch geriebene Meerrettichwurzel in die Mitte eines Wischtuchs geben, flachdrücken, dann die Seitenteile einschlagen. Die einlagige Seite wird 2–5 Minuten auf den Nacken zwischen dem 3. und 6. Halswirbel (Reflexzone für Nasennebenhöhlen) gelegt. Auch anwendbar bei Hexenschuss und Muskelverspannung, Zahnschmerzen, Arthrose, Neuralgien.
Die Auflage täglich wiederholen, zeitlich etwas länger bis zu 10 Minuten, Anwendung längstens 3 Wochen.
Vorsicht: Nicht anwenden bei Kindern unter 4 Jahren und bei Menschen mit Sensibilitätsstörungen.

MEERRETTICH ALS GESUNDE DELIKATESSE

MEERRETTICHSAUCE

6 EL frisch geriebener Meerrettich
60 g Butter
2 EL Mehl
250 ml Gemüsebrühe
200 ml Sahne
Salz, Pfeffer, Muskatnuss

Butter in einem Topf schmelzen. Das Mehl hinzufügen und anschwitzen. Anschließend mit Gemüsebrühe ablöschen und zu einer glatten Sauce verrühren. Den geriebenen Meerrettich sowie die Sahne hinzufügen und nochmals 3–4 Minuten köcheln lassen. Mit Salz, Pfeffer und Muskat abschmecken. Passt hervorragend zu gekochtem Fleisch und Salzkartoffeln.

MEERRETTICH-KARTOFFEL-SUPPE

100 g frisch geriebener Meerrettich
600 g Kartoffeln
1 Zwiebel
2 EL Olivenöl
750 ml Gemüsebrühe
200 ml Sahne
Salz, Pfeffer

Kartoffeln schälen, mit den Zwiebeln grob würfeln und beides in einem Topf mit Olivenöl andünsten. Mit Gemüsebrühe ablöschen, den Meerrettich hinzufügen und ca. 25 Minuten köcheln. Anschließend pürieren und passieren. Zum Schluss mit Sahne verfeinern und mit Salz und Pfeffer abschmecken.

SCHMORGURKEN MIT MEERRETTICH

2 Salatgurken oder Feldgurken
3 Frühlingszwiebeln
3 EL Olivenöl
1 EL Mehl
250 ml Gemüsebrühe
2 EL gerebelter Dill
3 EL geriebener Meerrettich
2 EL Schmand oder Cremé fraîche

Gurken schälen, längs halbieren, entkernen und in ca. 1–2 cm dicke Stücke schneiden. Frühlingszwiebeln in Ringe schneiden. Olivenöl in einem Topf erhitzen und Gurken sowie Frühlingszwiebeln darin andünsten. Mit Mehl bestäuben, umrühren und mit Brühe übergießen. Zusammen ca. 10–15 Minuten garen. Zum Schluss Dill, Schmand und Meerrettich hinzufügen. Mit Salz und Pfeffer abschmecken.

MEERRETTICH-GALGANT-WÜRZE

Frische Meerrettichblätter ab dem Frühjahr ernten und kleinschneiden. Trocknen, pulverisieren und dann die gleiche Menge an Galgantpulver dazugeben. Dieses Rezept nach Hildegard von Bingen ergibt ein hervorragendes Gewürz und ist dazuhin noch gesund!

Ich gehe in Gottes freie Natur und lasse mich von ihrer Schönheit beeindrucken. Was mag ich am Frühling, am Sommer, am Herbst, am Winter? Was nicht?

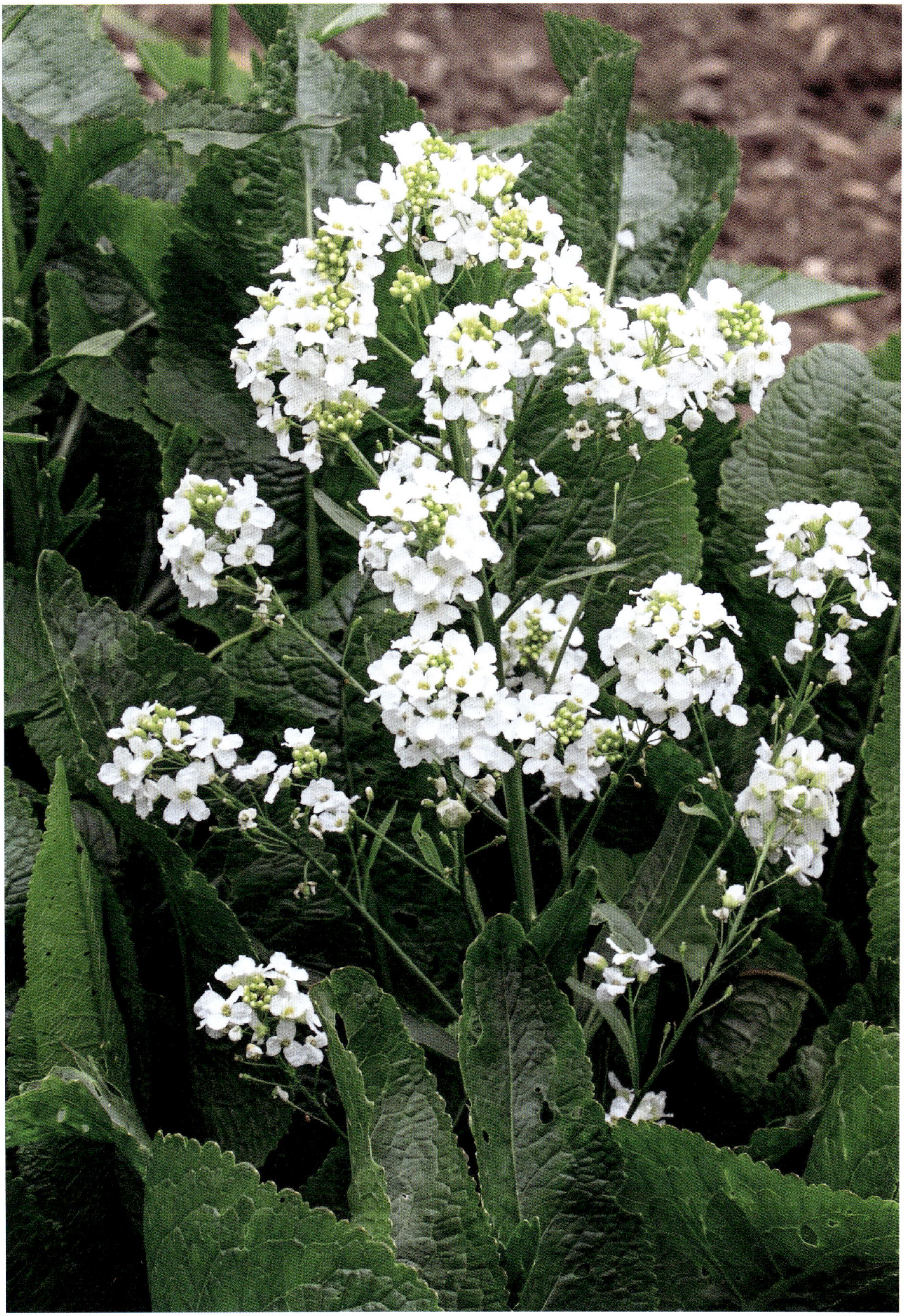

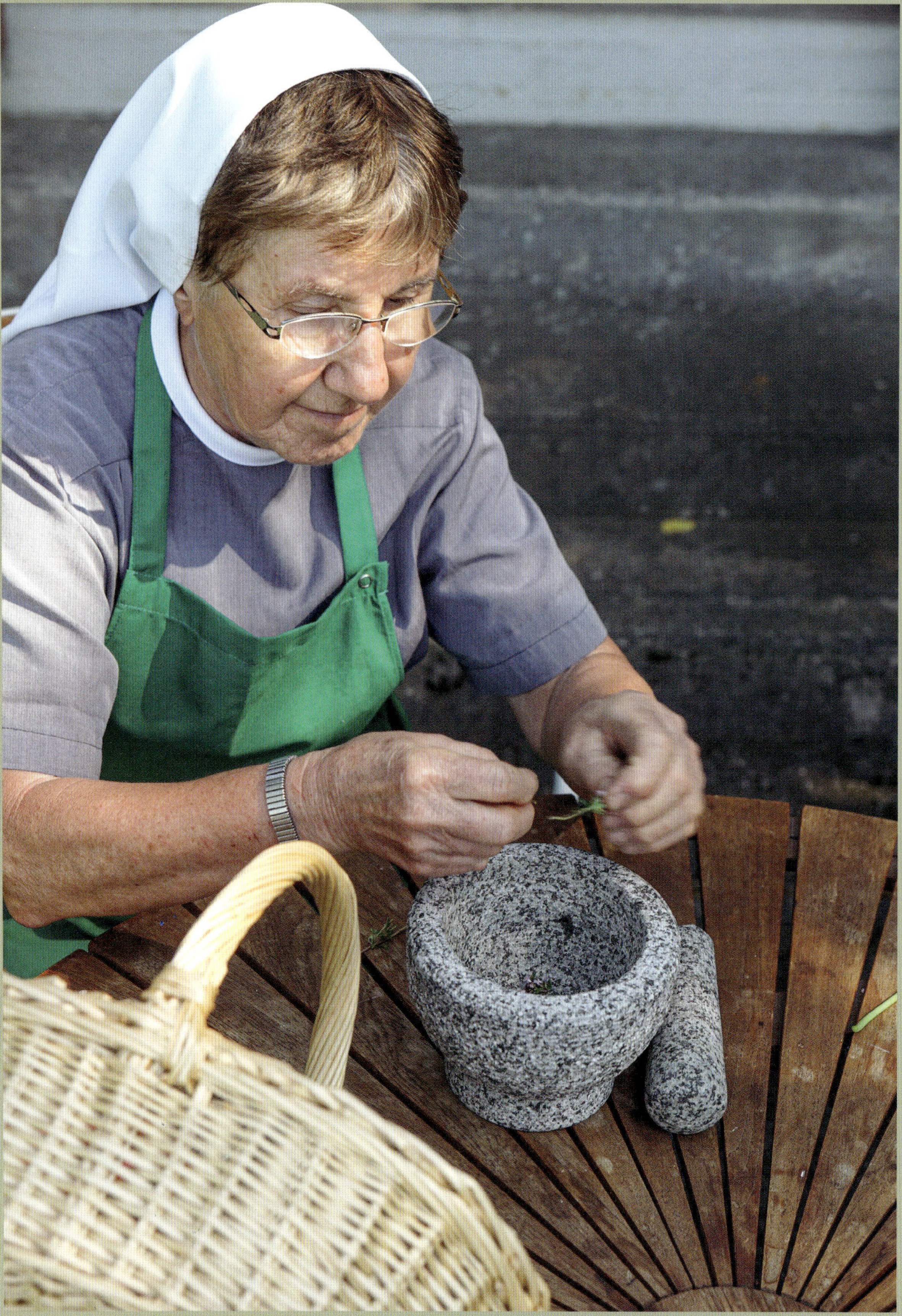

DEM HUSTEN WAS HUSTEN

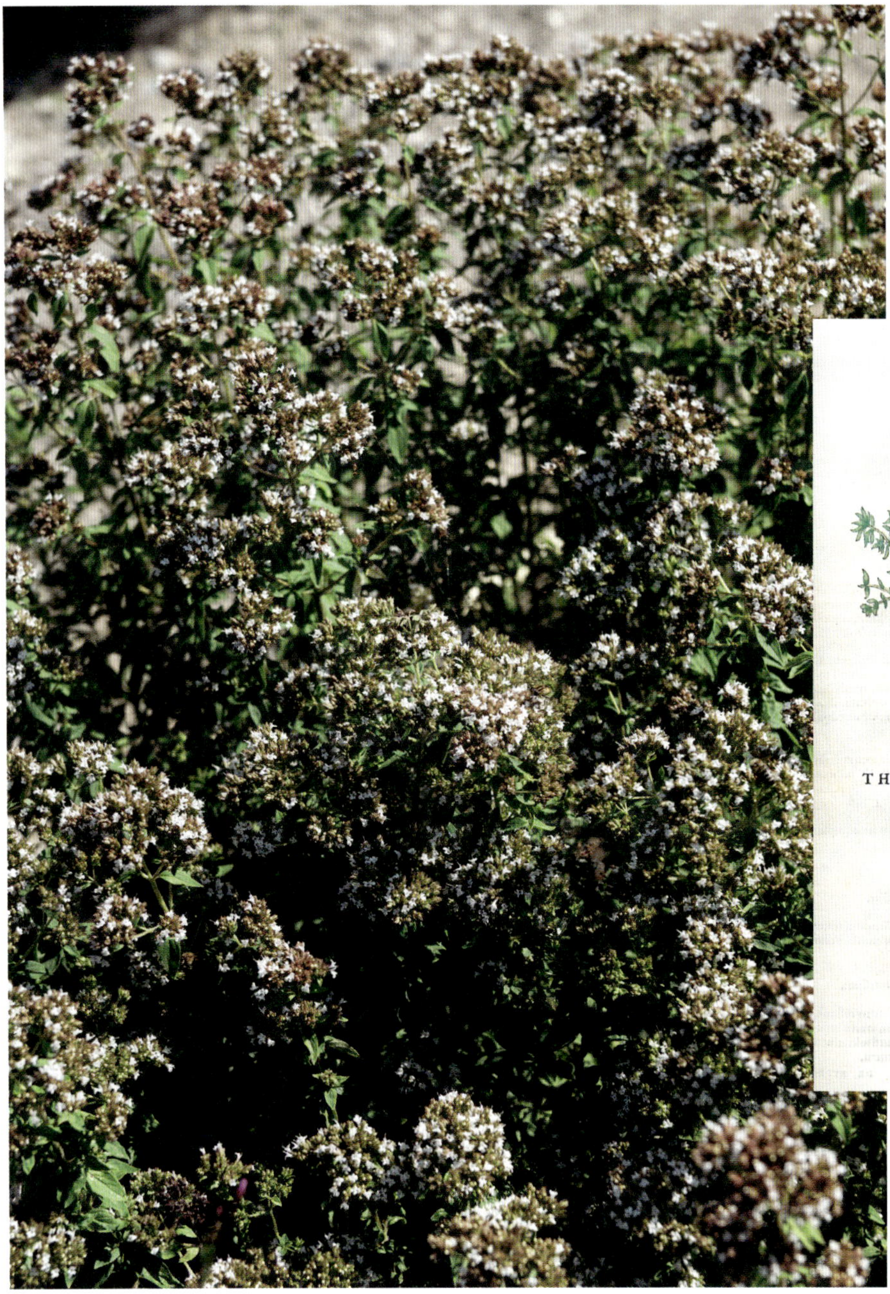

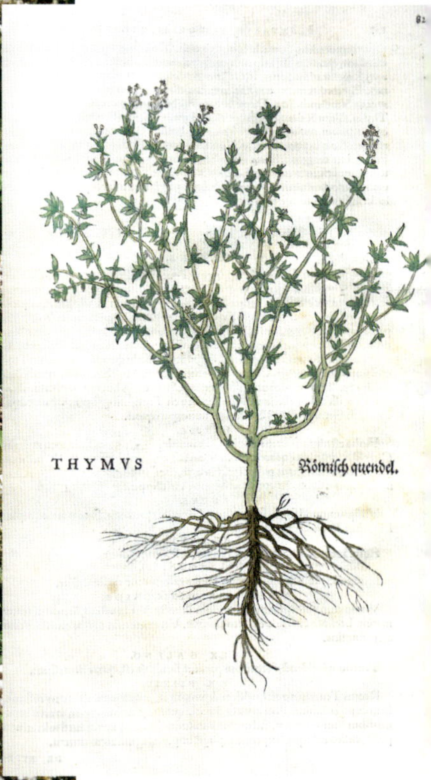

THYMIAN

(THYMUS VULGARIS)

Tausendsassa

Inhaltsstoffe: ätherisches Öl, vor allem Thymol, Harze, Gerbstoffe, Bitterstoffe, Flavonoide, Saturnine

In der kalten Jahreszeit ist die wichtigste Aufgabe, unser Immunsystem zu stärken, die Abwehrkräfte aufzubauen. Früher galt der Thymian als das Antibiotikum der armen Leute. Der Volksmund weiß: „Die nächste Grippe kommt bestimmt, doch nicht für den, der Thymian nimmt." Deshalb gilt es, rechtzeitig Vorräte anzulegen. Bei der Blütezeit im Sommer Thymian sammeln, von den Stängeln abstreifen und die Blättchen und Blüten (frisch und getrocknet) mörsern.

ANWENDUNG

Der Thymian ist ein wahrhaftiger Tausendsassa: Er ist gut für Magen und Darm und bei Menstruationskrämpfen. Die Bitterstoffe regen die Sekretion von Speichel und Magensaft an, somit werden der Appetit wie die Verdauung gefördert. Die Anwendung ist am Vor- oder Nachmittag vorzunehmen, weniger am Abend. Besonders wirksam ist Thymiantee bei verschiedenen Hustenarten, bei Bronchitis, bei grippalen Infekten, als wohltuender Badezusatz bei Erkältungen. Bei nervös erschöpften Menschen hat Thymian eine stärkende Wirkung. Er wirkt krampflösend und fördert den Auswurf. Eine Wohltat ist er für keuchhustenerkrankte Kinder und Asthmatiker. Rheuma- oder gichterkrankte Menschen schätzen die durchblutungsfördernden Eigenschaften eines Thymianbads. Bei Entzündungen im Mund- und Rachenraum wird mit Thymiantee gegurgelt. Beim Gurgeln spricht man auch vom „Odol" der Wiese.

THYMIAN-TEE

20 g frisches oder 10 g getrocknetes Thymiankraut mit 200 ml nicht mehr kochendem Wasser übergießen, bedeckt bis 10 Minuten ziehen lassen, drei bis viermal täglich anwenden. Mit Honig gesüßt dient der Tee als Stärkemittel bei Infektionskrankheiten; bei Magenkrankheiten aber ungesüßt anwenden. Der Tee kann bei Verschleimung und Schnupfen auch inhaliert oder zum Gurgeln für Hals und Rachen verwendet werden.

THYMIAN-TINKTUR

100 ml 38%igen Alkohol mit 10 g getrocknetem oder 20 g frischem Thymian ansetzen. Mindestens 3 Wochen stehen lassen, abfiltrieren und in dunkle Fläschchen abfüllen. Die Tinktur dient als hilfreiches Gurgelmittel. Bei Mundschleimhauterkrankungen und Mundgeruch werden 1 EL Tinktur auf ½ Glas Wasser gegeben. Dasselbe kann man auch als durchblutungsförderndes Einreibemittel bei Gicht, Rheuma und Nervenschmerzen sowie bei Frostbeulen verwenden.

THYMIAN ALS GESUNDE DELIKATESSE

THYMIAN-BROTAUFSTRICH

250 g weiche Butter
3 EL flüssiger Honig
1–3 EL gemörserter Thymian (nach Geschmack)
Alle Zutaten gut vermischt ergeben einen leckeren, gesunden Brotaufstrich.
Oder: Ein kleines Brotstückchen mit Butter und Honig bestreichen und mit etwa 1 g feingemörsertem Thymian bestreuen. Diese Brothäppchen können bis zu dreimal am Tag eingenommen werden. Nur „kurmäßig" anwenden!

THYMIAN-HONIG

50 g fein gemörserten Thymian (frisch oder getrocknet, ohne Stängel) in einem Glas mit 500 g Honig mischen. Mindestens drei Wochen an einen warmen Ort stellen. Danach den Honig erwärmen und den Thymian abgießen.

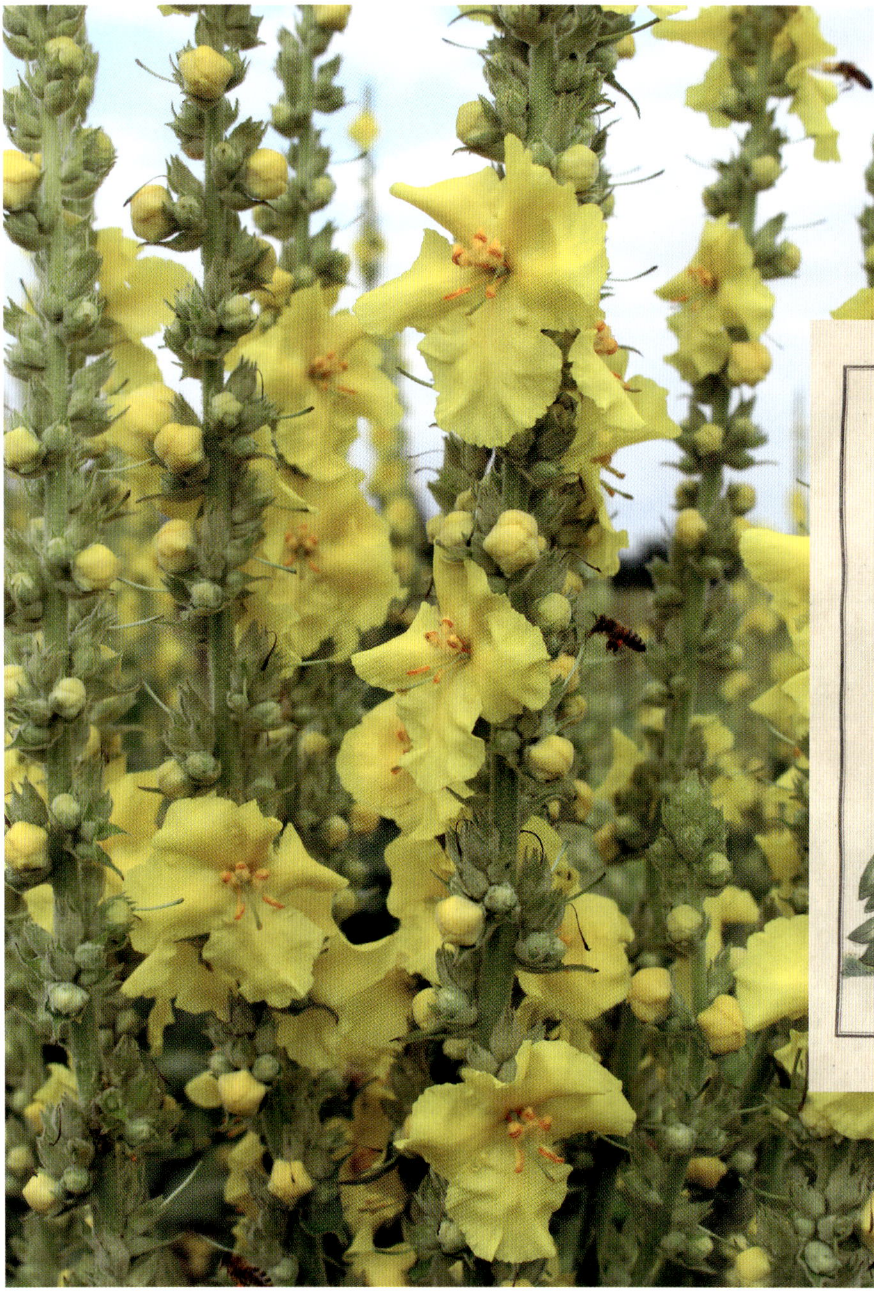

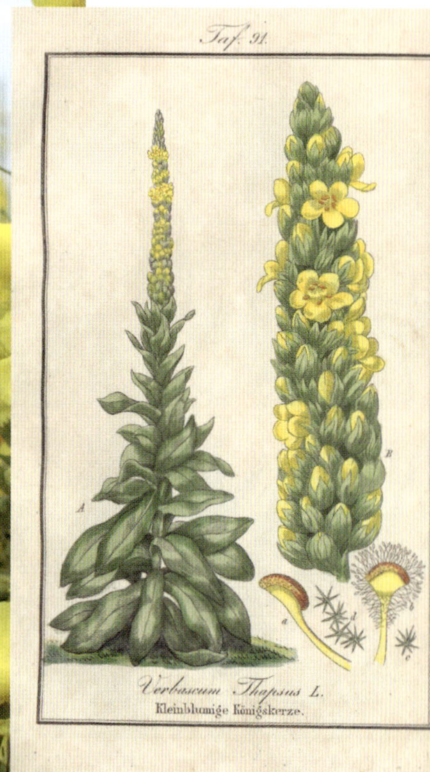

KÖNIGSKERZE

(VERBASCUM DENSIFLORUM)

Die Schleimlöserin

Inhaltsstoffe: Saponine, Schleimstoffe, Flavonoide, Iridoide (Aucubin), wenig ätherische Öle

Königlich und erhaben steht die Königskerze in Kloster- und Bauerngärten. Sie liebt kargen Boden, gehört zur Familie der Braungewächse und ist eine zweijährige Pflanze. Aus ihrer spindelförmigen Wurzel entwickelt sich im ersten Jahr eine Blattrosette mit weißfilzig behaarten Blättern. Im zweiten Jahr schiebt sich aus der Blattrosette ein bis zwei Meter hoher Blütenstängel. Von Juli bis August erfreuen wir uns an den Blüten und ihrem sonnigen Gelb. Tag für Tag öffnen sich über einem Zeitraum von 3–4 Wochen einige der Kronblüten.

ANWENDUNG

Die Königskerze zählt neben Eibisch und Malve zu den schleimhaltigsten Heilpflanzen, kombiniert mit Saponinstoffen, was die besondere Wirksamkeit erklärt: auswurffördernd, reizmildernd und beruhigend. Saponine verflüssigen den zähen Bronchialschleim und erleichtern dadurch das Abhusten. Königskerzentee beschützt die Atemwege vor dem Austrocknen, die Pflanzenschleime legen sich wie ein Schutzfilm über die Schleimhäute und wehren damit Bakterien ab. Deshalb verwendet man die zart nach Honig und Rosen duftenden Königskerzenblüten vor allem zu Hustenteemischungen. Die Ernte der Blüten muss sehr behutsam geschehen, denn sie sind äußerst druckempfindlich und neigen dazu, Wasser an sich zu binden. Man sammelt sie zwischen 9.00 und 11.00 Uhr. Danach verlieren sie ihre Vitalität, werden schlaff und fallen im Lauf des Tages ab. Es ist guter Brauch, an Mariä Himmelfahrt die Königskerze als Mitte der Kräutersträuße einzubinden.

KÖNIGSKERZEN-TINKTUR

100 ml 38%igen Alkohol mit 20 g frischen Königskerzenblüten ansetzen. Mindestens 3 Wochen stehen lassen, abfiltrieren und in dunkle Fläschchen füllen. Durch die frischen Blüten bleibt die keimhemmende Wirkung des Aucubin erhalten, das Bakterien sowie Streptokokken und Staphylokokken am Wachstum hindert und zugleich mild fiebersenkend und beruhigend wirkt. Die Tinktur hilft bei Heiserkeit und Kehlkopfentzündung.

KÖNIGSKERZEN-ÖL

100 ml natives kaltgepresstes Olivenöl mit 20 g frischen Königskerzenblüten in ein Glas geben, an einen hellen, warmen Ort stellen, gelegentlich schütteln. Nach 3–4 Wochen abgießen und in eine dunkle Flasche füllen, kühl aufbewahren. Das Königskerzenöl dient äußerlich als Umschlag bei Wunden, Ausschlägen, Neuralgien und Rheuma.

KÖNIGSKERZEN-TEE

1 TL Königskerzenblüten mit nicht mehr kochendem Wasser (150 ml) übergießen, 15 Minuten zugedeckt ziehen lassen. So können die Flavonoide gut ausgezogen werden. Bis zu 3 Tassen täglich trinken.

KÖNIGSKERZEN-TEE KALTAUSZUG (MAZERAT)

Eine Handvoll Blüten mit ca. 150 ml lauwarmem Wasser ansetzen. 1,5 Std ziehen lassen. Anschließend durch ein Teesieb abgießen, damit die feinen Härchen die Rachenschleimhaut nicht reizen können. 2-3 Tassen pro Tag schluckweise trinken. Dieser Kaltauszug dient zur reizmildernden Wirkung durch die Pflanzenschleime

KÖNIGSKERZE ALS GESUNDE DELIKATESSE

KÖNIGLICHES SORBET FÜR HEISSE SOMMERTAGE

Eine Handvoll Königskerzenblüten mit 160 g Zucker, 250 ml Wasser und der Schale einer Biozitrone aufkochen, vom Herd nehmen und abkühlen lassen, danach abgießen. Den Saft einer Zitrone, 150 ml Orangensaft und 250 ml Weißwein unterrühren und ein halbfest geschlagenes Eiweiß unterheben. Im Gefrierschrank anfrieren lassen und umrühren. In Gläser füllen und mit Blüten dekorieren.

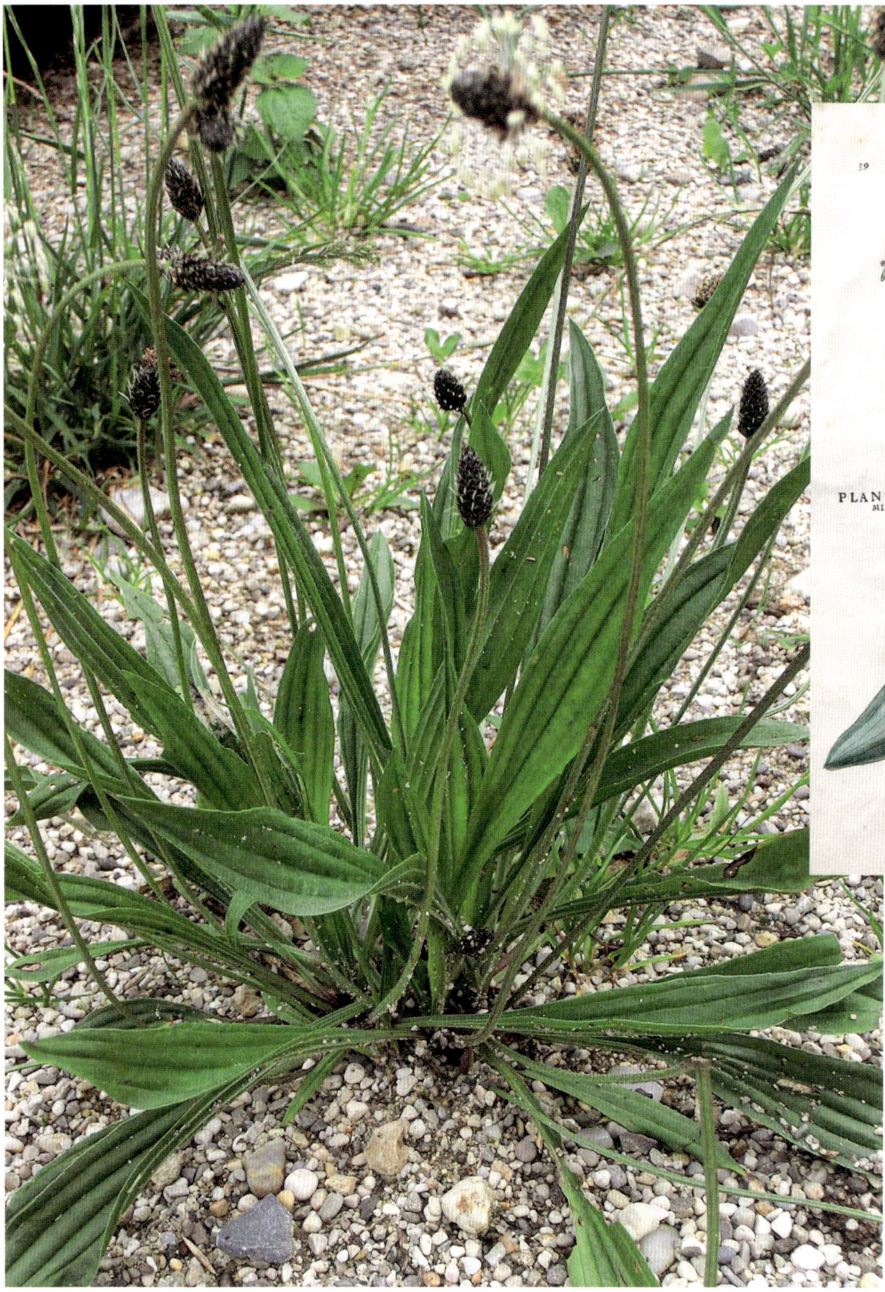

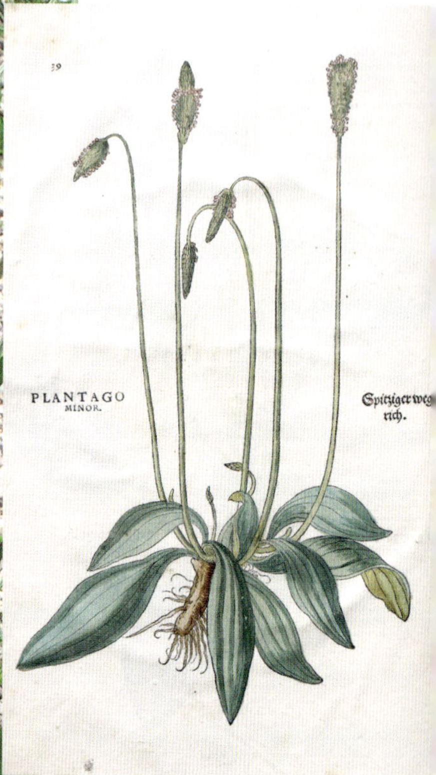

SPITZWEGERICH

(PLANTAGO LANCEOLATA)

Der Fußstapfen des weißen Mannes

Inhaltsstoffe: Gerbstoffe, Schleimstoffe, Aucubin (ein Antibiotikum, das beim Trocknen verloren geht)

Spitzwegerich wächst, wo der Boden festgetreten ist. „Wegerich“: Ich bin mit dir auf dem Weg. Wenn die Samenstände feucht sind, klebt der Samen an den Fußsohlen und wird so verbreitet. Der Wegerich ist ein Herrscher des Weges. Das spitze Blatt erinnert an eine Lanze. Die Blätter haben eine heilende und schmerzlindernde Wirkung, die Pilger zu schätzen wissen. Schmerzen durch Blasen an den Füßen werden schneller gelindert durch das Einlegen von Spitzwegerichblättern.

ANWENDUNG

Verletzungen und Schnitte werden geheilt durch das „Pflastern“ mit einem Blatt, das auf die Wunde gelegt oder um die entsprechende Stelle gewickelt wird. Der Wirkstoff Aucubin ist ein Antibiotikum und wirkt wundheilend. Spitzwegerich ist der erste Verband, manchmal der beste. Die Heilung der Wunde ist nicht durch Blutvergiftung gefährdet. Das Aucubin ist nur in der frischen Pflanze präsent. Die Pflanze birgt Gerbstoffe, die durch ihre zusammenziehende Eigenschaft helfen, die Entzündungen einzudämmen. Den Bakterien auf den Schleimhäuten werden die Nährstoffe entzogen. So werden die Schleimhäute vor neuen Angriffen bewahrt.

Auch bei Reizhusten, Raucherhusten, Bronchienerkrankungen und Lungenentzündung wirkt Spitzwegerich heilend, unterstützend bei Asthma und beim Ausheilen der Lungentuberkulose. Bei Heiserkeit, Husten, Entzündung des Mund- und Rachenraumes ein Spitzwegerichblatt einfach kauen und dann schlucken.

Bei Kleinkindern führt man den Saft des Spitzwegerichs (aus zerquetschten Blättern) mit einem Wattestäbchen in die Nase ein. Das bewirkt, dass die Schleimhäute abschwellen.
Vom frischen Spitzwegerich können verschiedene Heilmittel hergestellt werden: Erdkammersirup, Sirup, Frischsaft, Tinktur und Tee.

Bei Insektenstichen 4–5 Spitzwegerichblätter verknoten und in der Hand in kreisenden Bewegungen zerdrücken bis viel Saft entsteht. Den Pflanzensaft auf den Insektenstich auftragen.

ERDKAMMERSIRUP

Rohrzucker und Spitzwegerich (klein geschnitten) im Wechsel in ein Glas geben. Feststampfen, dann gut verschließen und ca. 50 cm tief in der Erde vergraben. Stelle markieren! Durch die gleichmäßige Wärme fermentiert die Flüssigkeit des Spitzwegerichsaftes mit dem Zucker. Nach 2–3 Monaten das Glas ausgraben, in warmes Wasserbad (ca. 70°C) stellen, danach abfiltrieren.
Variante: Das Glas an einen gleichbleibend warmen Ort (Fenster) stellen.
Von diesem Sirup kann man bei Bronchitis, Husten, Heiserkeit und verschleimten Bronchien täglich mehrmals einen Teelöffel einnehmen.
Statt des Zuckers kann man auch Honig verwenden. Dann wird die Masse zum Abgießen in einem gut handwarmen Wasserbad erwärmt, damit der Honig durch ein Sieb laufen kann und die Spitzwegerichreste zurückbleiben.

SPITZWEGERICH-TINKTUR

100 ml Doppelkorn und 20 g kleingeschnittene Spitzwegerichblätter in ein helles Glas geben und fest verschließen. An einen hellen Ort stellen und immer wieder schütteln. Nach 3 Wochen abfiltrieren, in dunkle Fläschchen abfüllen. Bei Bedarf mehrmals am Tag 5 Tropfen in den Mund nehmen, mit dem Speichel einspeicheln und danach schlucken. Über die Mundschleimhaut werden die Wirkstoffe besser aufgenommen.

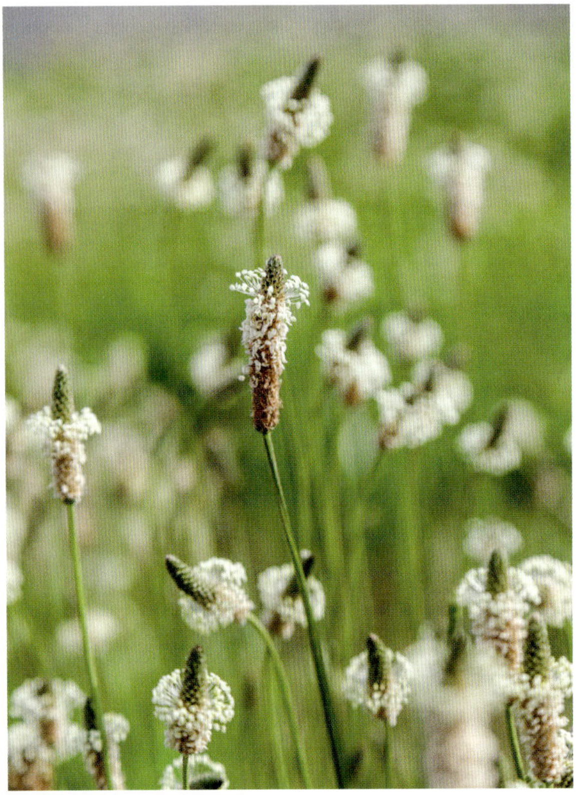

SPITZWEGERICH-TEE

1–2 TL frische Blätter mit 200 ml nicht mehr kochendem Wasser übergießen, zugedeckt ca. 10 Minuten ziehen lassen. Täglich mehrere Tassen, mit Honig gesüßt, trinken.
Der Tee hilft bei Atemwegserkrankungen und stärkt das Lungengewebe.

SPITZWEGERICH ZUR STIMMBAND-PFLEGE

Kleingeschnittene Blätter in kaltem Wasser ansetzen und eine Stunde ziehen lassen. So lösen sich die Schleimstoffe aus der Pflanze. Danach abgießen und schluckweise zu sich nehmen, vor allem bei Heiserkeit.

SPITZWEGERICH-SIRUP

1 kg Spitzwegerichblätter, 1 kg Rohrzucker oder weniger und 1 l Wasser vermengen. Kurz aufkochen und dann in Flaschen abfüllen.

SPITZWEGERICH-FRISCHSAFT

1 Handvoll Spitzwegerich-Kraut kleinschneiden und in 200 ml Wasser mixen. Absieben, dass keine Partikel des Krauts mehr in der Flüssigkeit sind, die der Körper schnell abführen würde.

Ich suche einen guten Stand und spüre den Kontakt meiner Füße zum Boden. Ich stelle mir vor, ein Baum zu sein, der seine Wurzeln tief in der Erde hat. Mit meiner Fantasie kann ich meine Wurzeln in den Boden senken und den Schwerpunkt meines Leibes auf die Füße verlegen. Was sagt mein Herz? Wo ist mein Grund, mein Quell?

SPITZWEGERICH ALS GESUNDE DELIKATESSE

GUTE-LAUNE-WILDKRÄUTERBUTTER

Sie brauchen für 250 g:
4–6 EL Wildkräuter wie Spitzwegerich, Sauerampfer, Giersch, Löwenzahn, Brennnessel, Labkraut, Vogelmiere
150 g Butter
1 kleine Zwiebel feingehackt
½ TL Kräutersalz
einige Spritzer Zitronensaft
Die Kräuter sehr fein schneiden und diese zusammen mit den anderen Zutaten nach und nach in die schaumige Butter geben.

WEITERE MÖGLICHKEITEN

Spitzwegerich in den Salat geben oder eine Suppe kochen.

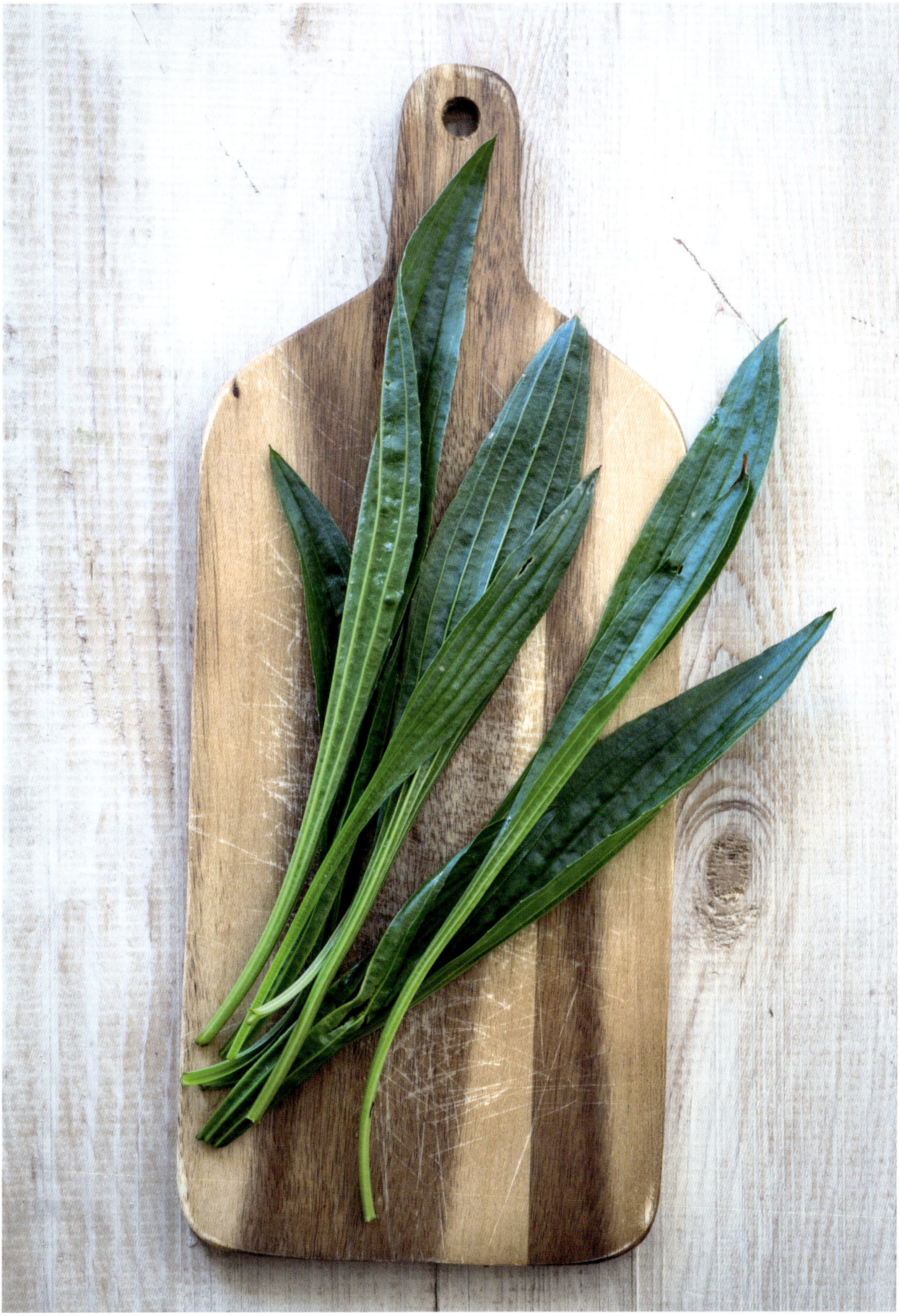

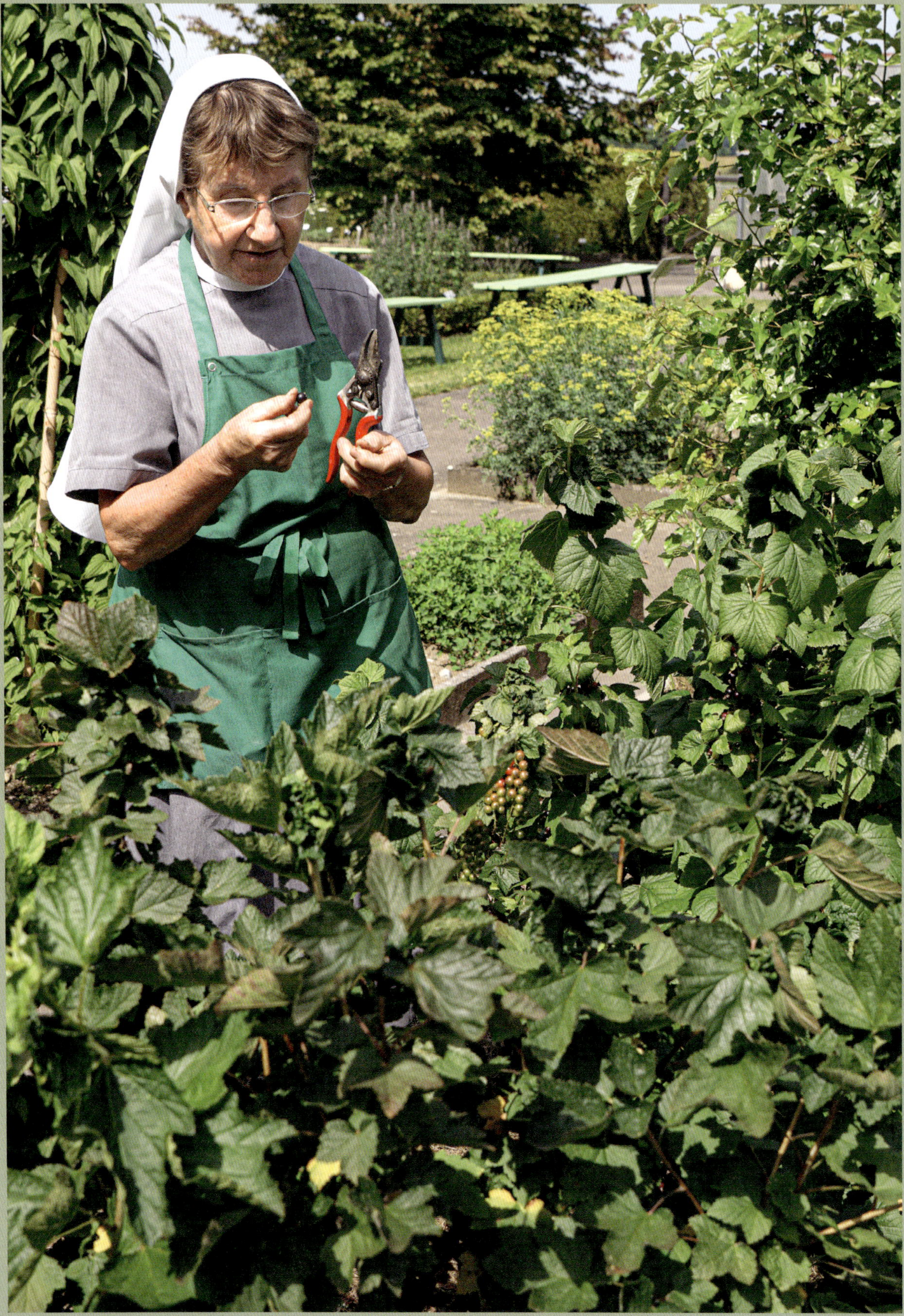

BEEREN-STARK

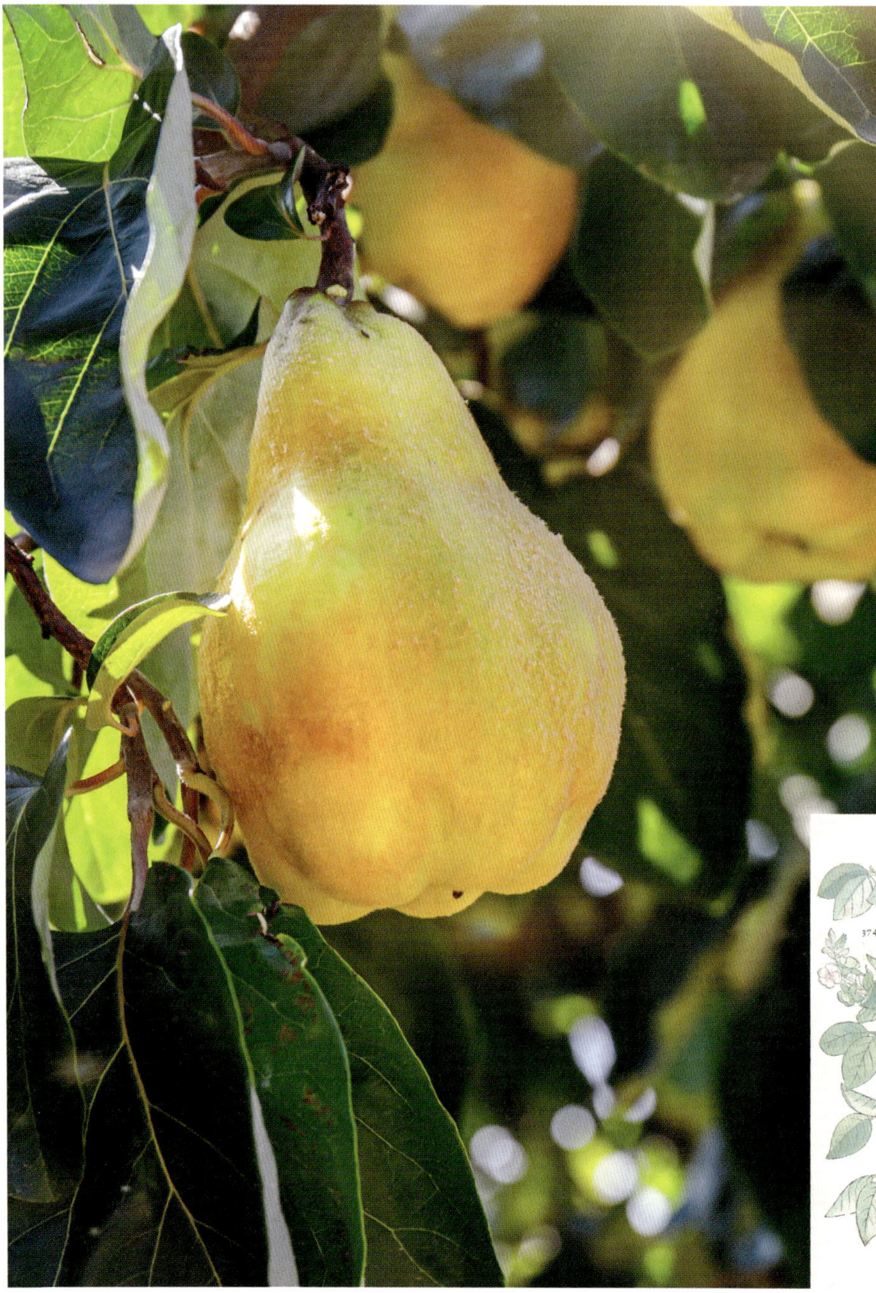

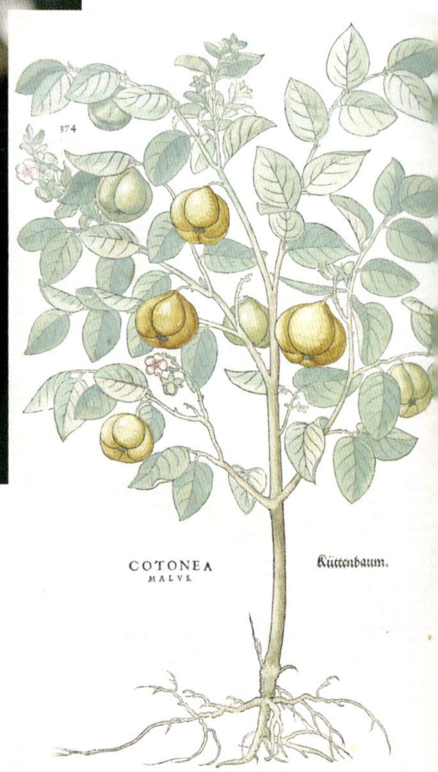

QUITTE

(CYDONIA OBLONGA)

Die magische Müllabfuhr

Inhaltsstoffe: Eisen, Kupfer, Mangan, Calcium, Kalium, Phosphor, Natrium, Zink, Gerbsäuren, Tannine, Schleimstoffe, Vitamin A und C, Fruchtsäuren und Pektine

Die Quitte, aus der Familie der Rosengewächse, gehört zu den ältesten Obstarten. Sie bildet Sträucher oder kleine Bäume. Ihre Früchte sind hundertprozentig gut für Gesunde und Kranke.

ANWENDUNG

Mit Quitten kann der Körper ein Depot von Vitaminen und Mineralstoffen anlegen. Ihre Pektine senken den Cholesterinspiegel und beugen Darmkrebs vor. Pektine binden in unserem Körper die Giftstoffe und scheiden sie aus. Quittenmus hat lindernde Wirkung bei Durchfall, zugleich beruhigt es gereizte Magen- und Darmschleimhäute. Quitten helfen bei Rheuma, Gicht, Arthrose, Arthritis und allen entzündlichen Prozessen. Außerdem senken sie hohen Harnsäurespiegel.
Die Früchte sind roh nicht zu verzehren. Sie werden verarbeitet zu Gelee, Marmelade, Mus, Saft, Quittenbrot.
Gichterkrankte Menschen können alle Zubereitungen der Quitte zu sich nehmen, denn alle Giftstoffe werden durch die Quitte bei regelmäßiger und kontinuierlicher Anwendung ausgeschieden.
Vor der Verarbeitung der Quitten werden diese für einige Zeit im Haus gelagert. Sie verströmen einen Duft, der jeden Raum erfrischt. Quittenfrüchte können bis Februar aufbewahrt werden, um täglich frische Quitten als Heil- oder Nahrungsmittel parat zu haben.

QUITTE ALS GESUNDE DELIKATESSE

QUITTEN-GELEE

Quitten waschen, vom Pelz befreien und ungeschält in Stücke schneiden. Dabei das Kerngehäuse ausschneiden und beiseite legen. Mit Wasser bedecken und ca. 2 Stunden lang weichkochen. Über Nacht ziehen lassen. Durch ein Tuch abgießen. Den so gewonnenen Saft abmessen. Pro Liter Saft 1 kg Gelierzucker zugeben und etwa 4 Minuten kochen. In heiß ausgespülte Gläser füllen und gleich verschließen.

QUITTEN-BROT

Aus dem im Sieb bzw. Tuch verbliebenen Fruchtmus wird das Quittenbrot hergestellt.
Fruchtstücke mit derselben Menge an Rohrohrzucker mischen und zusammen mit 1 EL Quittensaft fein pürieren. Auf ein Backbrett streichen und lufttrocknen. Jeden Tag 3–5 Stückchen Quittenbrot essen; damit ist die tägliche Portion an Pektin und Gerbstoffen (die magische Müllabfuhr) abgedeckt.

QUITTEN-KERNE

Bei der Zubereitung der Quitten ist eine besondere Aufmerksamkeit dem Kerngehäuse zu schenken. Die Kerne werden aussortiert, denn sie sind ein besonderes Heilmittel. Sie helfen bei Heiserkeit, bei der Überreizung der Stimmbänder. Man lutscht einige Kerne, bis die Schleimstoffe austreten. Sie legen sich wie ein Schutzfilm über die Stimmbänder. So können diese regenerieren. Auch bei Reizhusten können die Kerne angewandt werden.
Die Kerne nicht zerschneiden oder zerkauen, da sie neben den Schleimstoffen und Öl auch giftige Glykoside enthalten. Deshalb beim Verarbeiten von Quitten das Kerngehäuse immer großzügig ausschneiden und die Kerne entfernen.

Zum Gurgeln werden 1 EL Kerne in ½ bis einem ganzen Glas Wasser angesetzt. Bis zu einer Stunde ziehen lassen. Es bildet sich eine schleimige Substanz, die bei Heiserkeit und Reizhusten schnelle Abhilfe verschafft. Außerdem kann die Flüssigkeit auf gereizte Hautstellen, z. B. bei Neurodermitis, aufgetragen werden.

RÄUCHERN MIT QUITTEN

Die Früchte abreiben, um den Flaum zu entfernen. Dann mit einer Reibe die Schale abraspeln und trocknen. Mit diesen Quittenraspeln kann man experimentieren und Tannennadeln, Harz und auch Zistrose dazugeben, um damit die Räume räuchern. Keime in der Luft werden reduziert, Seele und Geist entspannt.

Nein
Möchte ich sagen mit dir
Mein Gott
Zu allem, was lähmt
Zu allem, was krank und depressiv macht
Gib mir
Kraft
Mein Gott
Dass ich nein sage
Zu allem, was blind macht
Zu allem, was die Sprache verschlägt

Nein
Möchte ich sagen mit dir
Mein Gott
Zu allem, was zerstört
Zu allem, was Angst macht
Gib mir
Kraft
Mein Gott
Dass ich nein sage
zu allem, was trennt, was schwächt
Übersetze
Mein Gott
Dein Nein in die Sprache meiner Tat
Und lass durch dieses Nein
Dein Ja hörbar werden
Mir und aller Welt

Anton Rotzetter

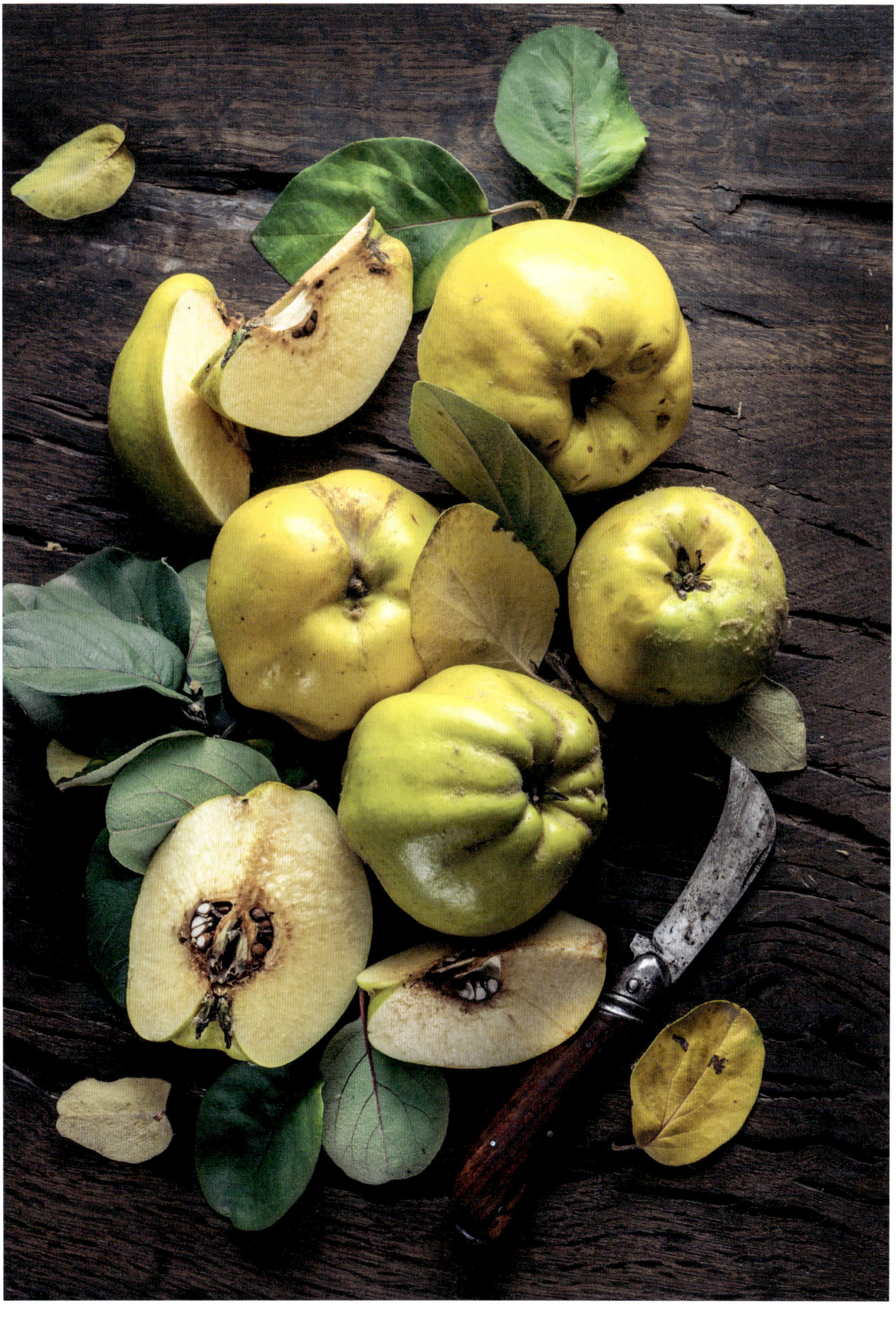

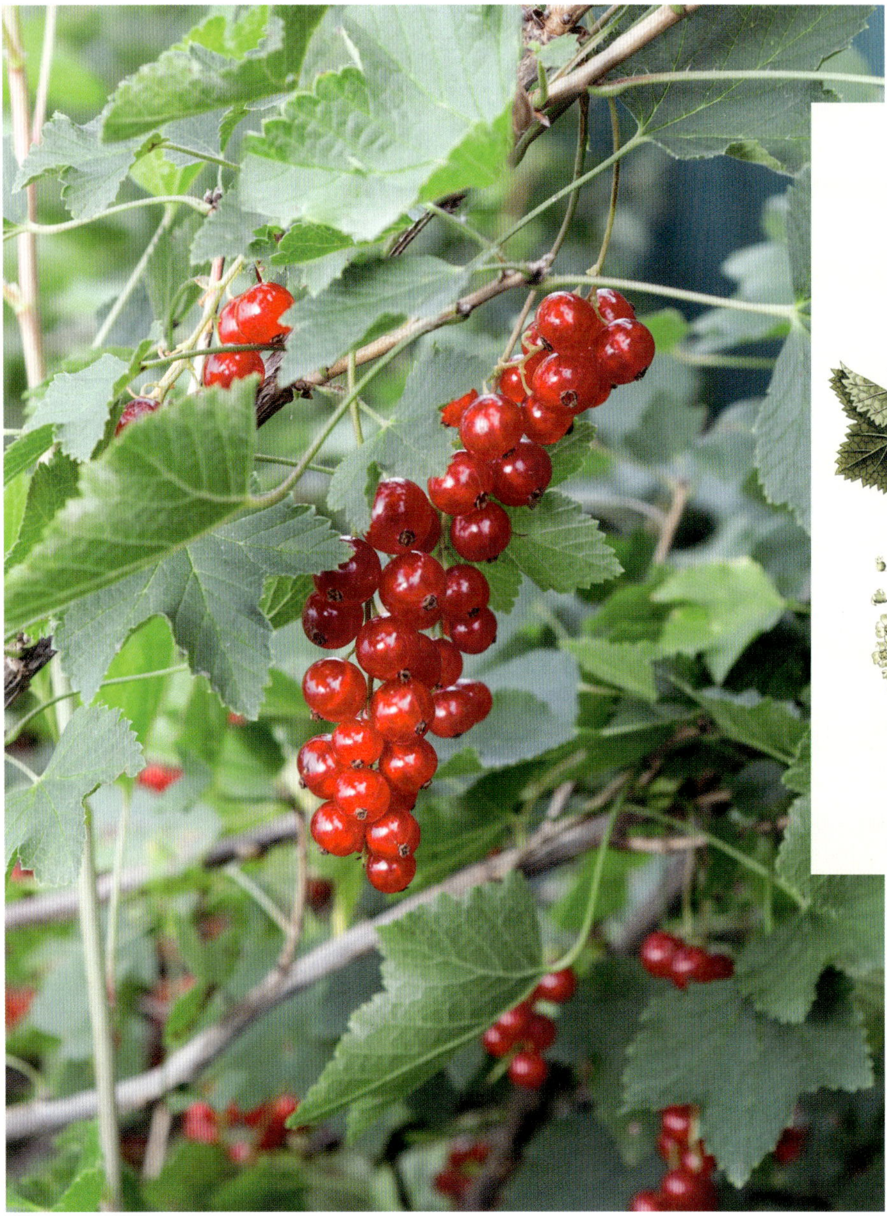

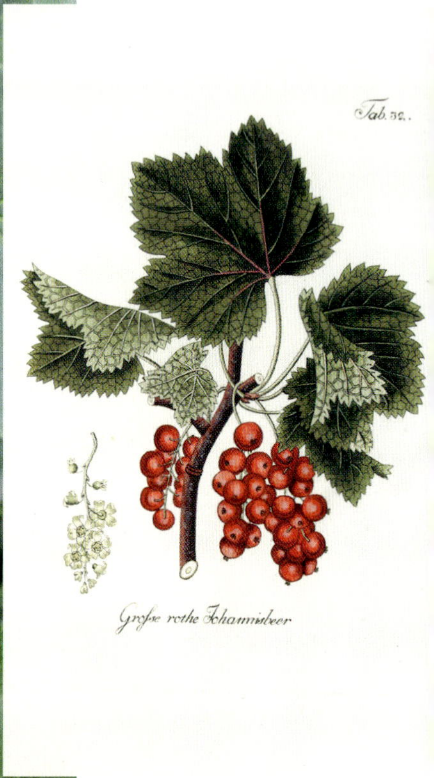

JOHANNISBEERE

ROTE JOHANNISBEERE (RIBES RUBRUM)
SCHWARZE JOHANNISBEERE (RIBES NIGRUM)

Vitamin-Bomben

Inhaltsstoffe: Mineralstoffe und Spurenelemente wie Kalium, Calzium, Magnesium, Mangan, Zink und Eisen, Vitamin C, Vitamine der B-Gruppe, Vitamin E und K sowie Provitamin A und Folsäure, hoher Anthozyan- und Flavonoid-Gehalt, Gamma-Linolensäure

Johannisbeeren gehören zur Familie der Stachelbeergewächse. Wir kennen sie in Rot, Weiß und Schwarz: Rote Johannisbeeren enthalten viele Fruchtsäuren und schmecken säuerlich; die schwarze Johannisbeere ist milder, aber dennoch herb. Die weißen Johannisbeeren sind den roten ähnlich, nur etwas süßlicher.

Johannisbeeren bestehen zu 80 % aus Wasser, Fruchtzucker und Ballaststoffen. Sie enthalten eine Menge von Mineralstoffen und Spurenelementen, vor allem Kalium, Calzium, Magnesium, Mangan, Zink und Eisen. In der Schwarzen Johannisbeere ist der Gehalt an Mineralstoffen, vor allem Eisen und Vitaminen, höher, deshalb ist sie die heilkräftigere von beiden. Beide enthalten viele organische Säuren (Zitronen-, Salizyl- und Apfelsäure), die den säuerlichen Geschmack hervorrufen. Sie sind reich an Vitaminen der B-Gruppe, Vitamin E und K, sowie Provitamin A und Folsäure. Dies hat eine positive Einwirkung auf die Blutbildung. Als Vitamin C-Bombe wird die schwarze Johannisbeere bezeichnet mit 180 mg Vitamin C pro 100 g Frucht, dagegen enthält die rote Johannisbeere 30 mg/100 g. Das Vitamin C sorgt für eine bessere Verwertung des Eisens.

Reifezeit der Beeren ist von Juni bis September. Nach der Ernte werden sie vor dem Abzupfen in handwarmem Wasser gewaschen. Nach dem Abtropfen können sie eingefroren oder eingekocht werden. Im Kühlschrank halten sie nur wenige Tage. Die Beeren lassen sich gut konservieren. Wenn auch ein Teil der Wirkstoffe durch das Kochen verloren geht, so haben die Säuren dennoch eine schützende Wirkung auf die Inhaltsstoffe. Deshalb möglichst kleine Portionen zu 100 g einfrieren und das Jahr über in Nachspeisen mischen. So kann man ihre wichtigen Inhaltsstoffe über lange Zeit genießen.

ANWENDUNG

Die blauen Farbstoffe der Beeren sind effektive Radikalenfänger, die Alterungsprozesse verlangsamen, die Augen gesund halten und Krebs und Herz-Kreislauferkrankungen vorbeugen. Außerdem wirken sie aufgrund des hohen Flavonoidgehaltes gegen Rheuma und Gicht. Der hohe Kaliumanteil wirkt entwässernd. Das wirkt sich entlastend auf entzündliche Prozesse aus. Deshalb wird eine dreiwöchige Saftkur gegen Rheuma und Gicht empfohlen. Neben den Beeren können auch die Blätter (für Tee und zum Gurgeln) verwendet werden. Mit ihren Flavonoiden, Gerbstoffen, Vitamin C und ätherischem Öl enthalten sie harn- und schweißtreibende sowie blutdrucksenkende Eigenschaften.

Der Saft der Beeren enthält wesentlich mehr Eisen als die gleiche Menge Beeren. So kann der Eisenspeicher durch den Trinkgenuss besser aufgefüllt werden. Das ist wichtig für Kinder und werdende Mütter sowie bei Blutarmut.
Durch das Trinken von Johannisbeersaft wird auch das Immunsystem aufgebaut und gestärkt. Die B-Vitamine der Beere beruhigen die Nerven und fördern die Konzentration.

JOHANNISBEERE ALS GESUNDE DELIKATESSE

JOHANNISBEER-MARMELADE

1 kg Johannisbeeren (rot oder schwarz oder gemischt) mit 500 g Gelierrohrzucker mischen. Etwa 4 Minuten kochen und gleich in heißausgespülte Gläser abfüllen.

Blütengrund

Warum blühn im Mai die Bäume,
farbenfroh, als ob man träume?
Weil vorm großen Farberwachen
Wochenlang sie gar nichts machen,

weil sie nicht durch Drehn und Wenden
sinnlos Energie verschwenden
und sich, statt sich wild zu regen,
einfach nicht vom Fleck bewegen,

weil sie wurzeln statt zu rennen,
sich und ihren Standort kennen
und in allen Lebenslagen
grade in den Himmel ragen.

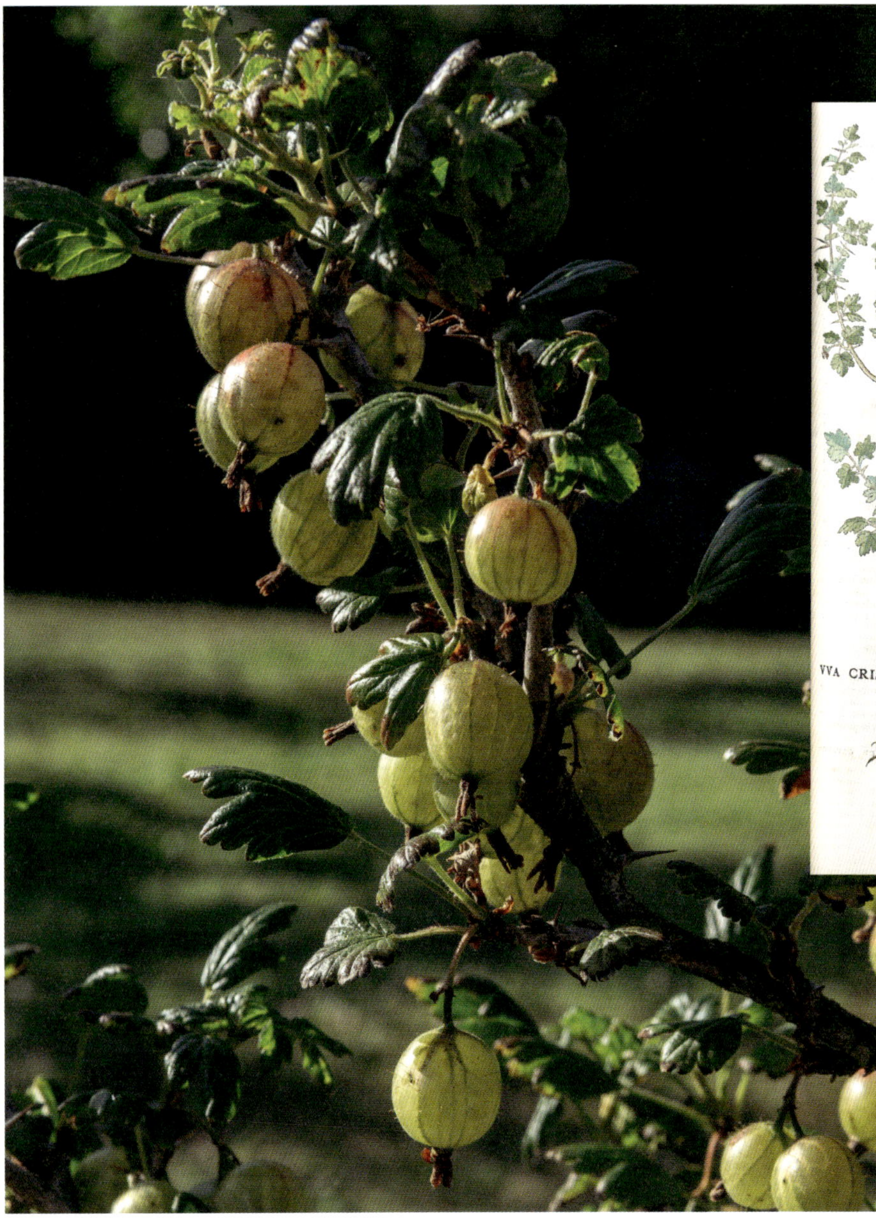

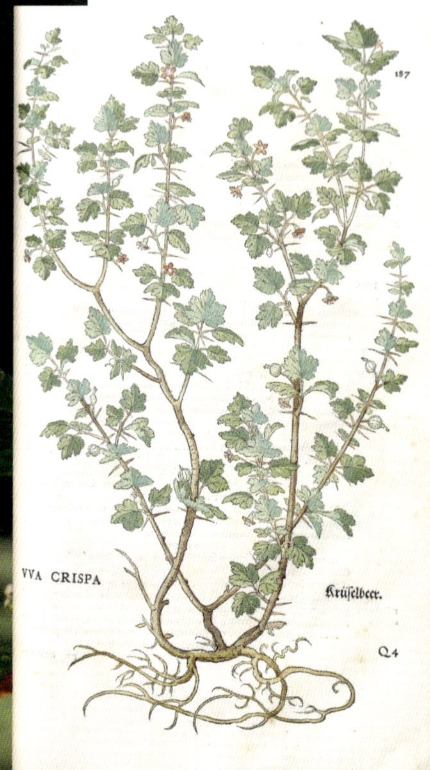

STACHELBEERE

(RIBES UVA-CRISPA)

Die unscheinbare Vitamin-C-Spenderin

Inhaltsstoffe: Vitamin A, Vitamin B1, Vitamin C, Gerbstoffe, Pektine, Kieselsäure, Beta-Carotin, Kalium, Folsäure

Erst zu Beginn des 19. Jahrhunderts erkannte man die Stachelbeere als gute Vitamin C-Spenderin. Heute gibt es zahlreiche Sorten in den Farben rot, gelb, grün und weiß. Die zahlreichen Sorten werden in Gärten gezüchtet.

Die meisten Sorten werden im Juli geerntet. Man soll sie gewaschen genießen und verarbeiten (Marmelade, Saft ...). Die Früchte sind reif, wenn die äußere Haut sich zwar noch fest anfügt, das Innere aber bereits weich ist. Besonders hoch ist der Vitamin C-Gehalt. Stachelbeeren fördern die Verdauung, wirken harntreibend und appetitanregend

ANWENDUNG

Stachelbeeren haben einen hohen Pektin-Gehalt. Deshalb gelieren sie gut und lassen sich – auch gemischt mit anderen Früchten – bestens zu Marmelade verarbeiten.

STACHELBEERE ALS GESUNDE DELIKATESSE

STACHELBEER-RHABARBER-KOMPOTT

250 g Stachelbeeren
250 g Rhabarber
50 g Zucker
1 Päckchen Vanillezucker
150 ml Apfelsaft
1 EL Speisestärke

Rhabarber schälen und in Stücke schneiden. Zusammen mit den Stachelbeeren, dem Zucker und Vanillezucker sowie dem Apfelsaft aufkochen. Die Speisestärke in 3 EL kaltem Wasser auflösen und in den Topf geben. Gut umrühren und ca. 5 Minuten bei geringer Hitze köcheln lassen. Anschließend abkühlen lassen. Das Kompott passt gut zu Eis oder Joghurt.

STACHELBEER-SIRUP

500 g Stachelbeeren
8 EL Zucker
250 ml Wasser

Stachelbeeren klein schneiden und mit Zucker und Wasser in einen Topf geben. Langsam zum Kochen bringen und weitere 15 bis 20 Minuten simmern lassen. Anschließend alles durch ein feines Sieb gießen. Der Sirup eignet sich für Limonade oder passt gut als Aperitif – 2 EL Sirup zu 100 ml Prosecco oder Sekt.

Von Franziskus wird erzählt, dass er oft stundenlang durch die Wälder Umbriens gehen konnte und mit seinen Lippen immer wieder die zwei Fragen wiederholte: „Wer bist du, Gott, für mich und wer bin ich für dich?"
Wichtige Fragen. Wer ist Gott? Wer bin ich, Mensch? Franziskus fasst sein Menschenbild zusammen in dem Wort: „Der Mensch ist das, was er vor Gott ist, nicht mehr und nicht weniger!"
Franziskus glaubt an den göttlichen Kern im Menschen, das hat ihn motiviert, immer wieder mit den Menschen neu anzufangen.

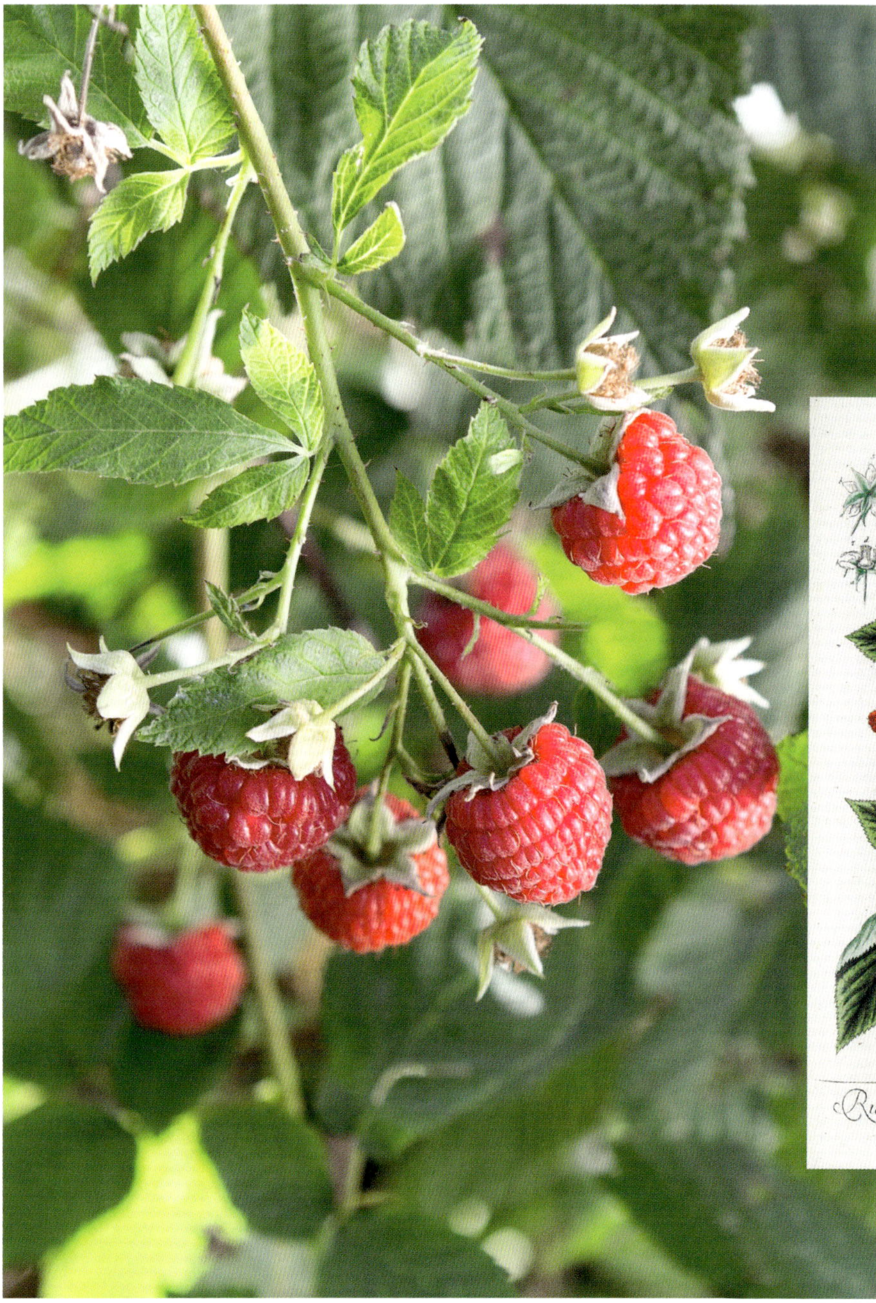

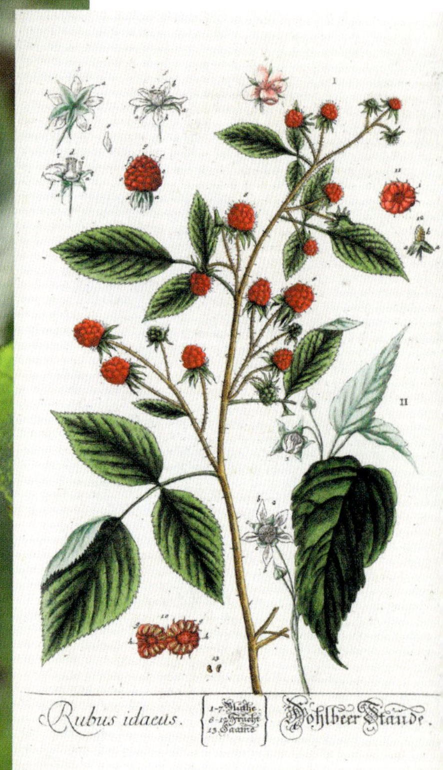

HIMBEERE

(RUBUS IDAEUS)

Die Knochenstärkerin

Inhaltsstoffe: Vitamin C, E und Vitamine der B-Gruppe, Anthocyane, Elligatannine, Eisen, Kalium, Magnesium

Himbeeren sind seit Jahrtausenden von unseren Vorfahren beliebt. Schon in der griechischen Sagenwelt sind sie beheimatet. Vermutlich wurde die Wildpflanze im Mittelalter in Gärten kultiviert und gezüchtet. Vor allem die Klöster nahmen sich der süßen Beerenfrüchte an und pflegten sie in ihren Obstgärten.

Die Beeren reifen im Juli und August. Die Beeren sind sofort nach dem Ernten zu verarbeiten.
Verwendet werden junge Triebspitzen, Blätter und Früchte, auch als Saft.

ANWENDUNG

Himbeerfrüchte sind außerordentlich gesund: 100 g enthalten 25 mg Vitamin C sowie reichlich Vitamin E und Vitamine der B-Gruppe (B5 und B6). Diese haben eine wichtige Funktion für das Nervensystem und die Abwehrkräfte. Außerdem enthalten die Früchte Eisen, Kalium, Magnesium, Anthocyane und verschiedene Frucht-, Zitronen- und Apfelsäuren. Die Anthocyane und Elligatannine erweisen sich als tüchtige Radikalenfänger , haben eine stärkende Wirkung gegen Herz-Kreislauf- und Krebserkrankungen und fördern die Knochenstärkung. Deshalb ist die Himbeere die Beere für Frauen, um Osteoporose vorzubeugen.

Junge Triebspitzen und frische Himbeerblätter schmecken roh im Salat und geben getrocknet einen ausgezeichneten Tee. Die gerbstoffhaltigen Blätter werden frisch und getrocknet bei Durchfall und Entzündungen im Mund- und Rachenraum eingesetzt.

HIMBEERE ALS GESUNDE DELIKATESSE

CHIA-PUDDING MIT HIMBEEREN

60 g Chia
400 ml Kokosdrink
200 g Himbeeren

Chia und Kokosdrink zusammen in einer Schüssel vermengen und mindestens 15 Minuten – besser über Nacht – im Kühlschrank ziehen lassen. Die Himbeeren vor dem Servieren hinzufügen. Chia enthält besonders viel Eisen und Magnesium. Der Chia-Pudding ist eine gute Frühstücksalternative zum klassischen Birchermüsli.

HIMBEER-MILCHSHAKE

400 g Himbeeren
1 Banane
500 ml kalte Milch oder Haferdrink
2 EL Ahornsirup
2 EL Zitrone

Banane in Stücke schneiden und zusammen mit den Himbeeren, der Milch, dem Ahornsirup und der Zitrone in einen Mixer oder in einem hohen Gefäß mit einem Pürierstab fein pürieren. Anschließend in Gläser füllen und kalt genießen.

HIMBEERESSIG

150 g Himbeeren
250 ml Weißweinessig
1 EL Honig

Eine Flasche oder ein Glas heiß ausspülen und Himbeeren, Honig und Essig einfüllen. Mindestens 2 Wochen an einem kühlen und dunklem Ort (Kühlschrank oder Keller) ziehen lassen. Den Essig durch ein feines Sieb abgießen und umfüllen.

Ich gehe an einen Marktstand, in einen Supermarkt, der Gemüse und Kräuter verkauft – oder in einen Garten, in dem verschiedene Pflanzen wachsen.
Meine innere Wahrnehmung richtet sich auf meine Nase, auf das Schnüffeln und Riechen. Was rieche ich? Ist es ein Zusammen von Verschiedenem, das ich nicht unterscheiden kann – oder rieche ich das eine oder andere heraus?
Ich gehe zu einzelnen Kräutern und rieche. Ich kann auch mit meinen Fingern die Gräser und Kräuter kurz in die Hand nehmen, etwas mit den Fingern an ihren Blättern reiben, sodass der Geruch an meinen Fingern hängt. Ich nehme den Geruch der Kräuter wahr, in all ihrer Unterschiedlichkeit.
So nehme ich die Welt durch die Nase wahr.

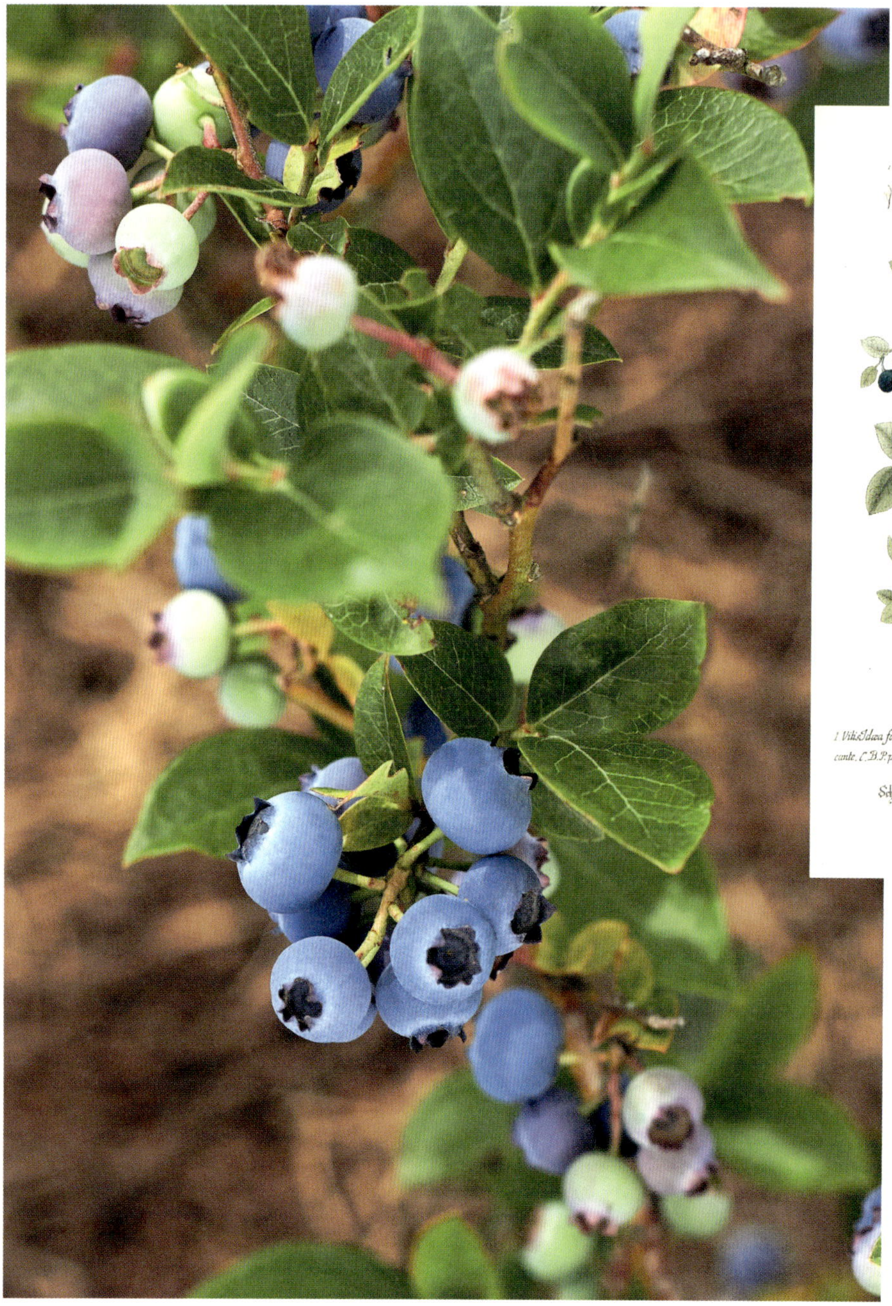

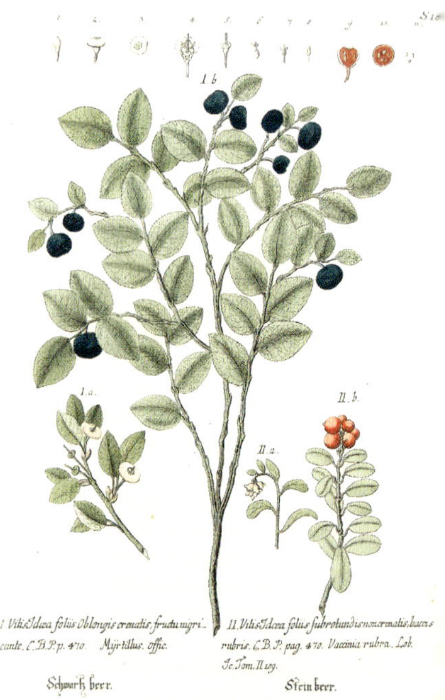

HEIDELBEERE

(VACCINIUM MYRTILLUS)

Die blaue Kraft

Inhaltsstoffe: Blätter: Gerbstoffe, organische Säuren, Farbstoffe, Pektine, Flavonoide
Früchte: Vitamin A (Beta-Carotin), Vitamin C, Vitamin E, Anthocyan, Mineralstoffe, Spurenelemente

Die in ganz Europa vorkommende Beere wurde schon sehr frühzeitig von Bauern gesammelt. Hildegard von Bingen empfahl im 12. Jahrhundert die getrockneten Beeren bei Darmbeschwerden.

ANWENDUNG

Von frischen Beeren sagt man, dass sie in großen Mengen leicht abführend wirken, getrocknete Beeren sind ein stopfendes Hausmittel bei Durchfall. In manchen Gegenden galten die am Jakobitag (25. Juli) gepflückten Beeren als besonders beruhigend und heilend. Die Heidelbeere wird heute in vielen Ländern kultiviert.
Die Heidelbeere ist eine typische Waldpflanze. Sie kann auch im Garten an halbschattigen Standorten angebaut werden.

Die Beeren werden von Juli bis Spätsommer gepflückt, frisch gegessen, auch als Beigabe zu Süßspeisen, oder verarbeitet zu Marmelade, Sirup, Saft, Likör... Sie können auch einlagig getrocknet werden.

Blaubeeren gelten aufgrund der enthaltenen Gerbstoffe, Flavonoide und Vitamine als sehr gesund. Der große Gehalt von Vitamin E schützt vor Zellschädigung. Der hohe Gehalt von Anthocyal von durchschnittlich 650 mg pro 100 g der Waldheidelbeere ist für die Netzhaut der Augen wirksam. Er verbessert das Nacht- und Dämmerungssehen. Deshalb haben Piloten, die nachts fliegen mussten, früher vor dem Abflug Heidelbeeren gegessen. Heidelbeeren werden auch als vorbeugende Wirkung gegen Krebs angewendet. Außerdem enthalten die Beeren wertvolle Polyphenole, die die Gefäße schützen und Herz- Kreislauferkrankungen vorbeugen.
Besonders führen sie zu einer Verbesserung der Blutzuckerwerte, haben einen positiven Einfluss auf den Cholesterinstoffwechsel und eine Verbesserung der Gedächtnisleistung.
Die Blätter enthalten das antibakteriell wirksame Arbutin, das bei Harnwegsinfektionen eingesetzt wird sowie bei Diabetes und hohem Blutdruck.
Auch in den Knospen ist dieser Wirkstoff enthalten.
Mangan und Brom sind in hohem Maße in den Blättern enthalten.

HEIDELBEERE ALS GESUNDE DELIKATESSE

BIRCHERMÜSLI MIT HEIDELBEEREN

6 EL Haferflocken
1 EL Rosinen
Abrieb einer Zitrone
1 geriebener Apfel
200 ml Milch
100 g Joghurt
200 g Heidelbeeren
2 EL gehackte Haselnüsse
2 EL Kürbiskerne

Haferflocken, Rosinen, Abrieb der Zitrone und den geriebenen Apfel in eine Schüssel geben und mit der Milch vermengen. Alles am besten über Nacht im Kühlschrank durchziehen lassen. Vor dem Servieren Joghurt, Heidelbeeren, Nüsse und Kerne unterheben.

Lied der Erde

Ich bin von der Erde.
Sie ist meine Mutter. Sie gebar mich mit Stolz.
Sie zog mich auf mit Liebe. Sie wiegte mich am Abend.
Sie schob den Wind herbei und ließ ihn singen.
Sie errichtete mir ein Haus aus schönen Farben.
Sie nährte mich mit den Früchten ihrer Felder.
Sie belohnte mich mit ihrem Lächeln.
Sie hielt mich in Zucht durch die Kürze meiner Zeit.
Und am Ende wenn ich mich danach sehne, fortzugehen,
wird sie mich umarmen für alle Ewigkeit.

Eine zeitgenössische Indianerin, in Jörg Zink, Atem der Welt

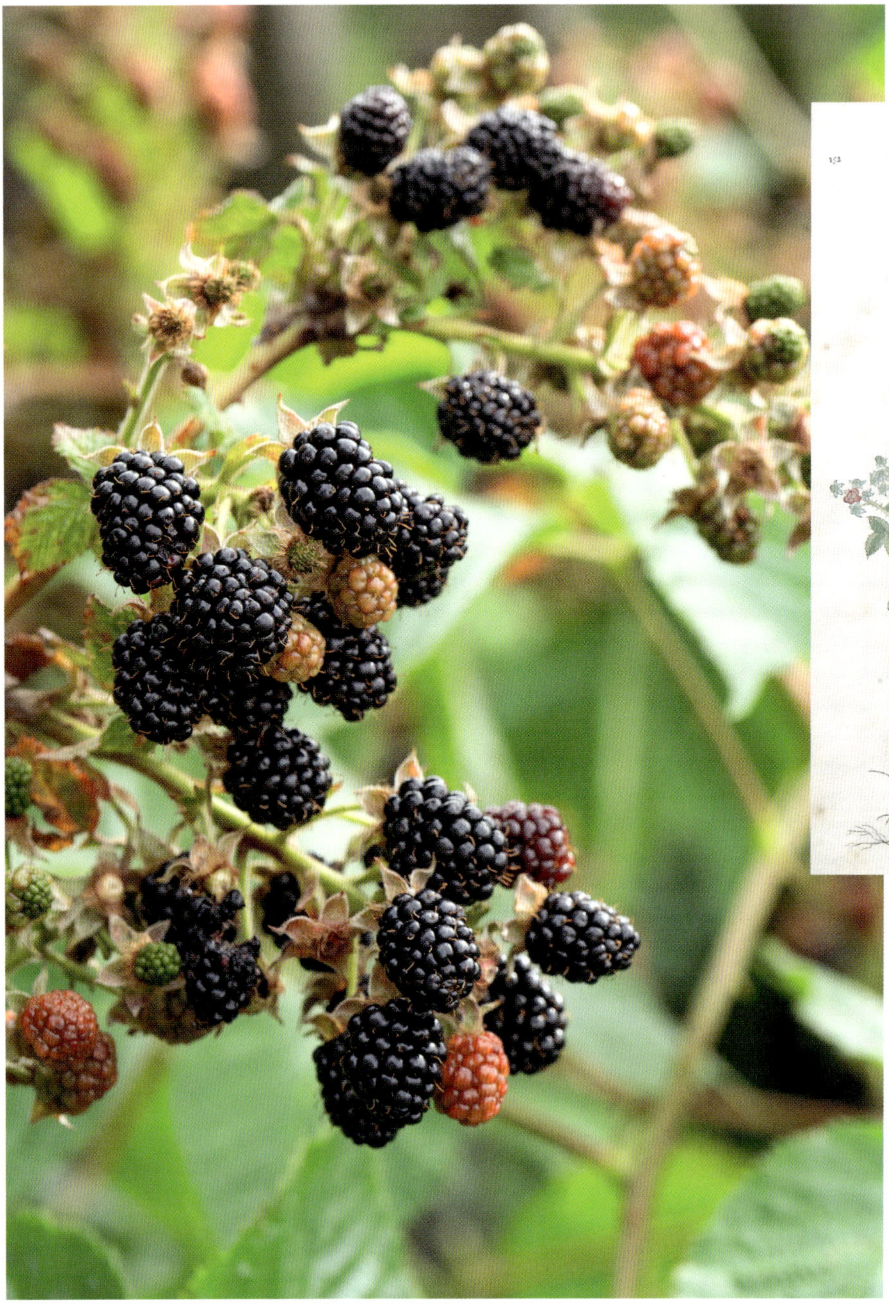

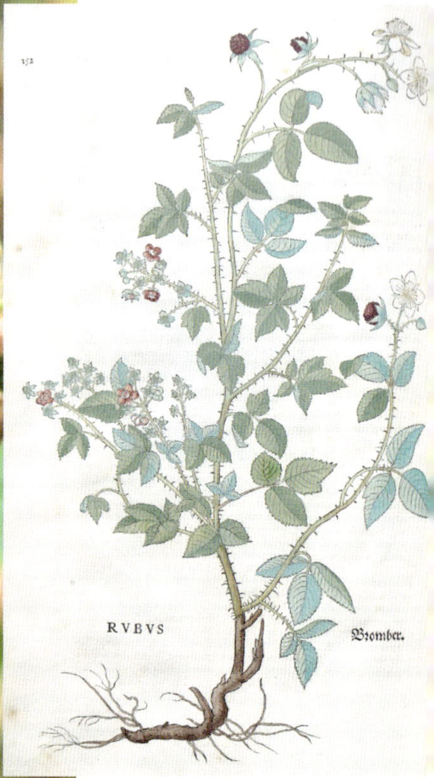

BROMBEERE

(RUBUS FRUTICOSUS)

Die Gefäßschützerin

Inhaltsstoffe: Gerbstoffe, Flavonoide, Vitamin E, Anthocyan, Polyphenole
Blätter: Arbutin, Mangan, Brom

Brombeeren gehören zur großen Familie der Rosengewächse. Sie wachsen in sonnigen bis halbschattigen Lagen, an Waldrändern oder als Wildhecken.

Im April kann man die jungen Blätter ernten. Sie eignen sich kleingehackt für Salate oder für die Zubereitung von Spinat. Auch kann man einen schmackhaften Tee damit zubereiten. Aufgrund des Gerbstoffgehaltes besitzen die Brombeerblätter stopfende und entzündungshemmende Eigenschaften. Man verwendet sie auch bei Schleimhautentzündungen im Mund- und Rachenraum.

Ab Mai beginnt die Blüte. Die Blüten eignen sich für einen feinen Tee.

August bis September erntet man die Früchte. Nur reife und tiefschwarze Beeren, die sich leicht ablösen lassen. sind zu ernten. Die Beeren müssen sofort verarbeitet oder eingefroren werden.

Die Brombeerfrüchte sind kleine Vitaminbomben. Sie liefern vor allem Vitamin A (Beta-Carotin), welches unter anderem für den Sehprozess wichtig ist, Vitamin C und das Vitamin E, das vor Zellschädigung schützt. Die Beere hat einen beachtlichen Anthocyangehalt von ca. 170 mg/100 g Beeren. Diese schützen uns vor den freien Radikalen, die unsere Zellen schädigen und zu Krebs führen können. Die enthaltenen Anthocyane haben eine gefäßschützende Wirkung.
Die Beeren enthalten spezielle Farbstoffe, Mineralstoffe, Spurenelemente und bioaktive Stoffe und Ballaststoffe.

Brombeeren erhöhen die Widerstandskraft gegen Erkältungskrankheiten. In der Volksmedizin gilt erwärmter Brombeersaft als gutes Mittel gegen Heiserkeit.

Beide Arten, die wildwachsende wie die Gartenbrombeere, können verwendet werden. Bei den Blättern ist es ratsam, nur die Gartenbrombeere zu verwenden, um eine Verwechslung auszuschließen.

Sebastian Kneipp empfiehlt, vollreife Beeren zu trocknen und das Pulver gegen Durchfallerkrankung einzunehmen. Das in den Beeren enthaltene Anthocyan kann Bakterien binden.

BROMBEER-HIMBEER-TEE

20 g Blätter (zu gleichen Teilen Brombeer- und Himbeerblätter) mit 250 ml nicht mehr kochendem Wasser übergießen und zugedeckt 10 Minuten ziehen lassen. Danach kann man den Tee mit Honig und Zitrone süßen.

BROMBEERE ALS GESUNDE DELIKATESSE

GEBACKENE BROMBEEREN

50 g Mehl
50 ml Wasser
1 Ei
1 TL Vanillezucker
1 EL Zucker
200 g Brombeeren
ca. ½ l Öl zum Ausbacken
Puderzucker
1 Prise Salz

Eiweiß mit einer Prise Salz aufschlagen. Für den Backteig Mehl mit Zucker, Vanillezucker, Eigelb und Wasser mischen, bis ein glatter Teig entsteht. Anschließend das Eiweiß darunterheben. Öl in einem Topf vorsichtig erhitzen. Die Brombeeren in dem Backteig wenden und im heißen Öl einzeln goldbraun ausbacken. Mit Puderzucker bestäuben.

BROMBEERE-MOUSSE

300 g Brombeeren
4 EL Zucker
Abrieb einer Zitrone
400 g Joghurt
200 ml Sahne
2 Blatt Gelatine

Brombeeren mit Zucker und Zitronenabrieb in einem Topf aufkochen und 5 Minuten köcheln lassen. Anschließend passieren, sodass ein Brombeermus entsteht. Dieses erkalten lassen. Sahne steif schlagen. Gelatine nach Packungsanweisung einweichen und mit 2 EL Joghurt verrühren. Brombeermus, Joghurt und Gelatine gut vermengen und die Sahne zum Schluss vorsichtig unterheben. Im Kühlschrank mindestens 2 bis 3 Stunden kaltstellen.

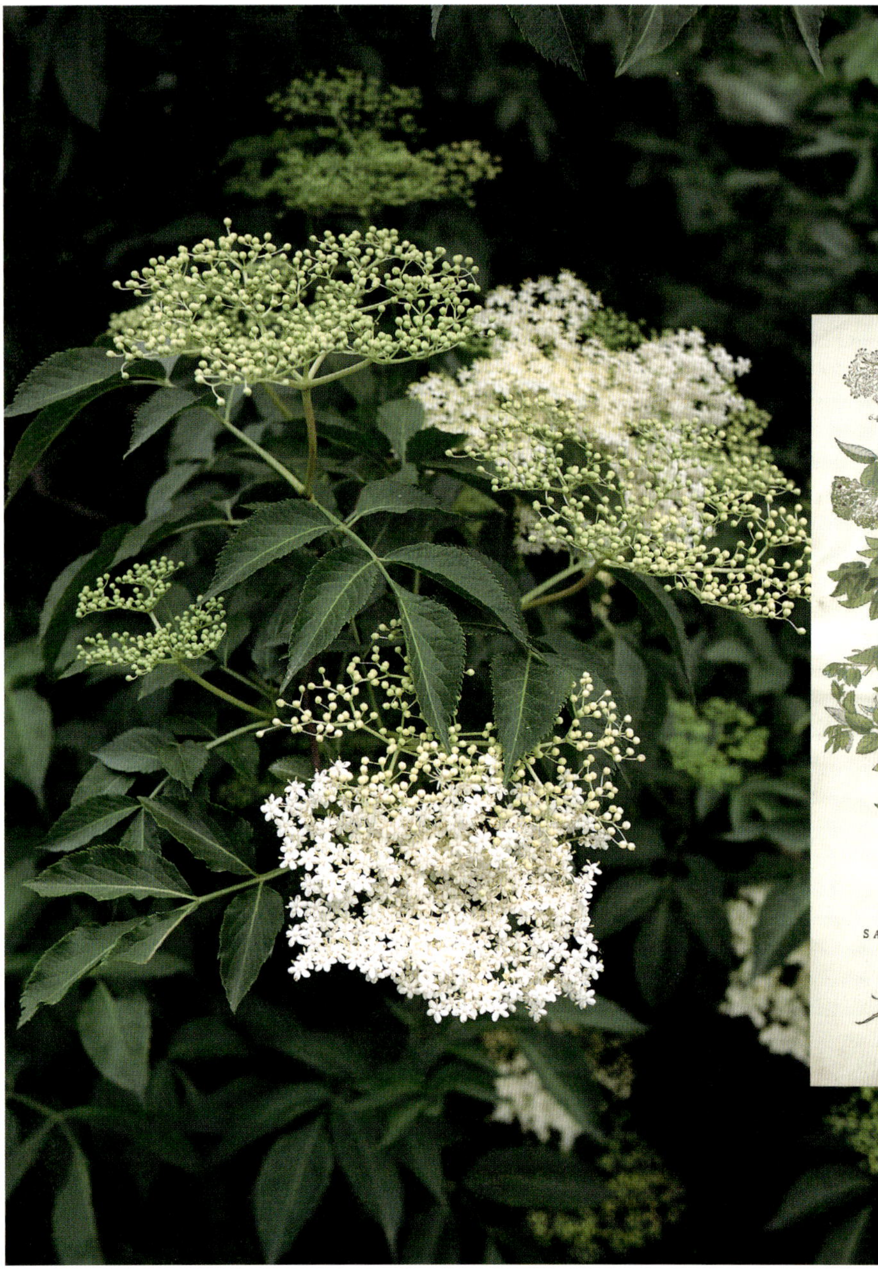

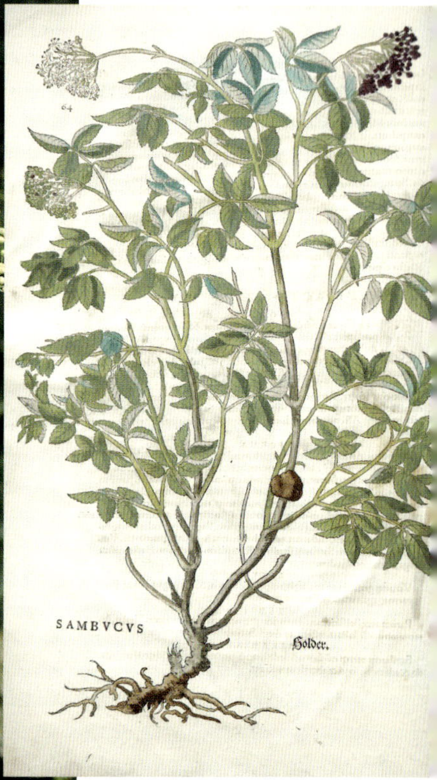

HOLUNDER

(SAMBUCUS NIGRA)

Der heilkräftige Baum

Inhaltsstoffe: Blüten: ätherische Öle, Flavonoide
Beeren: Beta-Carotin, Vitamin E, Vitamin B3 und B6, Vitamin C, Kalium, Eisen, Zink, Kalzium, Magnesium, Anthocyane

Der Holunder war in früheren Zeiten ein wichtiger Haus- und Schutzbaum. So sagt ein alter Spruch: „Ein Holunder am Haus erspart den Arzt." Der heilkräftige Baum war einst die Hausapotheke der Bauern. Vom Holunderbaum wird alles verwendet: die Rinde, das Mark, die Blüte und die Beere.

ANWENDUNG

Die Holunderblätter wirken harntreibend.

Im Frühjahr wird die Holunderblüte verwendet. Die duftenden Blüten enthalten ätherische Öle und Flavonoide. Sie wirken schweißtreibend, fiebersenkend, schleimlösend und stärken die Abwehrkräfte. Pfarrer Kneipp wendet Blätter und Blüten bei fiebrigen Erkältungskrankheiten und Rheumatismus an.

Die Holunderbeeren sind ein wahres Gesundheitselixier. Sie stecken voller gesundheitsfördernder Substanzen. Sie enthalten sehr viel Beta-Carotin und Vitamin E (beide sind bei der Infektabwehr beteiligt), die Nervenvitamine B3 und B6 sowie Kalium und Eisen, welches für die Blutbildung wichtig ist. Ein beachtlicher Anteil wird bei den als Antioxidantien bekannten Anthocyanen erreicht, durchschnittlich 750 mg je 100 g Beeren. Das ist das 11-fache der Himbeere. Diese Inhaltstoffe sind zellschützend, antiviral, immunstimulierend, antidiabetisch und antientzündlich. Holunderbeeren lindern Rheuma, Gicht und Ischias und wirken aufgrund ihrer harntreibenden Wirkung bei Blasen- und Nierenbeschwerden. Holunder wirkt bei Hautkrankheiten ausleitend und entzündungshemmend. Getrocknete Beeren kaut man bei Durchfall. Die Beeren müssen vor dem Verzehr unbedingt erhitzt werden. Sie werden verarbeitet zu Saft, Gelee, Chutney oder zum Aromatisieren von Essig, Punsch oder Likör. Der herbe Geschmack lässt sich mit Birnen, Äpfeln, Zwetschgen verfeinern.

Holunder stärkt das Immunsystem. Um Erkältungskrankheiten vorzubeugen, trinkt man 4–6 Wochen lang täglich zwei bis drei Tassen Holunderblüten-Tee oder mindestens 100 ml Holundersaft.
Bei akuten Erkrankungen (Husten, Halsschmerzen, Fieber) erwärmt man 250 ml kalten Saft mit 250 ml Wasser, Honig, Zitrone oder Zimt und trinkt bis zu 3 Tassen am Tag.

HOLUNDERBLÜTEN-TEE

Dafür trocknet man Holunderblüten: Auf Küchenpapier die Blüten nebeneinanderlegen und an einem warmem, aber nicht sonnigen Ort auslegen, bis sie getrocknet sind.
1 TL getrocknete Blüten mit 200 ml nicht mehr kochendem Wasser übergießen und zugedeckt 15 Minuten ziehen lassen.

HOLUNDERBEEREN-TEE

1 EL getrocknete Holunderbeeren in ca. 150 ml kaltes Wasser geben, kurz aufkochen und bedeckt 5–10 Minuten ziehen lassen. Anschließend abgießen und je nach Geschmack mit Honig süßen.

HOLUNDER ALS GESUNDE DELIKATESSE

HOLUNDERKÜCHLE

10 bis 12 Holunderblütendolden sanft abwaschen. Einen Pfannkuchenteig herstellen aus 150 g Mehl, 3 Eiern, 200 ml Milch, 200 ml Mineralwasser, 1 Prise Salz, 1 Päckchen Vanillezucker (nach Geschmack).
In einer Pfanne 4 EL Sonnenblumenöl erhitzen. Die Blütendolden einzeln in den Teig tauchen und dann im heißen Öl ausbacken.

HOLUNDERBLÜTEN-SIRUP

Dafür erntet man die Blütendolden, wenn sie in voller Blüte sind. Nicht waschen, sondern nur ausschütteln, damit keine Insekten in den Blüten bleiben.
15 Holunderblüten in 1 l Wasser geben und 24 Stunden ruhen lassen. Dann absieben und das Wasser mit 1 kg Rohrzucker oder weniger und dem Saft von 2 Zitronen oder mit 25 g Zitronensäure aufkochen. In Flaschen abfüllen und an einem kühlen Ort lagern. Mit Mineralwasser aufgegossen und einem Minzeblatt dekoriert ergibt sich ein wunderbar erfrischendes Getränk!

HOLUNDERMUS

500g Holunderbeeren
300 g säuerliche Äpfel
50 g Roh-Rohrzucker
1 Prise Salz
Ein Stück Bio-Zitronen-Schale
1/8 l Milch
1 TL Mehl oder Speisestärke

Äpfel schälen, das Kernhaus entfernen und in Scheiben schneiden. Holunderbeeren und Äpfel in der Milch dünsten. Salz, Zucker und Zitronenschale zugeben. Mit Milch angerührte Speisestärke unter die Beeren-Apfel-Milch geben und kurz aufkochen.
Ein wunderbarer Nachtisch oder eine Beilage zu frisch gekochten Kartoffeln.

HOLUNDERLIMONADE

25 Holunderblütendolden
400 g Zucker
3 Bio-Zitronen
10 l Wasser
½ l Weinessig oder 30 g Zitronensäure

Die Holunderblütendolden in einen großen, heiß ausgespülten Steintopf oder Eimer geben, mit dem Zucker bestreuen und mit den in feine Scheiben geschnittenen Zitronen belegen. Das Wasser und den Weinessig darüber gießen. Den Topf mit einem Tuch gut zubinden und an einen warmen, sonnigen Platz stellen. Wenn nach ca. 4 Tagen die Gärung einsetzt, das Ganze durch ein Leinentuch abgießen und in Sprudelflaschen abfüllen, die nicht beschädigt sein dürfen. Die Limonade kühl stellen und nach 8 Tagen probieren.

Stellen Sie sich im Lauf des Tages immer wieder einmal ganz bewusst hin,
mit beiden Füßen fest auf dem Boden, geraden und lockeren Knien, aufrecht.
Die Arme und Hände locker fallen lassen:
einfach da sein, aufrecht, aufgerichtet stehen
und nachspüren, was das für mich bedeutet: zu mir stehen,
vor Gott aufrecht stehen dürfen, ansprechbar sein!
Stehen und sich anschauen lassen – von Gott.
Stehen und sich anscheinen lassen – von der Sonne.
Stehen und sich berühren lassen – vom Wind.

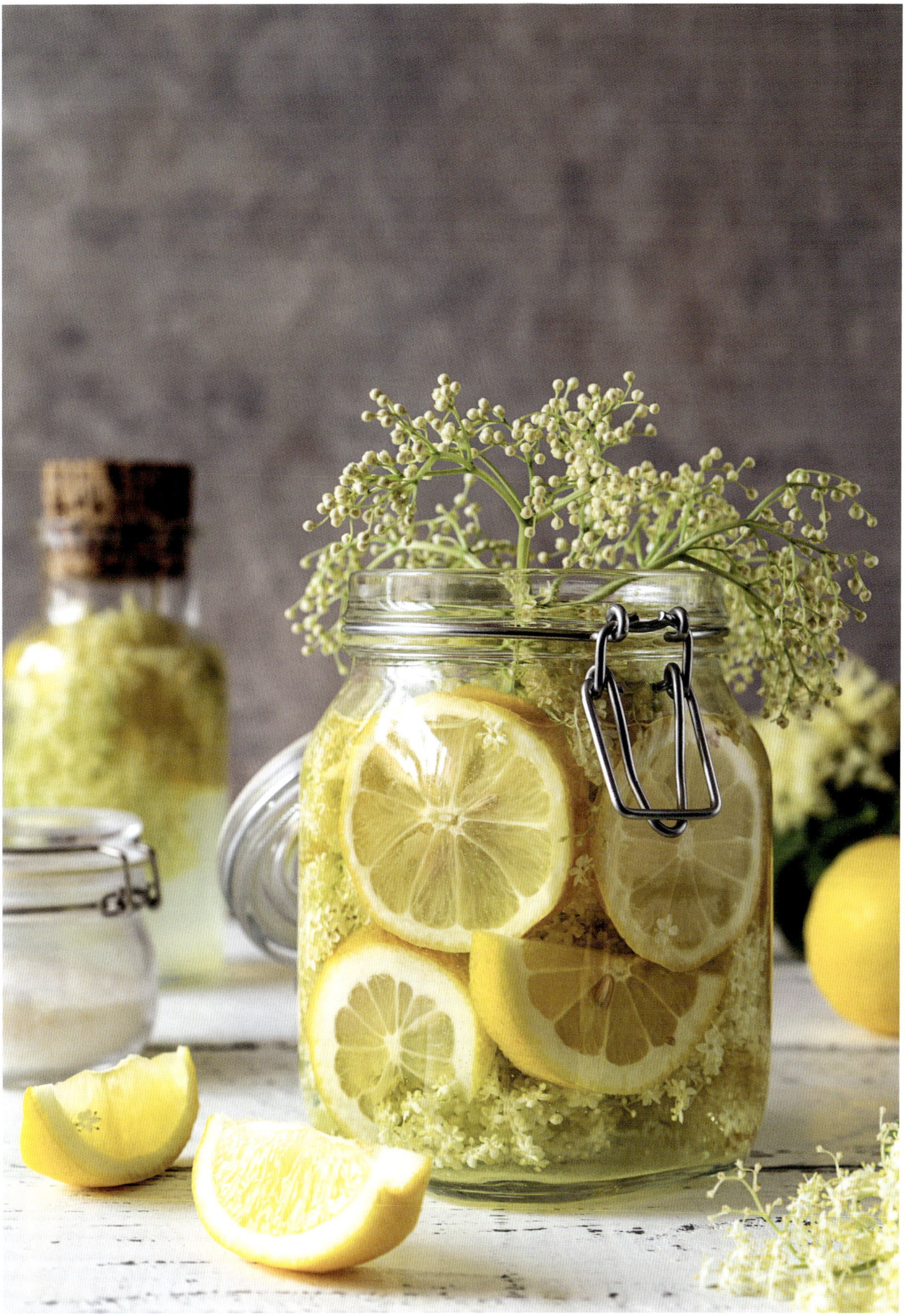

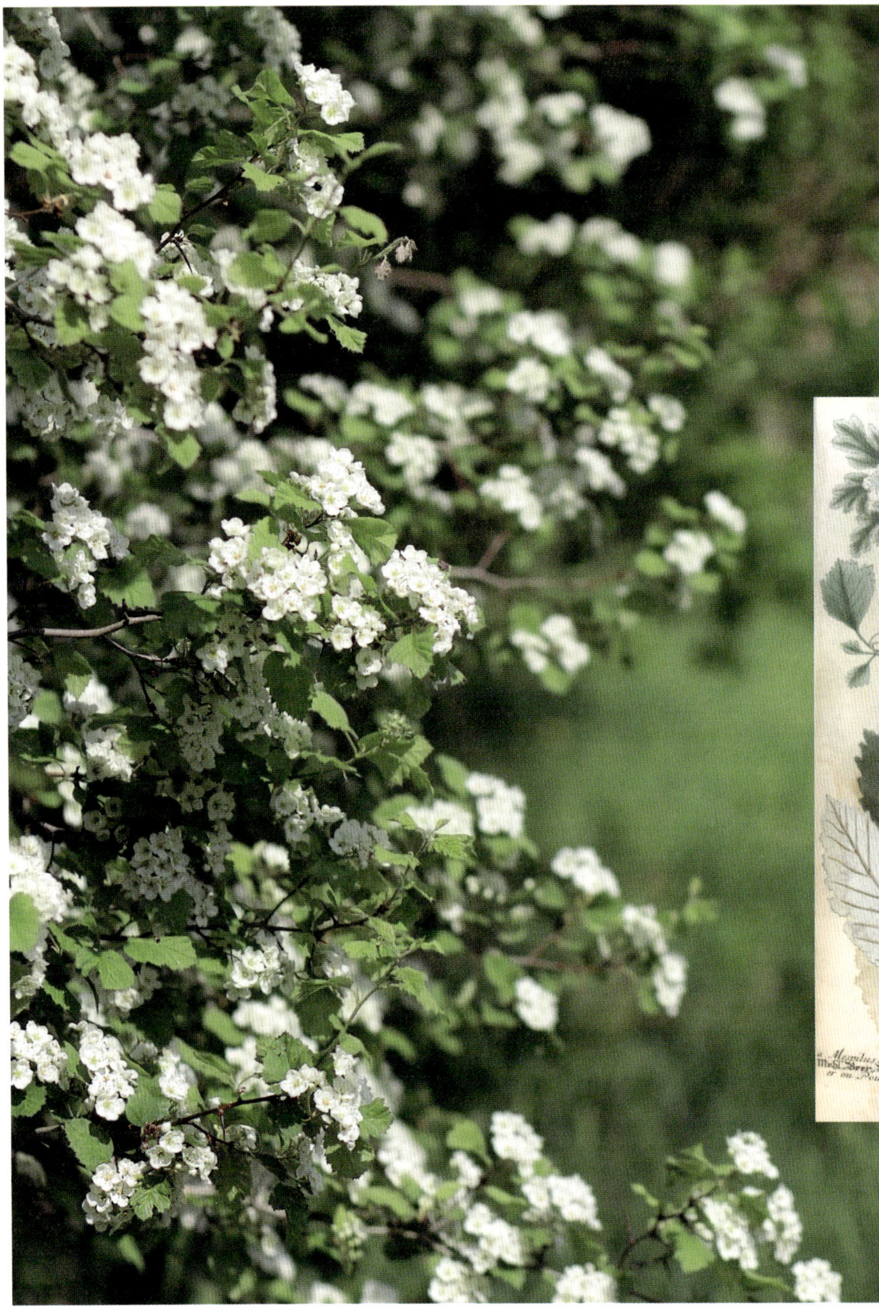

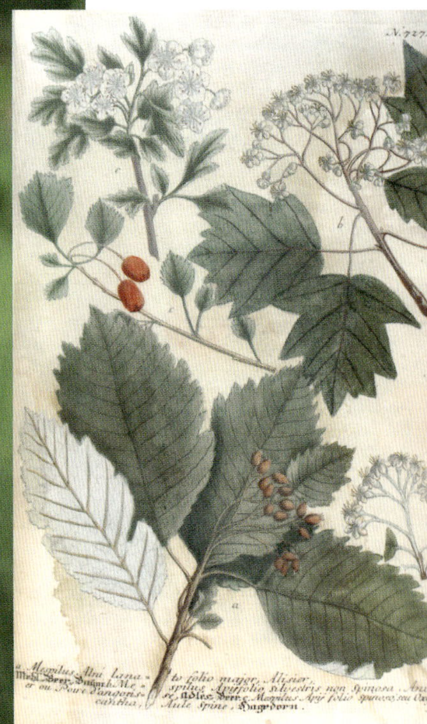

WEISSDORN

(CRATAEGUS MONOGYNA)

Heiler des Herzens

Inhaltsstoffe: Flavonoide, Procyandine, Acetylcholin, Phenolcarbonsäure, Sterole, Gerbstoffe, Histamin und Vitamin C

Crataegus stammt vom griechischen „Kratoios", das bedeutet fest, stark. Nicht nur das Holz ist fest und stark, auch seine Schutzwirkung auf die Menschen, besonders das Herz. Ab August/September reifen leuchtend rote Früchte. Roh gegessen schmecken sie mehlig und kaum süß. Verwendet werden Blüten, Blätter und Beeren.

ANWENDUNG

Der Vitamin C-Gehalt liegt mit 20–40 mg/100 g knapp unter dem der Zitrone. Der hohe Gehalt an Procyandinen und Flavonoiden wirkt stark antioxidativ. Somit sind sie gute Radikalenfänger.
Weißdorn ist in der Anwendung frei von Nebenwirkungen und kann über einen längeren Zeitraum eingenommen werden. Weißdorn verbessert die Durchblutung der Herzkranzgefäße, steigert die Kraft und Leistung des Herzmuskels, stabilisiert den Herzrhythmus, unterstützt die Nachbehandlung des Herzinfarkts und reguliert den Blutdruck. Bei beginnender Herzschwäche und vor allem beim sogenannten Altersherz wird zu Weißdorn gegriffen, ebenso zur Nachbehandlung von schweren Infektionskrankheiten wie Grippe. Weißdorn beugt der Verkalkung der Herzkranzgefäße vor.
Weißdorntee wird bei Herz- und Kreislaufproblemen, Bronchitis, Nervosität und Wechseljahrproblemen getrunken.
Gut schmecken die Früchte, wenn man sie mit anderen Früchten wie Äpfel, Birnen, Pflaumen oder Brombeeren zu Marmelade, Mus, Gelee oder als Zutat zu Getränken (Tee) oder Süßspeisen verarbeitet.

WEISSDORN-TEE

2 TL getrocknete Blätter, Beeren und Blüten mit 250 ml nicht mehr kochendem Wasser zugedeckt 20 Minuten ziehen lassen. Empfehlenswert sind 3 Tassen täglich.

FRÜCHTETEE MIT WEISSDORN

Je ein Teil kleingeschnittene Weißdornfrüchte, Holunder- und Heidelbeeren mit etwas geriebener Zitronenschale und etwas Lebkuchengewürz mischen und trocknen lassen. Für eine Kanne Früchtetee 2 EL Teemischung mit kochendem Wasser übergießen und 15 Minuten zugedeckt ziehen lassen. Nach Geschmack mit Honig oder Agavensirup süßen.

HERZWEIN MIT WEISSDORN

1 Handvoll reifer, roter Weißdorn-Früchte anquetschen und mit 1 Handvoll Weißdornblüten und -blätter, 5 Teelöffel Melissenblätter, 3 Teelöffel Herzgespann (Leonurus cardiaca) in 2 Liter Rotwein zum Kochen bringen, 20 Minuten ziehen lassen und abgießen.
Den abgekühlten Wein mit 2–4 EL Honig aromatisieren. Likörgläschenweise einnehmen (1–2 Gläschen am Tag).

HERZLIKÖR MIT WEISSDORN

200 g Weißdornbeeren, 1–2 Handvoll Melissenblätter, 1 Zimtstange, 100 g Kandiszucker, 700 ml Wodka (32%) in ein Glasgefäß füllen. 6 Wochen ziehen lassen, abgießen. Danach noch 3 Monate ruhen lassen, täglich 1–2 Likörgläschen genießen.

WEISSDORN-TINKTUR

50–100 g Weißdornblüten und -blätter mit 500 ml 60–70%igem Alkohol in ein Glas geben. Die Blätter müssen dabei ganz bedeckt sein. Glas verschließen und an einen warmen Ort stellen (nicht an die pralle Sonne!). Gelegentlich schütteln und nach 3 Wochen abgießen. Den Alkoholgehalt auf 40% reduzieren (Tabelle s. Internet). Davon 3 x täglich 15-25 Tropfen mit der Mundschleimhaut aufnehmen. Evtl. mit Wasser nachtrinken.

Gott, du hast uns die Früchte der Erde gegeben, dass wir sie genießen und davon leben. Sie sind köstlich und nähren uns. Lass uns in ihnen nicht nur ihren Nährwert und ihren Geschmack schätzen, sondern das Wunder sehen, das sich in allem Geschaffenen verbirgt. Lass uns darum dankbar mit den Gaben der Schöpfung umgehen und gib uns die Sorgfalt, dass wir unsere Erde und alles, was auf ihr wächst und lebt, schützen und erhalten.

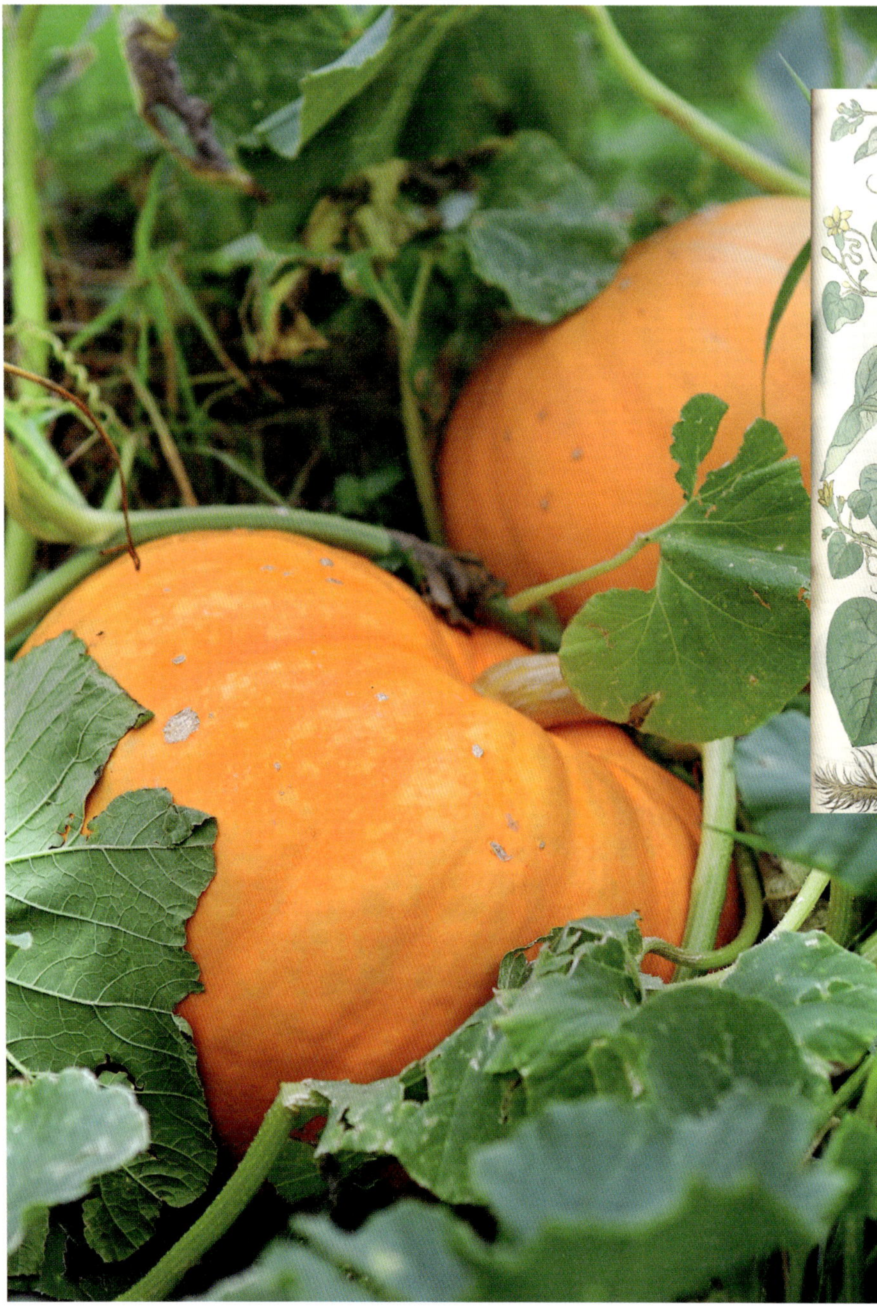

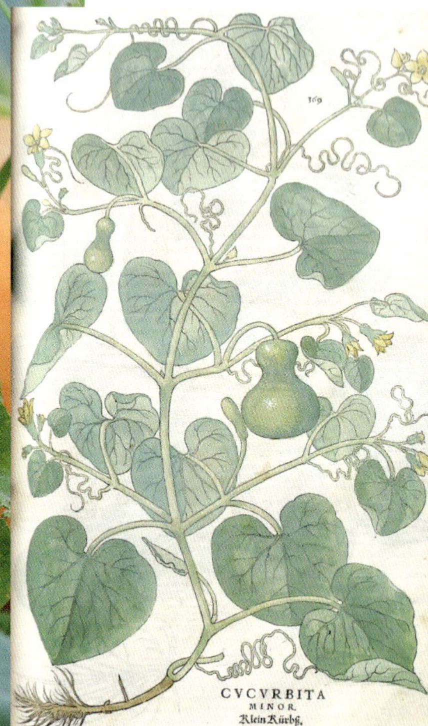

KÜRBIS

(CUCURBITA)

Die große Beere

Inhaltsstoffe: Kürbisfleisch: reich an Vitamin A, B und C, Mineralien
Kerne: Phytosterine, Vitamin E, Magnesium, Selen und Carotinoide

Der orangefarbene Farbstoff der Kürbisse weist auf das Provitamin A hin, das sogenannte Beta-Carotin, das der Krebsentstehung entgegenwirkt, indem es freie Radikale beseitigt. Kürbisse sind eine Wohltat für Gesunde und Kranke.

ANWENDUNG

Kürbisfleisch ist kalorienarm, reguliert den Säure- und Basenhaushalt. Kürbisse eignen sich gut für einen Entschlackungstag. In der Volksheilkunde wird Kürbis gegen Übelkeit in der Schwangerschaft eingesetzt.
Kürbissamen normalisieren die Funktion der Muskulatur von Blase und Prostata, helfen bei Reizblase, Blasenschwäche und gutartigen Prostatawucherungen. Sie wirken entzündungshemmend, antioxidativ und haben einen hormonbremsenden Einfluss auf die Prostata.
Kürbiskerne sind vielseitig einsetzbar und sollten regelmäßig in unsere Nahrung eingebaut werden. Zur Gesundheit jeden Tag einen Esslöffel Kürbiskerne knabbern! Den Salat mit Kürbiskernöl anmachen – das stärkt das Immunsystem. Kürbiskerne einsetzen bei Blasen- und Nierenbeschwerden, bei Blasenschwäche, Reizblase oder auch bei Bettnässen. Immer dort, wo die Harnausscheidung angeregt werden soll, ist es ratsam, täglich eine Handvoll Kürbiskerne zu knabbern. Gleichzeitig werden dadurch Ödeme und Wasseransammlungen im Körper ausgeschwemmt. Kürbiskerne enthalten ca. 35 % fettes Öl und Eiweiß. Kürbiskerne werden weltweit geschätzt als heilsame Unterstützung im Frühstadium gutartiger Prostatavergrößerungen, denn sie greifen bremsend in den Hormonstoffwechsel der Prostata ein, wirken gleichzeitig abschwellend und entzündungshemmend. Wer regelmäßig Kürbisgerichte zu sich nimmt, kann eine positive Wirkkraft auf die Prostataentwicklung erzielen. Außerdem senken sie einen erhöhten Cholesterinspiegel im Blut.
Kürbiskernöl schmeckt gut, ist leicht verdaulich und für den Körper hochwertig. Es ist ein gutes Wundheilmittel bei rissiger Haut und Verbrennungen.

Geh zu einer Quelle, einem Springbrunnen, einem Fluss oder Bach und betrachte einfach das Fließen.

KÜRBIS ALS GESUNDE DELIKATESSE

KÜRBISSUPPE

Kürbisfleisch in Gemüsebrühe weichkochen. Mixen und mit Sahne abschmecken. Mit Blütenpfeffer, Koriander und Piment würzen.

KÜRBISKUCHEN MIT HONIG

400 g Hokkaidokürbis
150 g Butter
100 g Zucker
8 EL Honig
4 Eier
200 g Mehl
1 Päckchen Backpulver
80 g Joghurt
Puderzucker zum Bestreuen

Kürbis grob würfeln und bei 200 °C (Umluft) im Backofen garen. Abkühlen lassen und mit einer Gabel zerdrücken. Butter und Zucker cremig rühren, anschließend nacheinander Honig, Kürbis und Eier hinzufügen. Zum Schluss Mehl und Backpulver sowie Joghurt hinzugeben und alles zu einem glatten Teig verrühren. Teig in einer Kastenform ca. 1 Stunde bei ca. 170–180 °C backen. Mit Puderzucker bestreuen.

KÜRBIS-KARTOFFEL-SUPPE

1 kleiner Hokkaidokürbis
300 g Kartoffeln
1 Zwiebel
2 EL Olivenöl
1 L Gemüsebrühe
100 ml Sahne
Pfeffer, Salz
2 EL Kürbiskernöl

Kürbis, Kartoffeln und Zwiebeln grob würfeln und in Olivenöl anschwitzen. Mit Gemüsebrühe ablöschen und ca. 25 Minuten köcheln lassen. Den Topf vom Herd nehmen, die Suppe pürieren und passieren. Nochmals erhitzen und die Sahne hinzufügen. Mit Salz und Pfeffer abschmecken. Vor dem Servieren mit Kürbiskernöl beträufeln.

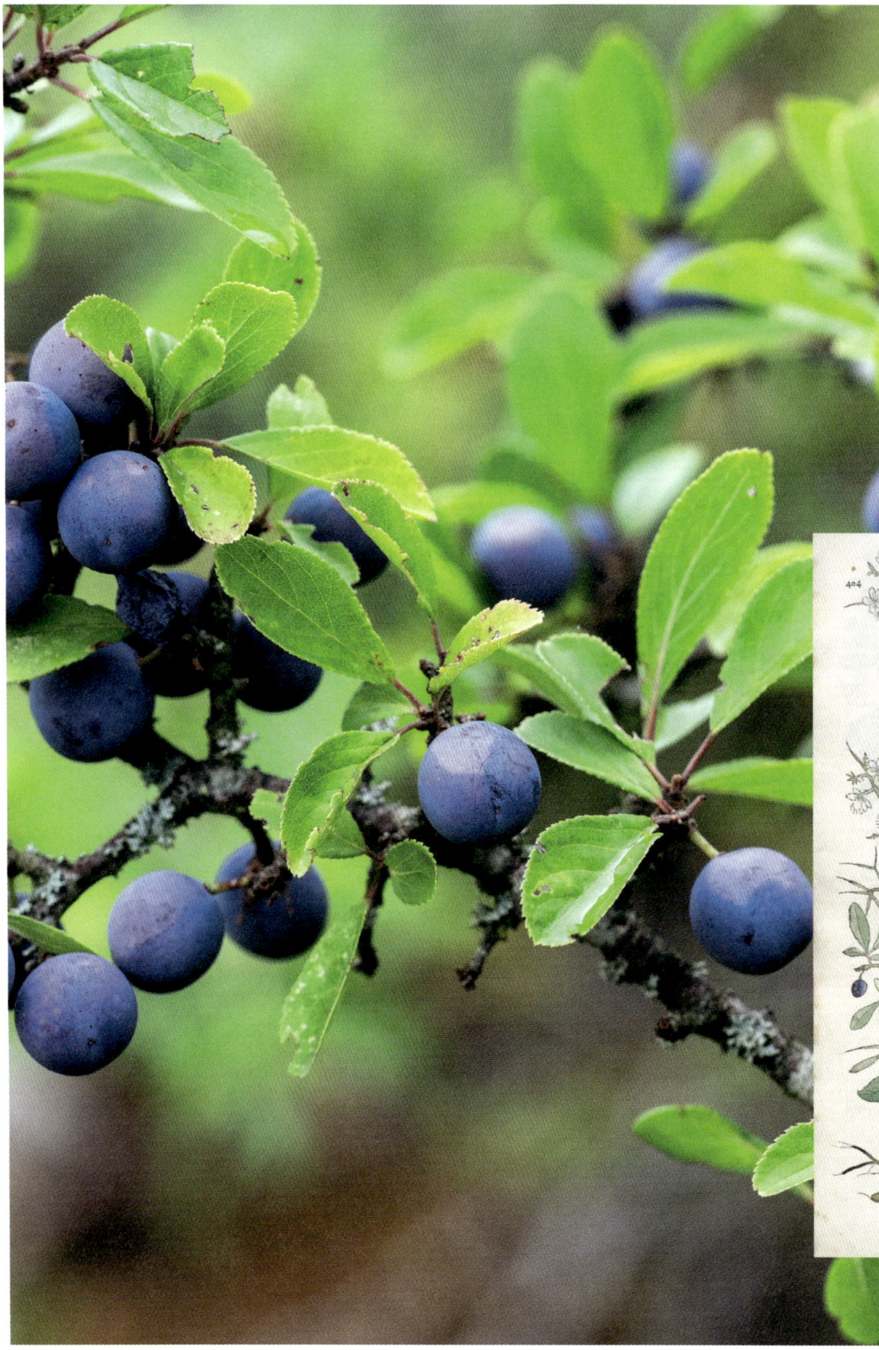

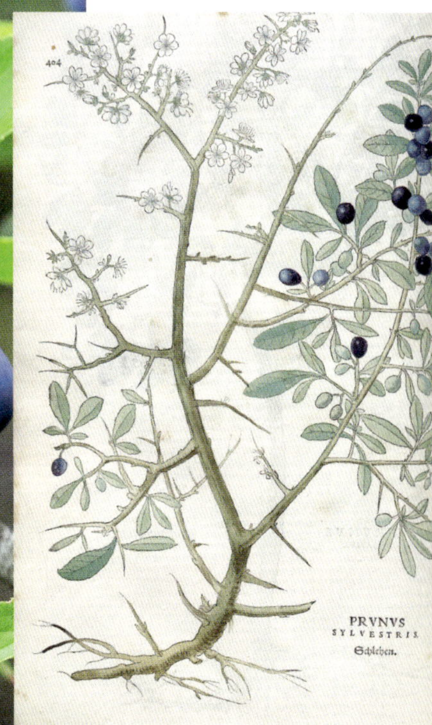

SCHLEHE

(PRUNUS SPINOSA)

Die TOP – Wildfrucht

Inhaltsstoffe: Vitamin A und C, Gerbstoffe, Fruchtsäuren, Pektin und Mineralien

Schlehen sind von alters her eine wichtige Schutzpflanze. Sie wurden zur Abgrenzung des eigenen Geländes gepflanzt, um mit ihren Dornen wilde Tiere und Räuber vom Eindringen abzuhalten. So finden sich die Büsche vor allem an Wegrändern oder Ackergrenzen. Um die Gartenbeete vor Hunden und Katzen zu schützen, legt oder steckt man Schlehenzweige und Weißdornzweige um das Beet herum.

ANWENDUNG

Schlehenfrüchte sind ein allgemeines Stärkungsmittel – nach schwerer Krankheit und Grippe. Die dunkelblauen Beeren werden bei Erbrechen und Durchfall verabreicht. Der höchste Wirkstoffgehalt ist in den vollreifen Früchten. Deshalb sollte man sie nicht vorher ernten. Mit der Herbstfrucht Schlehe kann man sich wegen ihres hohen Vitamin-C-Gehalts bestens auf den Winter vorbereiten. Dafür kaut man einfach immer wieder eine Frucht (ohne Kern!).

Getrocknete Schlehen sind adstringierend, hervorragend bei Zahnfleischbluten und Entzündungen, Durchfall oder Magenbeschwerden, kräftigen die Abwehr, regen den Appetit an.

Aus den Blüten der Schlehe lässt sich ein wohlschmeckender Tee bereiten. Er kann als Frühjahrskur und zur Kräftigung nach Krankheit täglich getrunken werden. Außerdem wirkt er bei Verstopfung. Pfarrer Kneipp verwendete ihn vor allem als unschädliches Abführmittel, das auch für Kinder geeignet ist.

SCHLEHENBLÜTEN-TEE

1 TL Schlehenblüten (frisch oder getrocknet) mit 250 ml nicht mehr kochendem Wasser übergießen und 5–7 Minuten ziehen lassen.

SCHLEHEN-TINKTUR

50 g Schlehen mit 500 ml Doppelkorn ansetzen. Jede Schlehe vorher anstechen. Die Beeren müssen vollständig bedeckt sein. Glas verschließen und an einen warmen Ort stellen. Immer wieder durchschütteln. Nach 3 Wochen abgießen und in kleine Fläschchen umfüllen.

Je nach Statur täglich dreimal 15–30 Tropfen einnehmen. Eine Kur von 3 Wochen dient der Entgiftung des Organismus.

Du lässt Gras wachsen für das Vieh und Pflanzen für den Ackerbau des Menschen, die er anbaut, damit er Brot gewinnt von der Erde und Wein, der das Herz des Menschen erfreut, damit er das Angesicht erglänzen lässt mit Öl und Brot das Herz des Menschen stärkt.

(Ps 104,15-15)

SCHLEHEN ALS GESUNDE DELIKATESSE

SCHLEHEN-LIKÖR

Schlehen mit 38%igem Alkohol und Kandiszucker ansetzen. Jede einzelne Schlehe vorher anstechen, damit ihre Inhaltsstoffe besser austreten können. Der Alkohol muss eine Fingerbreite höher als die Beeren sein. Glas schließen und mindestens 6 Wochen an einem warmen Ort ziehen lassen.

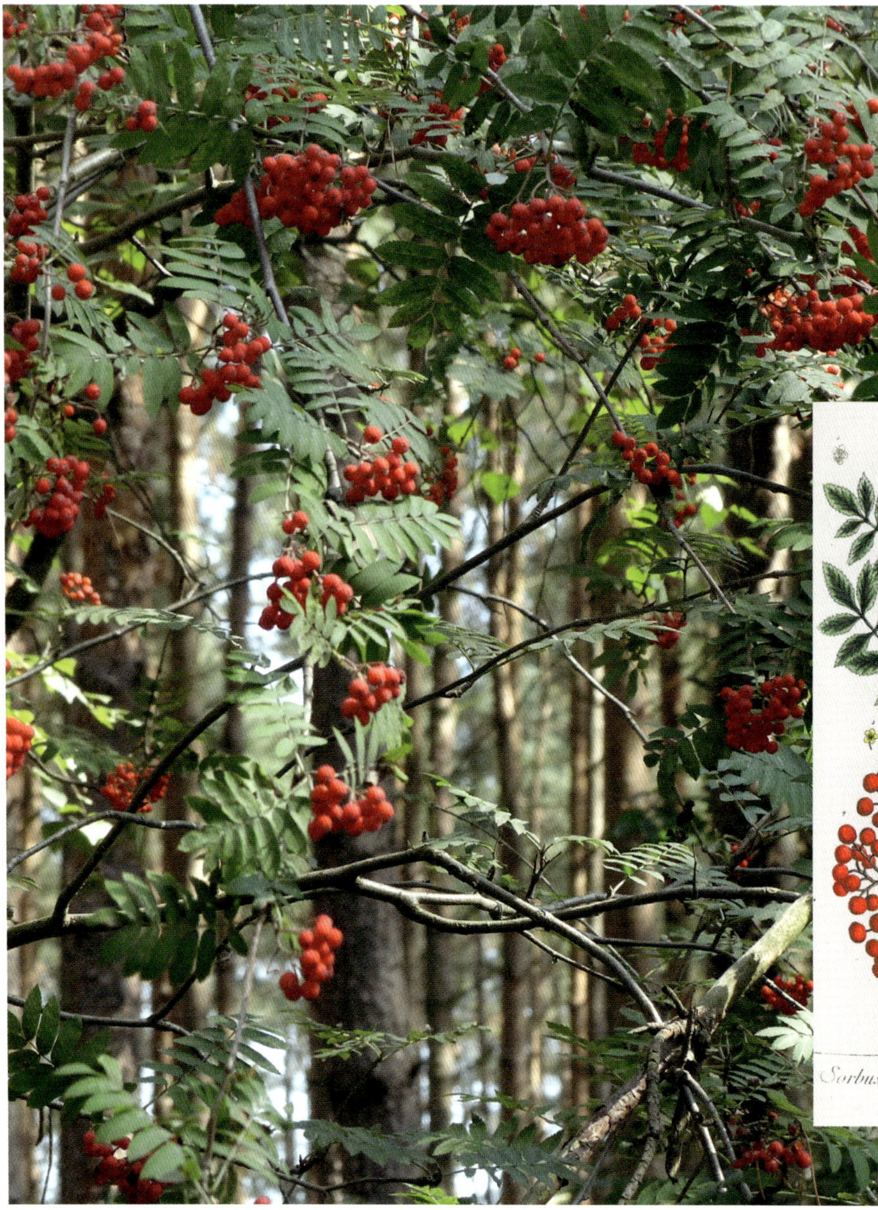

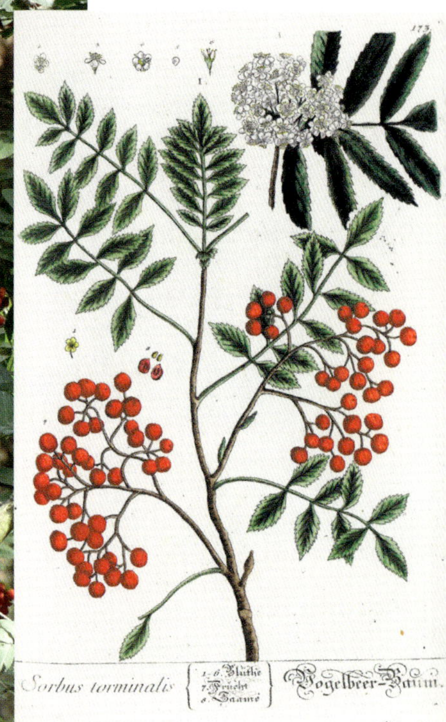

EBERESCHE – VOGELBEERE

(SORBUS AUSCUPARIA)

Erste Hilfe für erschöpfte Wanderer

Inhaltsstoffe: Vitamin C, Parasorbinsäure, Biophenole, Carotinoide, Anthocyane

Hartnäckig hält sich das Gerücht, Ebereschenfrüchte seien giftig. Doch sie schenken sogar höchst lebendige Kraft.

Roh allerdings sind sie – abgesehen von der Mährischen Eberesche – nur in kleinen Mengen genießbar, da sich in den Wildfrüchten Parasorbinsäure befindet, die zu Übelkeit, Erbrechen und Durchfall führen kann. Kochen oder trocknen wir die Früchte, so wandelt sich die Parasorbinsäure in die gut verträgliche Sorbinsäure. Sorbit ist ein wertvoller Zuckerersatz für Diabetiker. Aber auch sonst haben es die korallroten Fruchtzwerge in sich: 100 g Beeren enthalten bis zu 100 mg Vitamin C – das ist mehr als bei Zitronen. Das Vitamin, das die Abwehrkräfte steigert, die Eisenresorption fördert und die Tumorbildung hemmt, wird umgewandelt von sogenannten Biophenolen, die es zum Teil unbeschadet durch den Marmeladekochvorgang bringen und im Körper auch noch die Aufnahmefähigkeit für Vitamin C fördern.

ANWENDUNG

Der medizinische Gebrauch der Ebereschenbeeren als stopfendes, zusammenziehendes Mittel geht auf Hippokrates zurück.
Karl der Große empfahl den Anbau der Eberesche zu medizinischen und kulinarischen Zwecken, Pfarrer Künzle (20. Jh.) gab einen Absud der Beeren bei Heiserkeit zum Gurgeln, auch infolge von Überanstrengung: „Sie lösen den zähen Schleim von den Stimmbändern und halten diese geschmeidig."
Eberesche reinigt Lunge und Rippenfell.

Tee aus Eberesche ist in allen Variationen ein wirkungsvolles Heilmittel:
Ein Blüten-Heißaufguss hilft bei Bronchitis, Husten und bei Lungenentzündung. Der wirkungsvolle Teil der Blüte wird ähnlich wie beim Knoblauch über die Atemluft ausgeschieden, was die besondere Wirkung auf fieberige Geschehnisse in Lunge oder Rippenfell erklärt.
Ein Heißaufguss aus den Blättern unterstützt bei Verdauungsschwierigkeiten, Übelkeit, Rheuma, Gicht und Hämorrhoiden.
Tee aus Beeren wird getrunken bei Blasen- und Nierenbeschwerden, zur Stabilisierung des Stoffwechsels, bei Prostataleiden und bei Durchfall. Bei Heiserkeit nutzt man ihn zum Gurgeln. Bei grünem Star (Glaukom) senkt er den überhöhten Augeninnendruck.
Ebereschen-Tinktur aus Blüten und Blättern hilft bei Husten, Bronchitis, Rippenfell- und Lungenleiden.

EIN HERVORRAGENDER GESUNDHEITS-TIPP

Regelmäßig etwas Wildobst und Beeren essen!
Pflanzliches Vitamin C wird vom Körper leichter und besser resorbiert als künstliches.
Die Naturfarbstoffe, welche die Früchte und Beeren färben, sind turbostarke Vitalkraftspender. Carotinoide (orange) oder Anthocyane (gelb, blau, violett, rot) erweisen sich als äußerst effektive Radikalfänger und Zellschützer. Die Farbstoffe verzögern das Altern, vor allem der Haut und der Gefäße, hemmen Entzündungen, regenerieren den Blutfettspiegel, halten Herz und Kreislauf gesund, desinfizieren und wirken antimikrobiell. Die blauen Farbstoffe fördern die Gesundheit der Augen!

EBERESCHEN-TEE AUS BLÜTEN

1 TL Blüten mit 250 ml nicht mehr kochendem Wasser übergießen. Zugedeckt 5–7 Minuten ziehen lassen.

EBERESCHEN-TEE AUS BLÄTTERN

10–20 g Blätter mit 200 ml Wasser kurz aufkochen und zugedeckt bis 10 Minuten ziehen lassen.

EBERESCHEN-TEE AUS BEEREN

1 TL getrocknete Beeren in 200 ml Wasser kalt ansetzen. Kurz aufkochen und 10 Minuten zugedeckt ziehen lassen.

EBERESCHEN-TINKTUR

50 g Blüten und Blätter mit 500 ml Alkohol (45%) übergießen. Glas verschließen und an einen warmen Ort stellen. Ab und zu schütteln und nach 3 Wochen abgießen.

Mache einen Spaziergang durch den Park, den Garten, durch den Wald oder ...
Achte besonders auf die Bäume, denen du begegnest. Versuche zu begreifen, warum dich ein bestimmter Baum besonders „anrührt".
Strecke einmal deine Arme nach oben, wurzle deine Beine fest in den Boden und bewege dich ein wenig mit dem Wind. Bäume laden uns ein, unter ihren Zweigen und Ästen Schatten zu suchen. Sie laden uns ein, einfach da zu sein, zu atmen und zu leben.

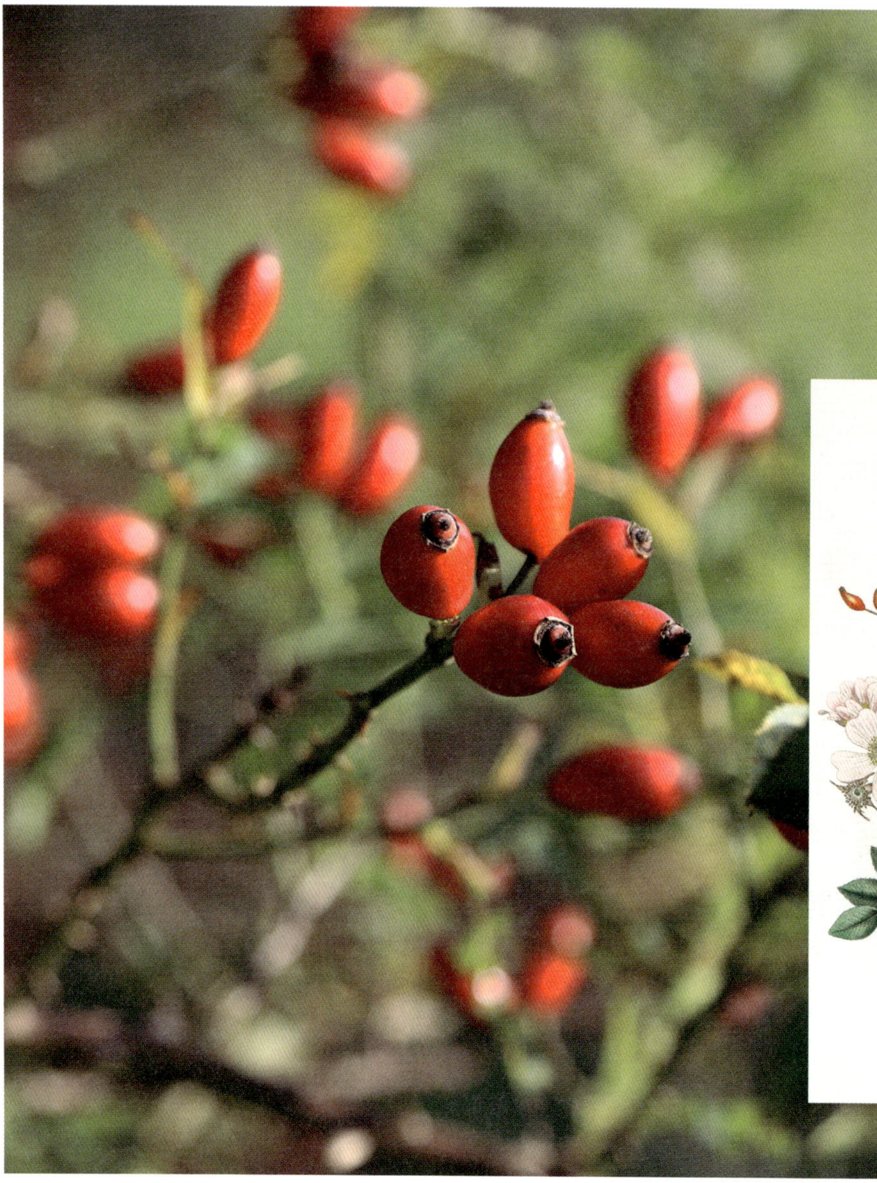

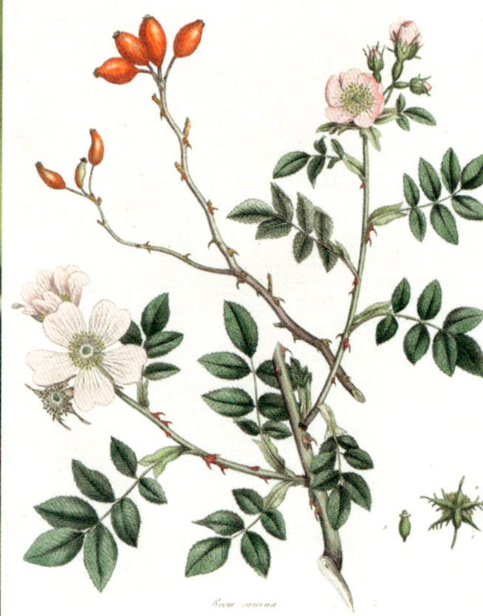

HUNDSROSE – HAGEBUTTE

(ROSA CANINA)

Stärkung aus der Hecke

Inhaltsstoffe: hoher Gehalt an Vitamin A, C und E, Magnesium, Kalzium, Galaktolipide, Triterpene, Lycopin, Phenolsäuren, Salycilsäure

Von September bis Oktober werden die leuchtend roten Früchte der Hundsrose reif – sie heißen Hagebutten. Fälschlicherweise wird häufiger auch die ganze Pflanze als Hagebutte bezeichnet. Man soll sie ernten, so lange sie noch fest sind.

ANWENDUNG

Die Hagebutte ist mit ihrem hohen Anteil der Vitamine A, C und E eine wahre Vitaminbombe! Der durchschnittliche Vitamin C-Gehalt von 1030 mg/100 g übertrifft den der Zitrone um das Zwanzigfache. Außerdem hat sie einen hohen Anteil von Magnesium und Kalzium. In den Fruchtschalen befinden sich Galaktolipide und Triterpene, die stark antientzündlich wirken und hervorragend bei Gelenkbeschwerden eingesetzt werden können. Die Hagebutte enthält wertvolle sekundäre Pflanzenstoffe wie den antioxidativen Stoff Lycopin, der nachweislich Schutz vor Krebs, Diabetes und Bluthochdruck bietet.
Die Blätter der Hundsrose besitzen einen sehr hohen Gehalt an Phenolsäuren und Salicylsäure, die ausgezeichnete Radikalenfänger sind.
Die Knospen stärken in der Gemmotherapie das Immunsystem. Das Gemmopräparat wird vor allem Kindern verordnet, die immer wieder krank werden.
Hagebutten dienen der Prävention und Therapie von Erkältungskrankheiten. Sie sind immunstärkend und harntreibend.
Blüten wirken adstringierend (zusammenziehend) und werden deshalb volksmedizinisch bei Entzündungen von Mund- und Rachenraum zum Gurgeln eingesetzt.
Bei Hautproblemen helfen Auflagen oder Waschungen mit Hagebuttentee.
Bei Kalkablagerung in den Gelenken und zur Stärkung des Immunsystems empfiehlt es sich, Hagebuttenpulver anzuwenden (in Apotheken erhältlich).
Hagebuttenpulver hat eine erstaunlich schmerzlindernde Wirkung bei Gelenk-Rheumatismus und bei Kalkablagerungen im Gewebe.
Die Fruchtschalen können roh geknabbert oder übers Müsli geschnitten werden. Allerdings werden die süß-säuerlichen Früchte durch Kochen noch besser im Geschmack. Sie können die vitaminreichen Hagebutten zu Fruchtmus, Fruchtsoßen, Chutneys oder Likör verarbeiten.

Man kann das Gute ohne den Weg über das Schöne nicht begreifen.
Simone Weil

HAGEBUTTEN-TEE

Früchte vierteln und 20 g in 200 ml Wasser kurz aufkochen. Abgedeckt bis zu 10 Minuten ziehen lassen.

HAGEBUTTE ALS GESUNDE DELIKATESSE

HAGEBUTTEN-CHUTNEY

Aus den Fruchtschalen (ohne Kerne und Härchen!) ein ungesüßtes Mus herstellen. Mit Zwiebeln, Knoblauch, Salz und mediterranen Kräutern würzen. Das Chutney schmeckt wunderbar als Brotaufstrich oder als Sauce zu Nudelgerichten.
Das ungesüßte Mus passt auch sehr gut als Zugabe in Müsli, Dessert, Kuchenteig und Smoothies.

HAGEBUTTEN-MARMELADE

750 g Hagebutten
2 EL Zitrone
150 ml Wasser
300 g Gelierzucker

Die Hagebutten entkernen und mit Zitronensaft und Wasser aufkochen. Alles zusammen ca. 10 Minuten kochen und anschließend ganz fein pürieren. Den Gelierzucker hinzufügen und erneut 5 Minuten unter Rühren kochen lassen. Gläser heiß ausspülen und die Hagebuttenmarmelade einfüllen.

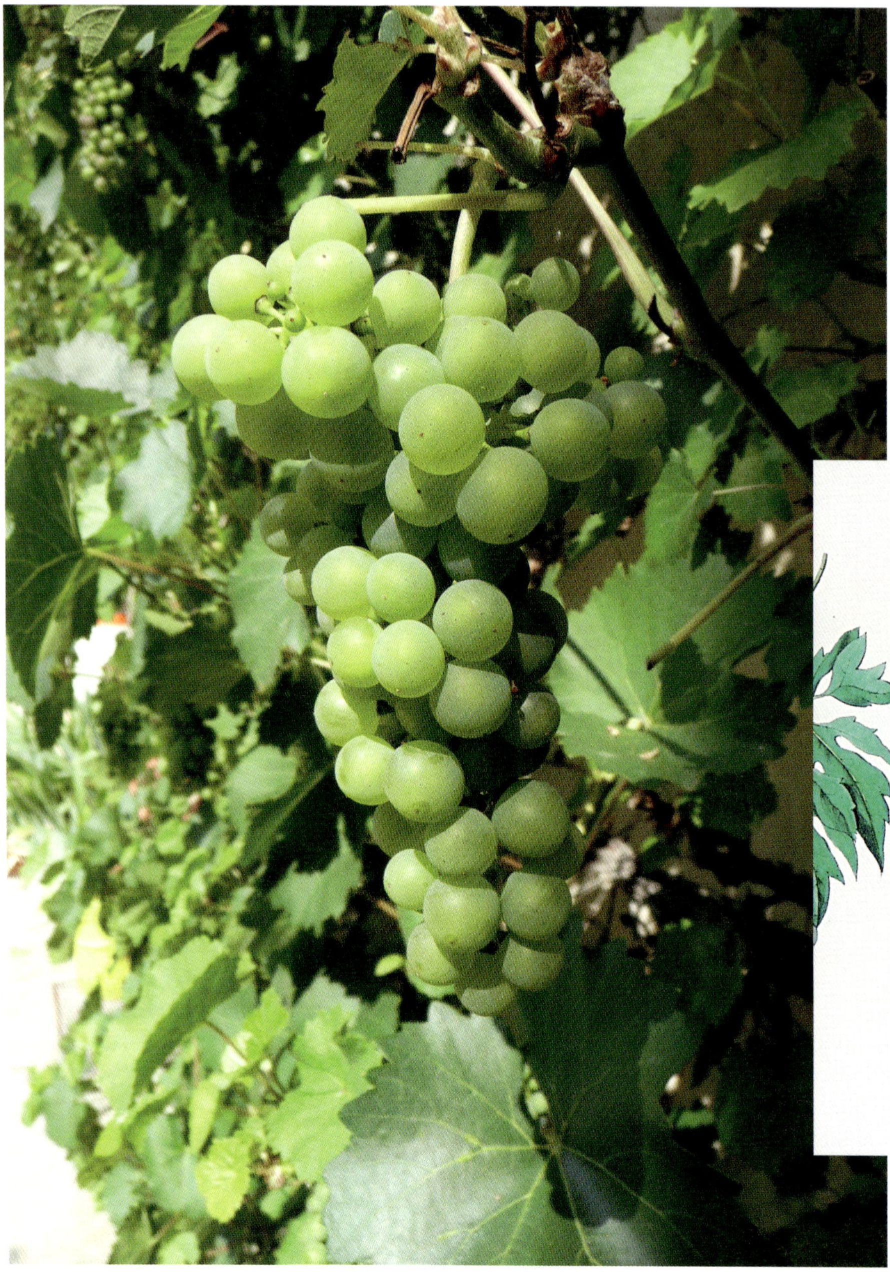

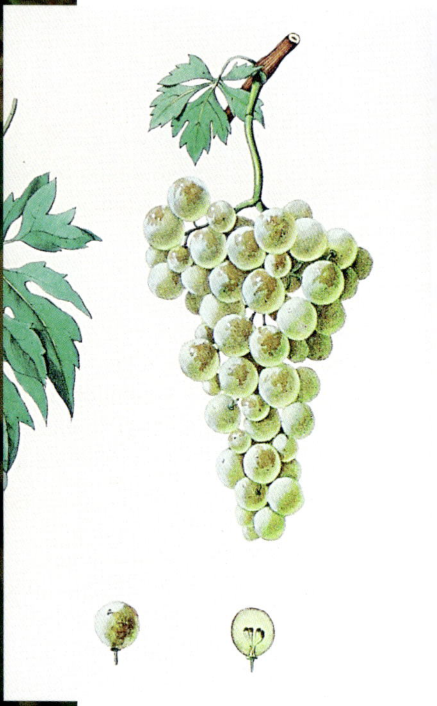

WEINTRAUBE

(VITIS VINIFERA)

Vitalitätsspenderin

Inhaltsstoffe: Ballaststoffe (vor allem in Schale und Kernen), B-Vitamine, Vitamin C, Folsäure, Magnesium, Kalium, Mangan, Polyphenole (Schale), Resveratrol und Anthocyane (im vergorenen Saft, vor allem Rotwein), OPC (oligomere Proanthocyanidine) und Gerbstoffe (in den Kernen)

Vor allem in südlichen Ländern ist der Traubenanbau weit verbreitet. Wein mag Wärme und Sonne. Die Pflanze gehört zur Familie der Weinrebengewächse.

Tafeltrauben und Keltertrauben unterscheiden sich in ihren Inhaltsstoffen. Tafeltrauben enthalten weniger Säure und Gerbstoffe (weniger geeignet zur Weinherstellung). Rote und blaue Traubensorten gelten als gesünder als helle Trauben, da sie Anthocyane enthalten. Sie wirken zellschützend. Trauben sind besonders reich an Trauben- und Fruchtzucker, doch sind sie mit 67 kcal/100 g noch kalorienarm.

ANWENDUNG

Am Beispiel des Weinstocks und der Reben werden Vitalität und Wachstum gemessen. Im Winter ist der Weinstock trocken, „er ist das Holz, das sich der Erde entwindet und gleicht eher den Bäumen", und erst im Frühjahr tritt beim ersten Schnitt der Lebenssaft hervor. Diese ersten Tropfen empfiehlt Hildegard von Bingen zur Klärung der Augen (einfach Rebtropfen). Diese sind in Läden mit Hildegard-Produkten erhältlich. Diesen Rebtropfen sollen wir bei Kopf- und Ohrenschmerzen Olivenöl beifügen (zweimal so viel) und einreiben, „und es wird dir besser gehen". Hildegard empfiehlt etliche Weinzubereitungen mit Heilkräutern und Gewürzen, die neue Kraft schenken, wie beispielsweise Petersilien-Herzwein; Wermut-Wein; Wasserlinsen-Wein; Hirschzungen-Wein; Veilchen-Wein.

Durch den hohen Anteil an Antioxidantien ist das Traubenkernöl besonders wertvoll bei der Zubereitung von Speisen.

PETERSILIEN-HERZWEIN

8–10 große Stängel frische Petersilie, 1 l guter Weißwein, 1–2 EL reiner Weinessig, 80–100 g reiner Bienenhonig
Die Petersilie wird grob zerkleinert und in einem großen Kochtopf zusammen mit dem Wein und dem Weinessig ca. 10 Minuten gut durchgekocht. Topf dabei zudecken, da sonst zu viel Flüssigkeit verdampft. Abseihen und dann den Honig zugeben. 1 Schnapsgläschen am Tag bei Schwächezuständen einnehmen.

WEINTRAUBE ALS GESUNDE DELIKATESSE

SÜSSES WEINTRAUBEN-FOCACCIA

500 g Mehl
350 ml Wasser
1 Päckchen Hefe
1 TL Salz
2 EL Olivenöl
400 g Weintrauben
50 g Zucker

Mehl, Wasser, Salz und Hefe zu einem Teig verkneten und mindestens 2 Stunde gehen lassen. Den Backofen auf 220 °C (Umluft) vorheizen. Weintrauben halbieren. Den Teig auf einem Blech auslegen: Auf eine Hälfte einige Weintrauben mit der Hälfte des Zuckers verteilen und die andere Hälfte des Teiges darüber schlagen und am Rand festdrücken. Ca. 15 Minuten ruhen lassen. Vor dem Backen die restlichen Weintrauben und Zucker sowie das Olivenöl darauf verteilen. Das Focaccia ca. 30 Minuten backen.

Als ein Bruder in Rivo Torto krank und sehr schwach war, sagte Franziskus zu sich selber: Wenn dieser Bruder am frühen Morgen reife Trauben äße, glaube ich, würde es ihm guttun. Und wie er gedacht hatte, so tat er. Er stand eines Tages in aller Frühe auf, rief heimlich jenen Bruder und führte ihn in einen Weinberg, der nahe bei der Niederlassung lag. Er suchte einen Weinstock aus, an dem gute Trauben zum Essen waren, setzte sich mit jenem Bruder neben den Weinstock und begann von den Trauben zu essen, damit sich der Bruder nicht schäme, allein zu essen. Und als sie aßen, fühlte sich jener Bruder erleichtert, und sie lobten gemeinsam den Herrn.

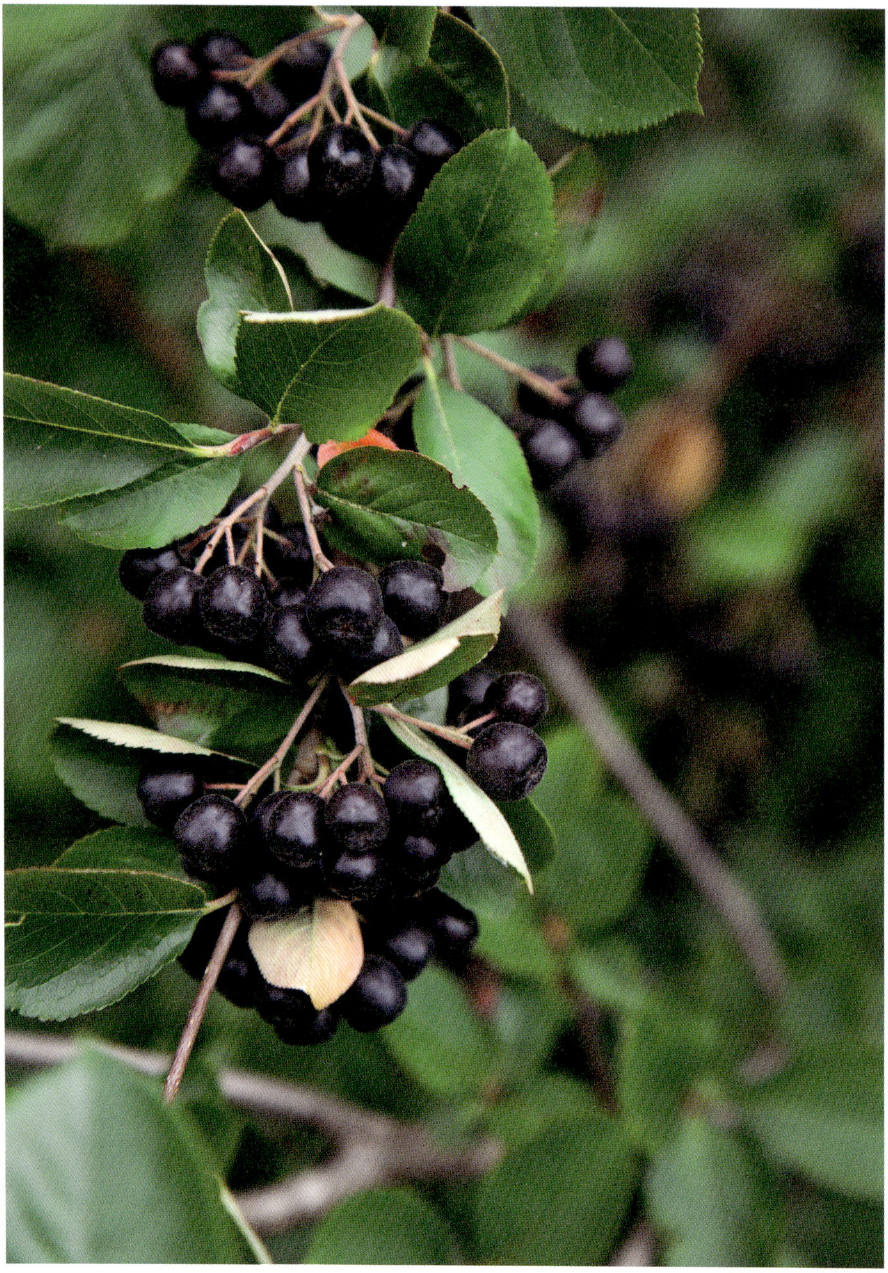

ARONIA-BEERE

(ARONIA MELANOCARPA)

Herbe Kraftquelle

Inhaltsstoffe: Farbstoff Anthocyan, Gerbstoff Tannin, viele Mineralien wie Kalium, Magnesium, Kalzium, B-Vitamine, Vitamin C

Die Früchte des Aronia-Strauchs sind frisch verzehrt kaum genießbar. Das bewirkt der hohe Anteil an Tannin, dem Gerbstoff, der auch aus Rotwein bekannt ist. Kerne der Aronia enthalten Blausäure-Verbindungen, die aber durchs Kochen unschädlich gemacht werden.

Der Farbstoff Anthocyan, der unter den äußeren Zellschichten aller schwarzen Früchte liegt, fördert die Gesundheit, stärkt die Sträucher gegen Krankheiten und Schädlinge.
Beeren enthalten viele Mineralstoffe, viel Kalium, Magnesium und Calcium, eine Reihe B-Vitamine, die als Nervenvitamine gelten, Vitamin C.

ANWENDUNG

Für den menschlichen Organismus wirken die Pflanzenstoffe entzündungshemmend. Sie stärken Gefäße und Zellen und sind blutdrucksenkend. Die Inhaltsstoffe sorgen für elastisch bleibende Gefäßwände. Aronia-Beeren vermindern Fettablagerungen und stärken die Abwehrkräfte. Durch die entzündungshemmenden Anthocyane schützen sie vor Erkältungskrankheiten. Da Aronia stopft, muss immer viel Flüssigkeit dazu getrunken werden.

Die Beeren werden zu Saft, Sirup oder Tee weiterverarbeitet. Die Inhaltsstoffe bleiben dabei weitgehend erhalten. Die Ausbeute an Saft ist 80% und somit ungewöhnlich hoch. Eine schöne rote Farbe zeichnet alles aus, was aus Aronia gemacht wird.
Für eine Kur sollte man mindestens vier Wochen lang täglich 150 ml Saft trinken. Dieser kann auch mit anderen Säften vermischt werden, um den bitteren Geschmack abzumildern.
Getrocknete Beeren erhalten ebenfalls ihre Wirkung und können ins Müsli oder andere Speisen gemischt werden. Für das Frühstücksmüsli die Beeren am Abend vorher in Wasser oder Milch einweichen.

Ich beobachte auf meinen Wegen durch die Natur, welche Früchte bereits geerntet sind und welche noch an den Bäumen und Sträuchern hängen. Ich überlege, was ich – zumal im eigenen Bereich – tun kann, dass Obst und Früchte nicht gedankenlos weggeworfen werden oder verkommen.

ARONIA-TEE

1 TL getrocknete Früchte mit 200 ml kaltem Wasser ansetzen und bis zum Siedepunkt erhitzen. Abgedeckt 10 Minuten ziehen lassen.

ARONIA ALS GESUNDE DELIKATESSE

ROTE BETE-ARONIA-SUPPE

3 Rote Bete
2 Kartoffeln
1 Zwiebel
1 Stück Ingwer (ca. 2 cm)
2 EL Olivenöl
350 ml Aroniasaft
600 ml Gemüsebrühe
1 TL gemahlener Koriander
Salz, Pfeffer

Rote Bete, Kartoffeln und Zwiebel würfeln. Ingwer reiben. In Olivenöl alles zusammen mit gemahlenen Koriander andünsten und anschließend mit Gemüsebrühe und Aroniasaft ablöschen. Das Gemüse ca. 30 Minuten köcheln. Die Suppe fein pürieren (und passieren) und mit Pfeffer und Salz abschmecken.

ARONIABEEREN-BIRNEN-MARMELADE

500 g Aroniabeeren
250 g Birnen
1 Vanilleschote
300 g Gelierzucker

Birnen schälen und in Stücke schneiden. Zusammen mit den Beeren, Vanillemark und Zucker in einen Topf geben und aufkochen. Mindestens 5 Minuten köcheln lassen und pürieren. Marmeladengläser heiß ausspülen und die Marmelade darin abfüllen.

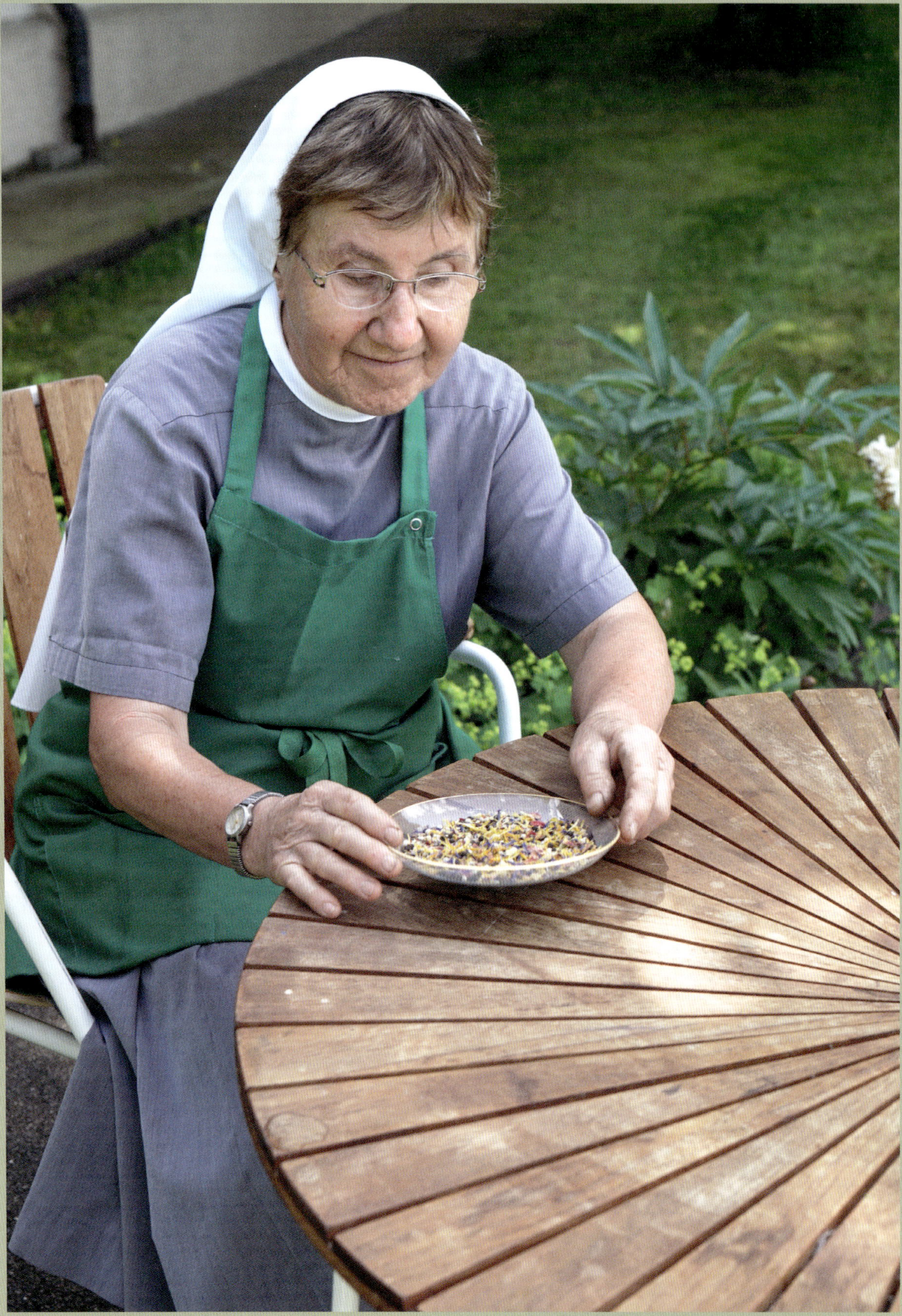

WÜRZIG MIT PFIFF

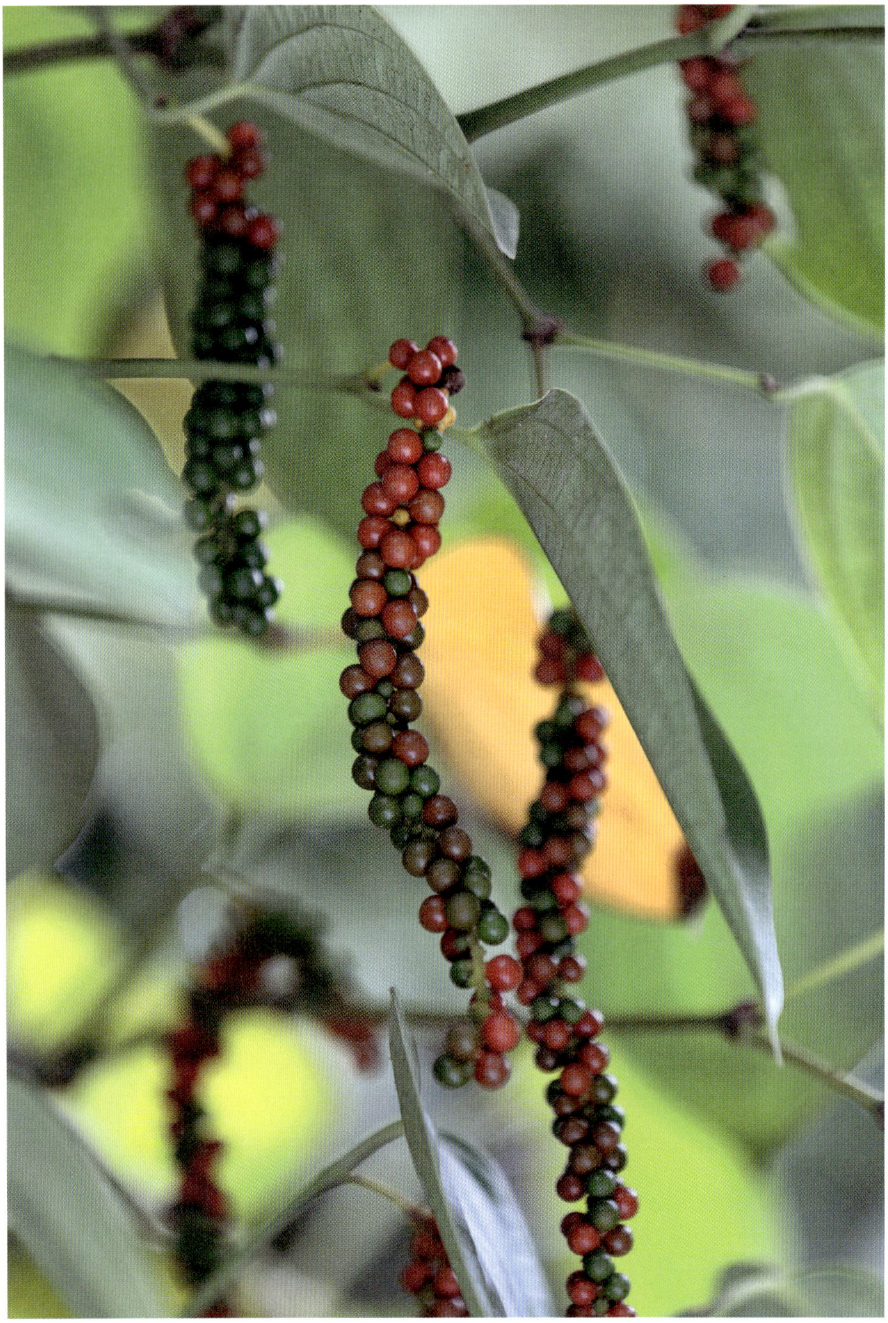

PFEFFER

(PIPER NIGRUM)

König der Gewürze

Inhaltsstoffe: Piperin

Pfeffer ist eine tropische Kletterpflanze und gehört der Pflanzenfamilie Piperaceae an. Im Mittelalter wurden exotische Gewürze mit Gold aufgewogen, das galt besonders für den „König der Gewürze", den Pfeffer.

Der Status wohlhabender Bürger im 16./17. Jahrhundert bemaß sich daran, wie viele Pfefferkörner sie im Hause hatten. Schon die Römer liebten das Gewürz, nutzten es auch zum Konservieren von Fleisch. Per Karawane und Schiff wurde das Gewürz aus Indien geholt. Händler aus den Hansestädten wurden reich durch den Pfeffer, daher nannte man sie abwertend „Pfeffersäcke". Auf das Gewürz erhob man Zölle und Steuern; so verdienten die Fürsten mit am Gewürzhandel. Heute ist Pfeffer wie alle exotischen Gewächse erschwinglich. Kostbar ist das nach dem Salz weltweit zweithäufigste Würzmittel dennoch, denn „mit ihm kann man fast alle Speisen geschmacklich retten". Die meisten Rezepte führen den Pfeffer auf.

ANWENDUNG

Aber der „König der Gewürze" ist auch wegen seiner Heilkraft kostbar. Diese kannte bereits die traditionelle chinesische Medizin: Pfeffer wärmt den Körper von der Mitte aus, vertreibt Kälte, spornt das Gehirn an und wirkt gegen Durchfall und Husten.
In Japan fand man heraus, dass die Inhaltstoffe des Pfeffers die Haltungsstabilität von älteren Menschen fördern, also Stürzen vorbeugen helfen.

Der wichtigste Inhaltstoff des Pfeffers ist Piperin. Dieses Alkaloid ist für den scharfen Geschmack, den Niesreiz und für eine gute Verdauung verantwortlich. Piperin beschleunigt und unterstützt auch den Leberstoffwechsel.

Pfeffer kurbelt wie ein „Motor" die Leistung des Gehirns an und er wirkt sogar leicht stimmungsaufhellend (antidepressiv).
Nachgewiesen ist, dass Piperin Enzyme fördert, die für die Krebsheilung wichtig sind. Piperin beugt dem Entstehen von Krebszellen vor und hemmt das Wachstum von bösartigen Zellen.
Pfeffer stimuliert die Geschmacksnerven, gibt Bauchspeicheldrüsen und Darmwänden das Signal: „Jetzt kommt Nahrung!" Schon wenige Körner sorgen dafür, dass beim Verdauen weniger Fäulnis- und Gärprozesse in Gang kommen. Öl aus Pfefferkörnern wirkt appetitanregend.
Piperin kann Herzerkrankungen und Gefäßverengungen vorbeugen und wirkt blutdrucksenkend.
Pfeffer-Öl kommt auch bei der Raucherentwöhnung zum Einsatz, es stillt den „Hunger" nach Nikotin.

Den größten Gehalt an Piperin haben schwarze Pfefferkörner vorzuweisen.
Als Nahrungsmittel ist Pfeffer überall erhältlich. Beim Einkauf sollte man auf beste Ware achten. Ich empfehle, stets ganze Körner zu kaufen und diese selbst zu mahlen oder zu zerstoßen. Grüner und roter Pfeffer eignen sich für das Mahlen weniger, da die Körner zu weich sind. Als heilendes Gewürz soll der Pfeffer möglichst häufig zum Einsatz kommen.

Schwarzer Pfeffer: Die dunkelgrün geernteten Pfefferkörner werden durch Trocknung schwarz.
Weißer Pfeffer: Von schwarzen Pfefferkörnern wird die Fruchtwand entfernt, zurück bleibt der weiße Stein der Frucht.
Grüner Pfeffer: Die unreif geernteten Früchte werden in kochendes Wasser gegeben und später getrocknet
Roter Pfeffer: Die vollreifen Früchte werden getrocknet.
Den stärksten Geschmack hat der schwarze, milder sind grüner und roter Pfeffer, während weißer Pfeffer die größte Schärfe erreicht.

BLÜTENPFEFFER AUS DEM KLOSTER REUTE

Neben Schwarzem Pfeffer, Weißem Pfeffer, Piment und Kardamom werden der Pfeffermischung noch getrocknete Blütenblätter zugefügt wie Ringelblumen, Rosenblüten, Kornblumen.
Dieser Pfeffer kann in verdauungsfördernder, blähungswidriger, schmerzlindernder Funktion angewendet werden. Der Blütenpfeffer ist ein richtiger Augenschmaus, bringt auf Gerichten einen überraschenden frohmachenden Farbentupfer und ist nicht nur wohlschmeckend, sondern auch gesund, fördert Appetit und Verdauung.
Die aromatische Gewürzmischung ist zugleich die Küchenapotheke und so nützt man seine Heilkraft quasi nebenbei.

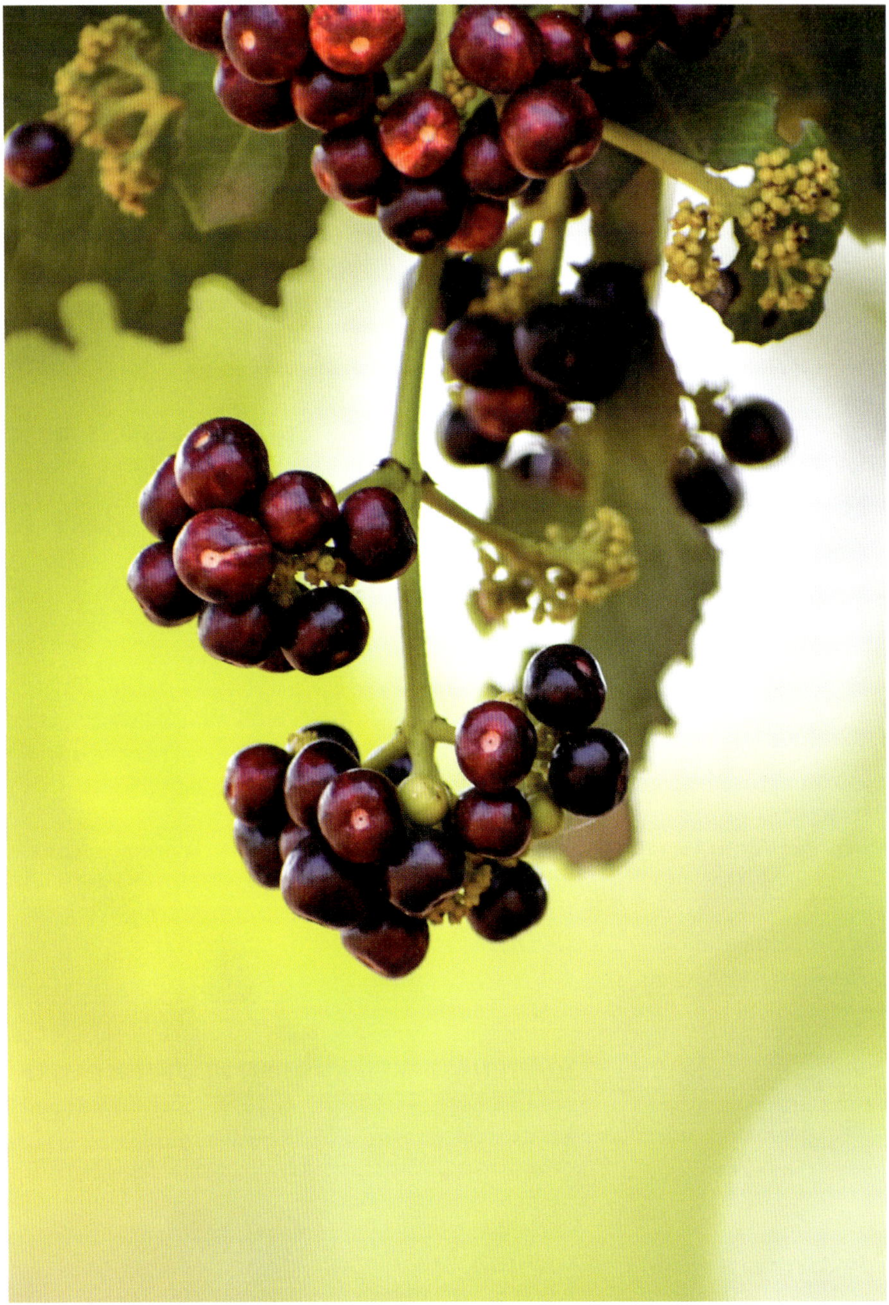

PIMENT

(PIMENTA DIODICA/PIMENTA OFFICINALIS)

Das All-in-one-Heilmittel

Inhaltsstoffe: 25 aktive Phenole, eine Untergruppe der Antioxidantien, vor allem Ellagsäure, Eugenol und Quercetin

Piment ist ein bis zu 15 Meter hoher immergrüner Baum aus Zentralamerika und der Karibik. Er gehört zur Familie der Myrtengewächse. Aus den unreif geernteten Beeren werden die Gewürzkörner hergestellt.

Piment ist ein wahres Füllhorn an Antioxidantien. In wenigen winzigen Beeren sind ganze 25 aktive Phenole, einer Untergruppe der Antioxidantien, enthalten. Es sind vor allem Ellagsäure, Eugenol und Quercetin. Alle diese Phenole sind wirksam gegen Zellschäden aufgrund von Oxydierung, die zur Entstehung von Krebs, Herzkrankheiten sowie Alzheimer und weiteren chronischen Gesundheitsproblemen führen können.

Piment besitzt eine antivirale und antibakterielle Wirkung und bekämpft daher Infektionen. Er verfügt über schmerzlindernde Eigenschaften und wirkt als mildes Schmerzmittel. Ätherisches Pimentöl wirkt entzündungshemmend, lindert Muskelkater und sogar die Gelenkschmerzen bei rheumatischer Arthritis.

Piment besitzt eine entspannende Wirkung auf das Zentralnervensystem und führt zu einer besseren Durchblutung der Arterien.
Piment lindert Wechseljahrbeschwerden und kann zur Behandlung von Osteoporose eingesetzt werden.
Pimentpulver kann im Mörser oder in der Gewürzmühle frisch hergestellt werden. Es hilft bei Fußpilz und wird zwischen die Zehen gestreut.

Piment hat einen süßlich würzigen Geschmack mit einem Hauch pfeffriger Schärfe. Er verleiht Hühnchen und Fleischgerichten eine ganz besondere Geschmacksnote.

TIPP ZUM EINKAUF VON PIMENT
Um die größte Würzkraft und den besten Geschmack zu bekommen, sollte Piment nicht gemahlen, sondern als ganze Körner gekauft werden, die dann portionsweise im Mörser zerstoßen werden.

Alles ist da

Grünkraft und Erdenlehm
Liebe und Leid
Pfeffer und Salz
Versöhnung und Streit
Rot – Blau – Gelb und Grün
Hopfen und Malz
Schwarz und Weiß

Ekel und Lebenssaft
Heller und Pfennig
Ein Euro auch
Und siebenunddreißig Cent
Sonne – Mond und Sterne
Das Gute und das Böse
Grünkohl und Dinkel

Licht und Schatten
Mut und Verzweiflung
Glaube und
Hoffnung und
Liebe

Alles ist da

(Frank Greubel)

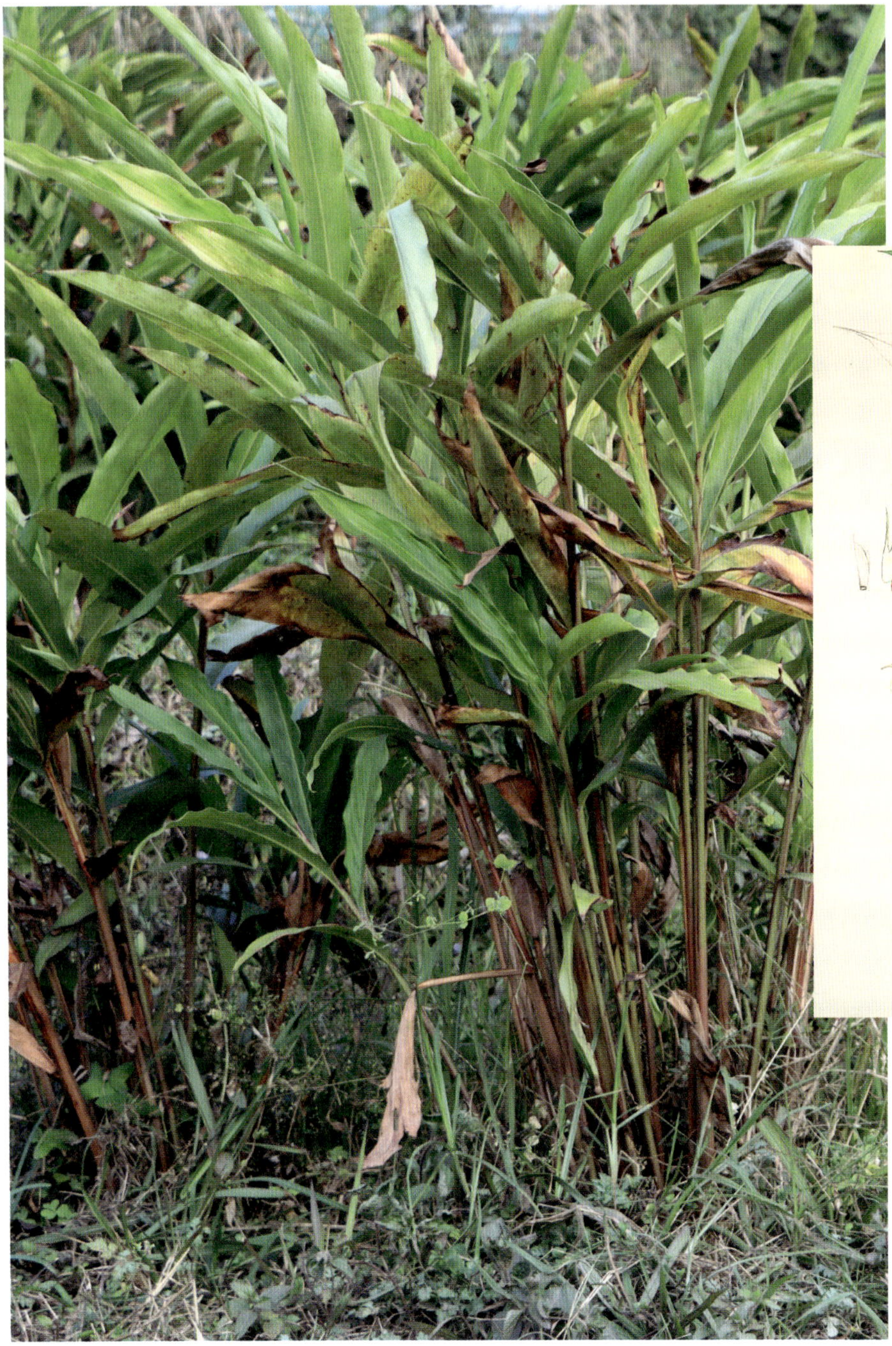

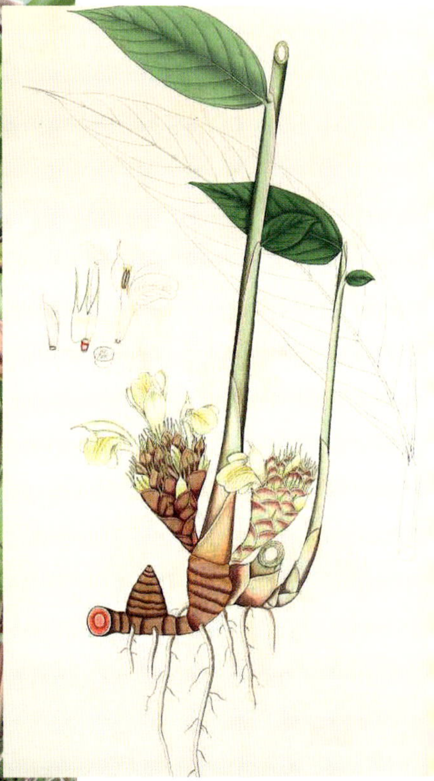

KARDAMOM

(ELETTARIA CARDAMOMUM)

Der Magenwächter

Inhaltsstoffe: 25 ätherische Öle, vor allem das Antioxidans Cineol

Kardamom ist eine krautige Pflanze, die bis zu drei Meter hoch werden kann. Sie gehört zur Familie der Ingwergewächse und stammt ursprünglich aus Indien. Die Kapselfrüchte („Kardamomen“) des Kardamoms werden kurz vor der Reife von Hand gepflückt, da sie sich ansonsten öffnen und so die Samen verloren gehen.

Kardamom ist so alt wie die Zivilisation und seit jeher eines der teuersten und wertvollsten Gewürze der Welt – wertvoll wie Gold. Die Menschheit schätzte die medizinischen und kulinarischen Qualitäten des Gewürzes. Kardamom wird als „Königin der Gewürze“ bezeichnet, gleichgestellt mit dem „König der Gewürze“, dem Pfeffer.

Kardamom besitzt 25 ätherische Öle (Pflanzenstoffe, die Duftstoffe freisetzen). Das Öl mit der stärksten medizinischen Wirkung ist das Antioxidans Cineol, das auch im Lorbeer zu finden ist.

Kardamom wirkt bei Herzkrankheiten, Erkrankungen der Atemwege wie Asthma, Bronchitis, Nebenhöhlenentzündungen, Erkältungen und Grippe sowie allen Symptomen und Arten von Verdauungsstörungen und Koliken bis zu Verstopfung und Durchfall.
Cineol wirkt antiseptisch, beseitigt Bakterien, die Mundgeruch auslösen, und dämpft Blähungen. Die Heilung von Magen- und Darmgeschwüren kann man damit unterstützen, außerdem beugt Cineol der Entstehung von Krebszellen vor.
Neben der blutdrucksenkenden Wirkung trägt die Verwendung von Kardamom zur Vorbeugung von Blutgerinnseln bei: Die Wirkstoffe senken die Fähigkeit der Thrombozyten, sich zu verbinden.
Kardamom ist wasser- und harntreibend.

KARDAMOM ALS GESUNDE DELIKATESSE

KARDAMOM-INGWER-TEE

500 ml Wasser
10 Kardamomkapseln
1 Stück Ingwer (ca. 4 cm)
2 EL Honig
1 Stange Zimt

Kardamom in einem Mörser grob zerkleinern und in ½ l Wasser ca. 15 Minuten kochen. Kardamom abgießen. Ingwer in Scheiben schneiden und mit Honig und Zimt zu dem Kardamomwasser hinzufügen. Erneut ca. 15 Minuten aufkochen.

GEWÜRZREIS MIT KARDAMOM

250 g Reis
600 ml Wasser
2 EL Rosinen
1 EL Olivenöl
1 TL Kardamom gemahlen
1 TL Kreuzkümmel gemahlen
1 Lorbeerblatt
1 Zimtstange
2 Sternanis
3 Nelken

Reis waschen. Olivenöl in einem Topf erhitzen und die Gewürze darin kurz anschwitzen. Wasser hinzugeben und kurz aufkochen lassen. Den Reis und die Rosinen hinzufügen, kurz umrühren und bei geringer Hitze ca. 20 Minuten ziehen lassen, bis er gar ist.

Vom klugen Umgang mit Bruder Leib

„Ein Knecht Gottes muss seinen Leib im Essen, Schlafen und in anderen Bedürfnissen mit Klugheit zufrieden stellen, damit Bruder Leib nicht murren kann, indem er sagt: Ich kann nicht aufrecht stehen und im Gebet verharren, noch in meinen Bedrängnissen frohlocken und andere gute Werke vollbringen, weil du mich nicht zufrieden stellst.“

Sammlung von Perugia 120,7-8

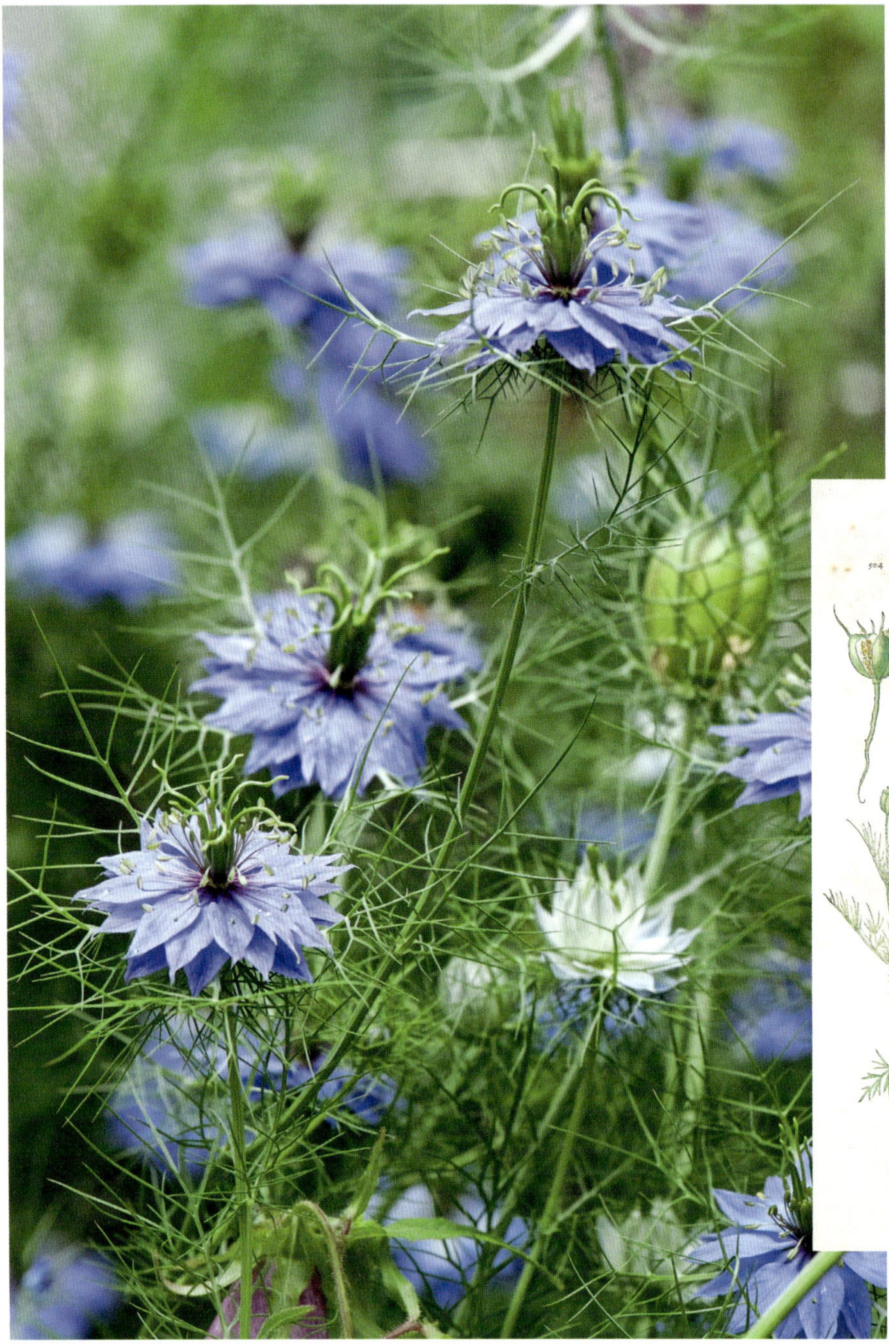

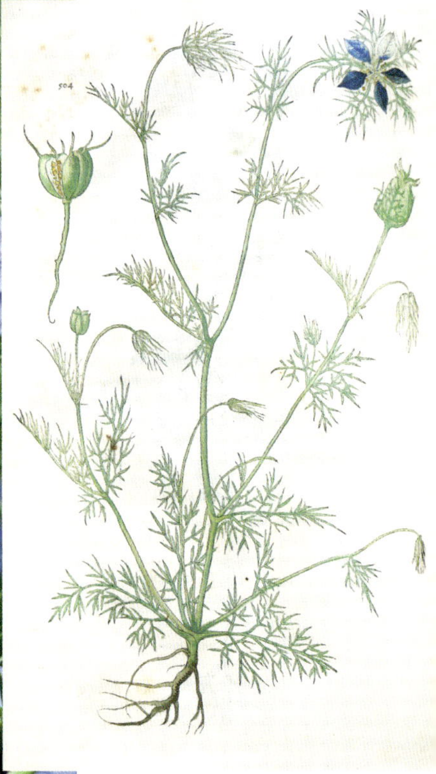

SCHWARZKÜMMEL

(NIGELLA SATIVA)

Das Allzweckmittel

Inhaltsstoffe: Thymochinon (ein Antioxidans), essentielle Aminosäuren und Fettsäuren, Beta-Carotin, Kalzium, Eisen, Kalium

Der Echte Schwarzkümmel wächst als schlanke bis gedrungene einjährige krautige Pflanze und erreicht Wuchshöhen von 15 bis 50 cm. Die Pflanze aus der Familie der Hahnenfußgewächse stammt ursprünglich aus Westasien, der Türkei und dem Irak. Verwendet werden die schwarzen Samen der Pflanze.

Schwarzkümmel ist ein wunderbares Allheilmittel und Gewürz aus dem Orient. Sogar die Bibel gibt Ratschläge zur sorgfältigen Ernte des Schwarzkümmels (vgl. Jes 28,25–27).

Gewürze werden geschätzt, weil sie dem Essen eine besondere Geschmacksnote verleihen oder vielleicht noch, weil sie bei der Verdauung helfen. Viele der bekanntesten Gewürze haben eine Heilwirkung. Diese Wirkung ist vielfach in Vergessenheit geraten. Erst nach und nach entdeckt man sie neu. Diesen alten Wissensschatz zu heben und Menschen daran teilhaben zu lassen, ist mir ein Herzensanliegen. Der Schwarzkümmel ist solch ein besonderer Schatz.

Die Schwarzkümmelsamen und das aus ihnen gepresste Öl enthalten Stoffe, die sie zu einem wunderbaren Allheilmittel werden lassen. Der wichtigste Inhaltsstoff ist ein Antioxidans mit außergewöhnlichen Wirkkräften, die nur im Schwarzkümmel vorkommen. Dazu enthalten die Samen essentielle Aminosäuren und Fettsäuren, das Vitamin Betacarotin und dazu Kalzium, Eisen und Kalium. Insgesamt mehr als 100 gesundheitsfördernde Stoffe wurden bei Analysen des Öls entdeckt.

Herausragend und nachgewiesen ist die Wirkung von Schwarzkümmel auf das Immunsystem. Menschen, die mehrere Wochen mit Schwarzkümmel-Wirkstoffen behandelt wurden, hatten vielfach stärkere und aktivere „Killerzellen", die den Körper gegen Krankheitserreger und Tumorzellen schützen. Schwarzkümmel beugt einer altersbedingten Schwächung des Abwehrsystems vor. Bei Asthma und verschiedenen Allergien bringt Schwarzkümmel als Entzündungshemmer Linderung. Ebenso kann Schwarzkümmel lindernd helfen bei Geschwüren im Magen-Darm-Trakt, bei entzündlichen Darmerkrankungen, Multisklerose, bei Schmerzen oder bakteriellen Infektionen. Ist eine einfache Erkältung im Anzug, ist Schwarzkümmel eine gute Hilfe.

Herzwirksam: Schwarzkümmel unterstützt die Behandlung von Herz-Kreislauf-Krankheiten, etwa bei zu hohem oder niedrigem Blutdruck, bei erhöhten Werten von Blutfett und Diabetes. Die Wirkstoffe des Schwarzkümmels sind gewissermaßen ein Schutzschild für unser Herz.

Allergien: Die Einnahme von Schwarzkümmelöl sorgt für schnelle Linderung bei Hautirritationen und Allergien.

Insektenstiche: Gartenliebhaber sind besonders als „Opfer" von Stechmücken, Zecken oder Bienen gefährdet. Der Verzehr von Schwarzkümmel in Form von Öl und Kapseln hilft vorbeugend. Die Tiere scheinen den Geruch unseres Körpers danach nicht zu mögen, wir selbst aber nehmen ihn nicht wahr. Schwangere Frauen sollen erst nach Rücksprache mit ihrem Arzt Schwarzkümmel einnehmen.

Und das Beste am Schwarzkümmel: Statt ihn medizinisch einzunehmen, verwendet man das Gewürz einfach in der Küche. Schwarzkümmel ist ein Nahrungsmittel und als solches erhältlich.

Eine Empfehlung: den Schwarzkümmel alltäglich als Gewürz zum Aufstreuen auf die Speisen, beim Brotbacken oder für Gemüse-Aufläufe verwenden.

Als Nahrungsergänzungsmittel ist das Öl erhältlich, auch in Kapselform.
In welcher Form auch immer: Schwarzkümmel ist ein Jungbrunnen. Nimmt man ihn regelmäßig, erzielt man die beste Vorsorgewirkung – etwa gegen Krebserkrankungen.

An einem sonnigen Tag suche ich mir draußen einen Ort abseits des Trubels und des Lärms. Ich setze mich auf eine Bank oder Stein.
Ich halte mich und mein Gesicht der Sonne hin und lasse mich bescheinen. Vielleicht schließe ich dabei die Augen und fühle einfach nach, wie gut es tut, der Sonne mein Gesicht hinzuhalten. Sie wärmt mein Gesicht und meinen Körper.
Ich halte mich der Sonne hin – und all das, was mich gerade ausmacht: meine Fragen, Sorgen, meinen Stress, in den es gleich wieder zurückgeht. All das, was mich belastet, lasse ich von der Sonne bescheinen, erwärmen. Die Sonne erwärmt nicht nur, sie kann auch heilen und Versöhnung einleiten. So bleibe ich einige Minuten sitzen.

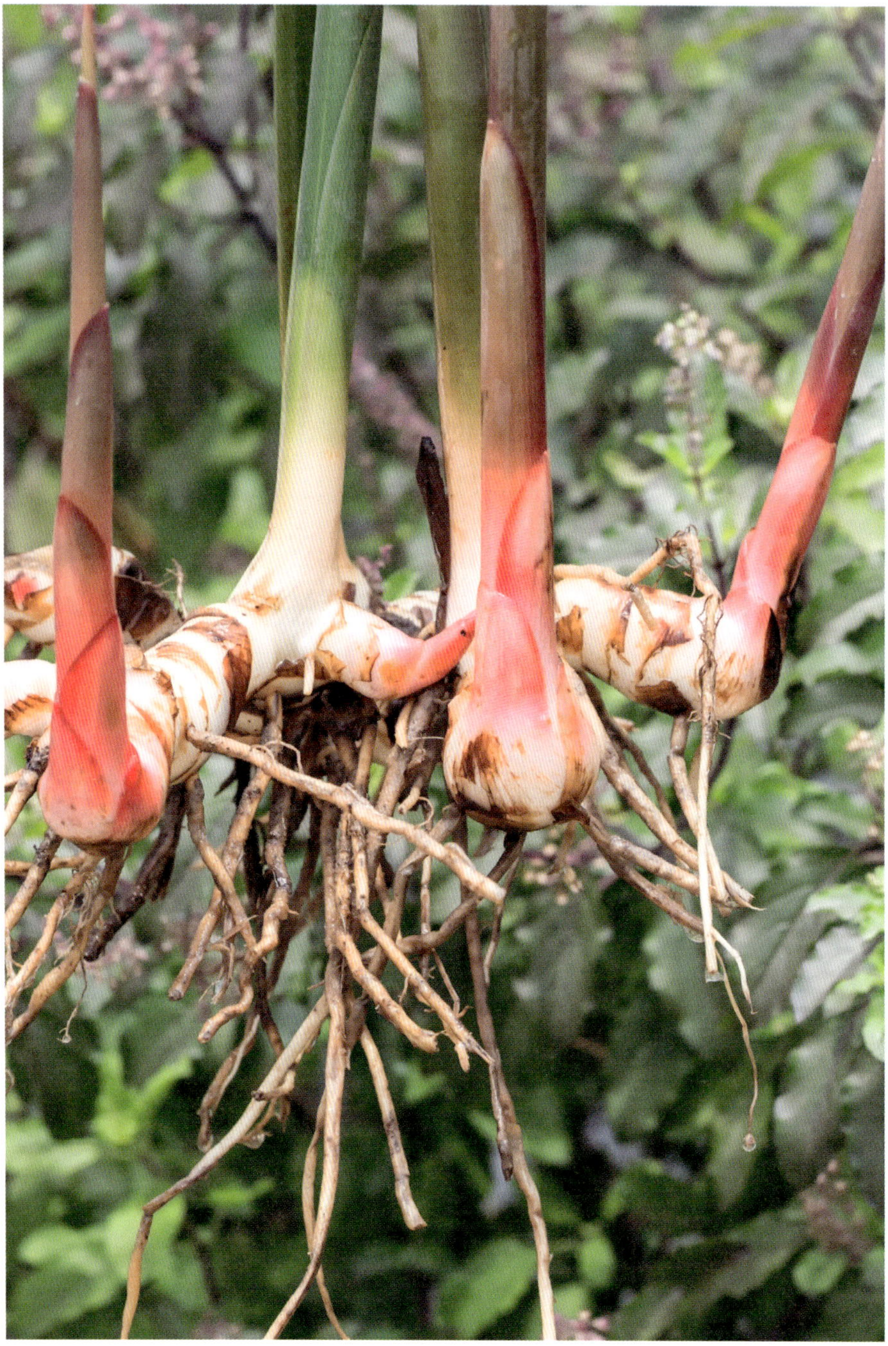

GALGANT

(ALPINIA GALANGA)

Gelenkschmierer

Inhaltsstoffe: Bioflavonoide, ätherische Öle, Scharfstoffe

Galgant ist eine Pflanze aus der Familie der Ingwergewächse, die ursprünglich aus China kommt. Verwendet werden die Wurzeln der Pflanze.

Galgant ist die wichtigste Heilpflanze von Hildegard von Bingen. Sie beschreibt eine schnelle und wirksame Hilfe gegen Herzerkrankungen, gegen Schmerzen, Herzschwäche und Schwindel: „Wer Herzweh hat und im Herzen schwach ist, der esse genügend Galgant, und es wird ihm besser gehen." (Man merke sich die 3 Sch: Schwäche, Schmerz, Schwindel.)

Galgant hat aufgrund seiner Inhaltstoffe, ätherischen Öle, Bioflavonoide und besonders wegen seiner Scharfstoffe unter anderem entzündungshemmende, krampflösende und antithrombotische Wirkung. Galgant ist sehr wirksam bei der Behandlung einer häufigen Krankheit, deren Beschwerden oft durch eine Entzündung hervorgerufen oder verschlimmert werden.

Patienten mit Schmerzen im Knie, beim Stehen und nach dem Gehen benötigen weniger Medizin für akute Arthroseschmerzen, haben ein geringeres Steifheitsgefühl und können ihren Alltag besser bewältigen, wenn sie Galgant einnehmen. Galgant hilft zu einer besseren Gelenkschmiere zwischen den Knochen.

Bei Diabetes regt das Gewürz die Bauchspeicheldrüse an, mehr Insulin zu produzieren, das Hormon, das die Glucose im Blut senkt.
Galgant hemmt die Bildung von Magen- und Darmgeschwüren.
Galgant wirkt bei allergischen Symptomen einer verstopften Nase entgegen.

Bei kreislaufbedingter Übelkeit Galgantwurzeln kauen oder Galgantglobuli einnehmen. Globuli eignen sich besonders für Kleinkinder und für Personen, denen die Galgantwurzeln zu scharf sind. Immer wieder ein Stück Galgantwurzel kauen – das fördert die Durchblutung und lindert dadurch den Schmerz.

Galgant hilft auch, Ohrenleiden und Hörsturz zu verhüten. Die scharfen Inhaltsstoffe von Galgant sind krampflösend und öffnen die verkrampften Gefäße, sodass es wieder zu einer guten Durchblutung kommt. Bei den ersten Anzeichen eines Hörsturzes werden sofort im Abstand von fünf Minuten 2–3 Galganttabletten genommen. Langsam im Mund zergehen lassen.

Wer unter Sodbrennen oder dem Roemheld-Syndrom leidet, lässt bei Bedarf 1 oder 2 Tabletten im Mund zergehen.

Galgant-Pulver wird verwendet bei Herz-Magen-Schmerz, Verdauungsstörungen, Blähungen, Wirbelschmerzen, Ischialgie, Bandscheiben, Erschöpfung, Schwäche. Anstelle von Pfeffer werden Speisen mit 1–3 Messerspitzen Galgant-Pulver gewürzt.
Bei Rücken- und Ischiasschmerzen 1–2 TL Galgantpulver in ¼ l Wein kochen und schluckweise warm trinken.

Fenchel-Galgant-Tabletten sind eine beliebte Kombination für alle, denen Galgant zu scharf ist. Sie können für die gleichen Zwecke eingesetzt werden, haben sogar noch eine stärkere reinigende Wirkung für Magen und Darm, aber nicht die gleiche starke Wirkung bei Herzbeschwerden.

In Form von Galgant-Honig kann Galgant vorbeugend eingenommen werden: bei Wetterwechsel, bei Neuschnee und Kaltwetterfronten, bei Aufregung oder unter Stress.

GALGANT-HONIG

Je nach Geschmack 5, 10, 20 oder 30 g Galgantwurzelpulver mit 100 g abgeschäumtem Honig verrühren.
3–4 Messerspitzen mehrmals täglich nach dem Essen oder aufs Brot.
Das schont das Herz und entlastet es vor jeder Belastung. Auch gibt es keine Gewöhnung, sodass Galgant auch im „Ernstfall" noch wirkt. Bei Kindern ist 5-10%iger Galganthonig beliebt. Man gibt für sie mehrmals täglich 2–3 Messerspitzen aufs Brot.

Ich spüre und erlebe dankbar, wie ich in und von der Schöpfung lebe. Ich genieße die frische Luft, freue mich an der Sonne, spüre den Regen; ich esse und trinke bewusst, ich achte auf die Medizin, die aus Naturprodukten gewonnen wird …

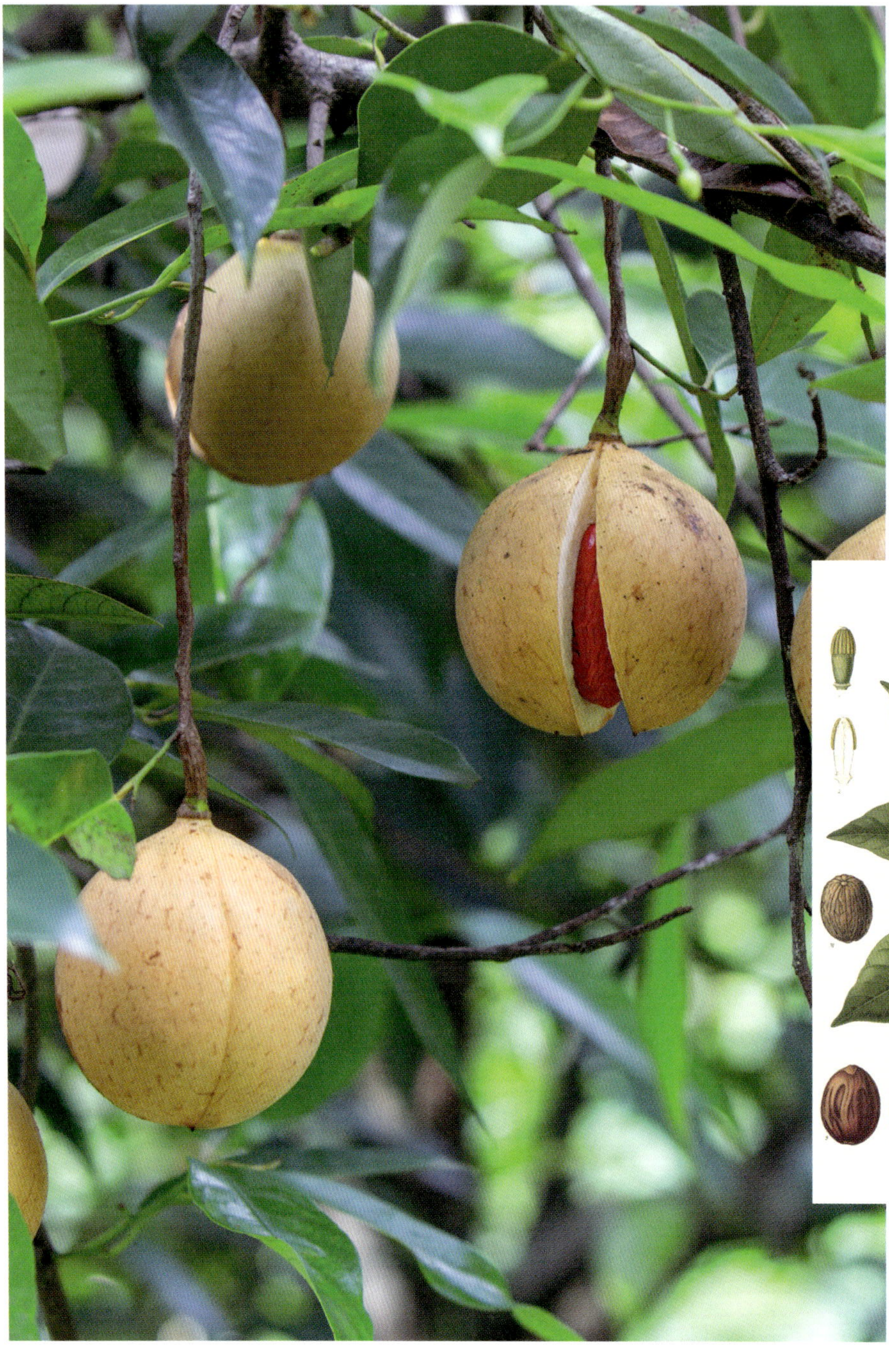

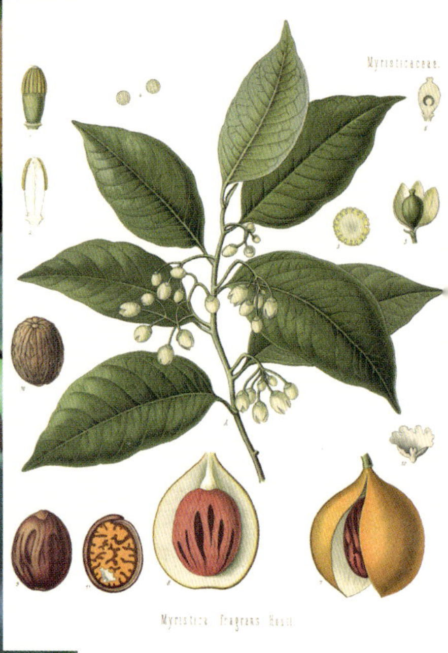

MUSKATNUSS

(MYRISTICA FRAGRANS)

Der unvergleichliche Geschmack

Inhaltsstoffe: ätherische Öle, vor allem Myristicin

Die „Früchte" des Muskatnussbaumes, die sogenannten Muskatnüsse, gelangten vermutlich mit den Kreuzfahrern nach Europa. Das Gewürz galt als „Gold Indiens" und so waren die Gebiete, in denen der Baum wächst, im 16. bis 18. Jahrhundert stark umkämpft.

Der Geschmack von Muskatnuss ist mit keinem anderen Geschmack auf der Welt vergleichbar. Der intensive, süße Geschmack stammt vom Myristicin, einem Bestandteil eines ätherischen Öls, der in vielen Pflanzen vorkommt (unter anderem in Karotten, Sellerie und Petersilie), doch keine andere Pflanze enthält so einen großen Anteil davon wie die Muskatnuss.

Die Muskatnuss wird seit langer Zeit in der Volksheilkunde verwendet. Ihre heilende Wirkung zeigt sich vor allem in folgenden Fällen:

Ein hoher Cholesterinspiegel wird durch die Anwendung von Muskatnuss gesenkt – das Gesamtcholesterin ebenso wie das „schlechte" LDL-Cholesterin.

Die Muskatnuss wirkt der Hautalterung bei Menschen entgegen und zwar schützt sie die Haut vor der hautschädigenden UVB-Strahlung der Sonne.

Bei Unruhesituationen und leichten Depressionen hat die Muskatnuss beruhigende und ausgleichende Wirkung. Die Lernfähigkeit und das Gedächtnis werden durch den Muskatnussgenuss deutlich verbessert.

Muskatnuss hat eine bedeutende krampflösende Wirkung. Weiterhin enthält Muskatnuss ein effektives natürliches Heilmittel gegen Durchfall.

In Deutschland gehört die Muskatnuss in der Küche zum Standardinventar und dient als würziger Ausgleich für den hohen Fettgehalt in Kartoffelgerichten, Puddings und Knödeln. Das Gewürz wird gern in Hühnersuppe gestreut und verfeinert Kartoffelbrei, Eintöpfe, Frikadellen, Schweinebraten, Feingebäck und mehr.

Tipp zum Einkauf von Muskat:
Muskatnuss ist als ganze Nuss oder gemahlen erhältlich. Empfehlenswert ist die ganze Nuss zu kaufen, denn frisch gemahlen liefert sie den besten und kräftigsten Geschmack. Wählen Sie Muskatnüsse, die nicht zerbrochen sind und keine Zeichen von Wurmbefall zeigen (Wurmlöcher). Ganze Muskatnüsse halten sich in einem festverschlossenen Behälter an einem kühlen und dunklen Ort einige Jahre.
Dank seines hohen Ölgehalts behält auch gemahlener Muskat seinen Geschmack und kann (unter denselben Bedingungen wie ganze Muskatnüsse) ein Jahr oder länger aufbewahrt werden.

Du bist mein Atem, wenn ich zu dir bete.

Im Atmen sind wir ganz bei uns und stehen gleichzeitig im lebendigen Austausch mit unserer Umwelt. Versuchen Sie, Ihren Atem wahrzunehmen, ihn zu spüren. Vielleicht helfen Ihnen diese Sätze dabei:
Ich bin da ...
Ich bin ganz ruhig und mit allem da, was zu mir gehört - hier, jetzt ...
Ich folge meinem Atem ...
Er kommt und geht in seinem eigenen Rhythmus,
ohne dass ich ihn bestelle, beeinflusse:
ein ... aus ... ein ... aus ... ein ... aus.
Nicht steuern, aufmerksam wahrnehmen. Sich nicht einmischen!
Gedanken, Fragen, Gefühle kommen lassen und wieder loslassen beim Ausatmen.

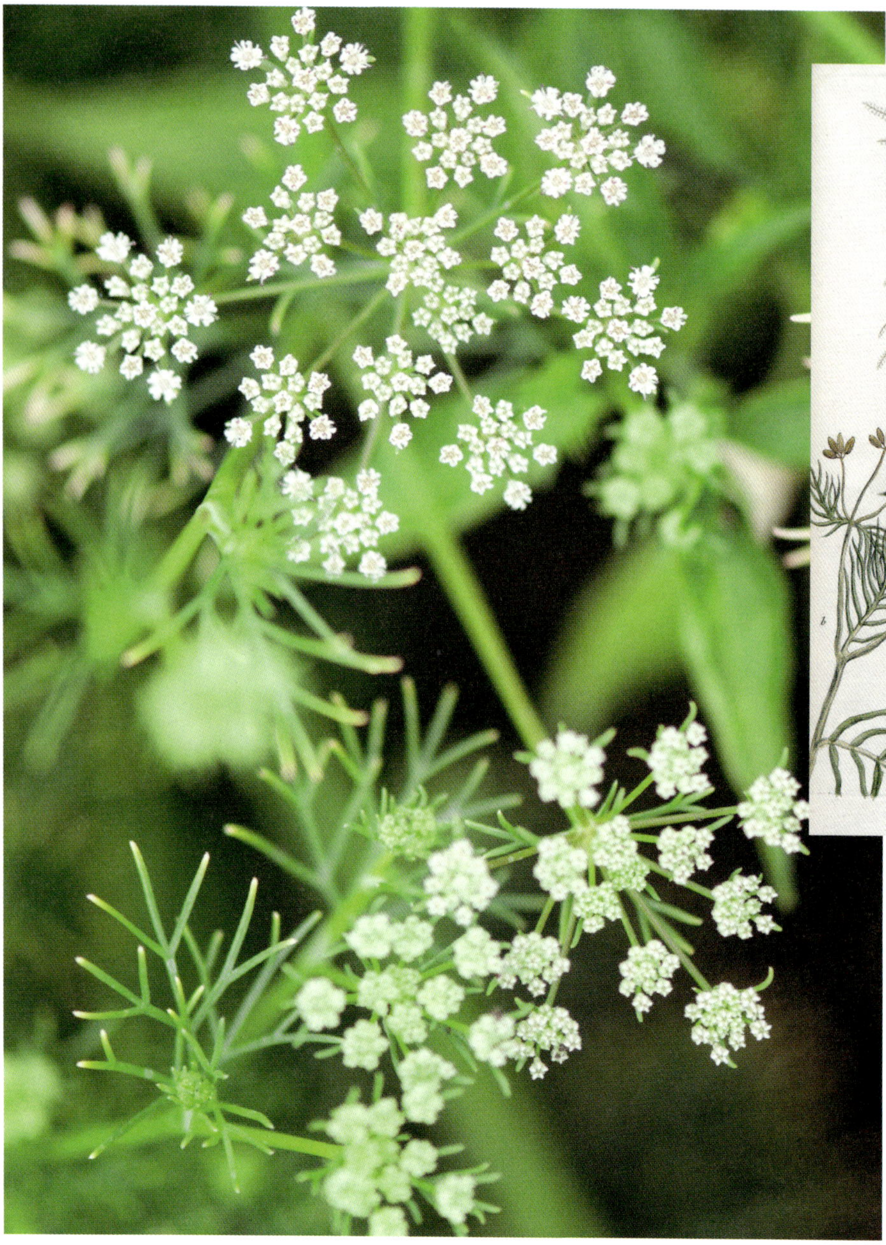

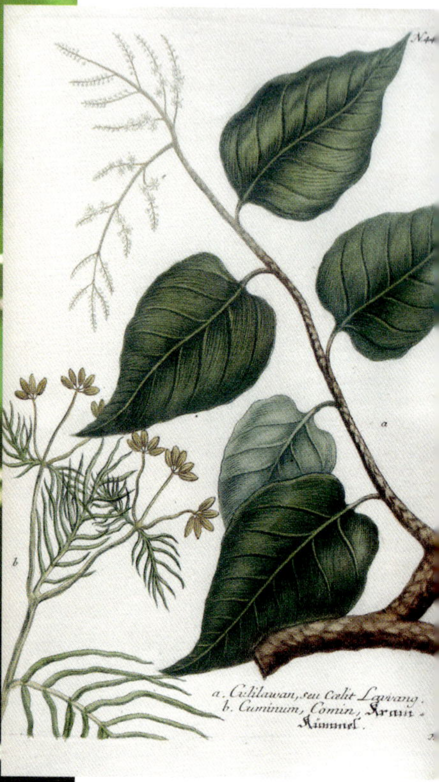

KREUZKÜMMEL ODER KUMIN

(CUMINUM CYMINUM)

Diabetespolizei

Inhaltsstoffe: ätherische Öle, Cuminaldehyd, Vitamin A, Vitamin C

Kreuzkümmel ist eine Pflanze aus der Familie der Doldenblütler. Der Kreuzkümmel wächst als einjährige, krautige Pflanze und wird bis 40–50 Zentimeter hoch. Verwendet werden die getrockneten Früchte. Hauptsächlich wird die Pflanze im Mittelmeerraum, in Indien, Indonesien, China und im Iran angebaut.

Kreuzkümmel hat einen eigenen Geschmack. Bei Nebenwirkungen der Diabeteskrankheit ist Kreuzkümmel der „Retter in der Not"! Die Gabe von Kreuzkümmel verlangsamt das Fortschreiten der Krankheit.

Verdauung: Kreuzkümmel regt die Sekretbildung in den Verdauungsorganen an und hilft so bei Appetitlosigkeit und beschleunigt die Verdauung. Dazu genügt es, einige Kreuzkümmelsamen zu zerkauen.

Starke Knochen: Kreuzkümmel kann dem Knochenabbau bei Frauen nach der Menopause entgegenwirken. So hilft er bei der Osteoporose-Vorbeugung.

Das ätherische Öl des Kreuzkümmels und sein hoher Gehalt an den Vitaminen C und A machen es zu einem starken Antioxidans – und einer möglichen Waffe gegen verschiedene Krebserkrankungen.

Bei Tuberkulose und Lebensmittelvergiftung kann es unterstützend wirken.

Kreuzkümmel hat einen strengen Geschmack, der sich beim Garen abmindert. Das Gewürz wird verwendet bei Eintöpfen und allen Speisen auf flüssiger Basis, die lange garen müssen. In arabischen Gerichten wie Falafel oder Hummus ist Kreuzkümmel unverzichtbar. Bei uns wird er gern als Brotgewürz verwendet. Eine Prise Kreuzkümmel wirkt Wunder und verfeinert die Gerichte.

KREUZKÜMMEL-TEE

1 TL Kreuzkümmelsamen grob mahlen oder mörsern, mit 200 ml kochendem Wasser übergießen und zugedeckt 10 Minuten ziehen lassen. Absieben und abkühlen lassen. Dieser Tee fördert die Verdauung, er kann auch auf nüchternen Magen getrunken werden.

KREUZKÜMMEL-ÖL

Mit dem ätherischen Öl des Kreuzkümmels kann ein entspannendes und durchblutungsförderndes Bad genommen werden. Dazu 5 bis 6 Tropfen ins Badewasser geben.
Ein Tropfen davon in heißem Wasser oder Tee getrunken, hat dieselbe verdauungsfördernde Wirkung wie Kreuzkümmel-Tee.

Ich lenke meinen Blick auf das, was mich umgibt: die Bäume, der Wald die Sträucher, das Gras, die Wiese. Ich nehme das Wetter wahr: kalt und ungemütlich oder sonnig. Vielleicht nieselt es etwas. Das Wetter kann ich nicht beeinflussen. So ist es, so muss ich es nehmen.
Und die Umgebung: Ich schaue, nehme wahr, lasse alles auf mich wirken. Vielleicht sehe ich einen Vogel, vielleicht höre ich ihn nur. In der Ferne sind womöglich Stimmen zu hören oder Geräusche von Autos. Meine Sinne sind da und nehmen wahr: die Augen sehen und beobachten, die Ohren hören, die Nase riecht. Und es ist eine Fülle von Wahrnehmungen. Meinen inneren Blick kann ich immer nur auf eines lenken, will ich es denn wahrnehmen, wie es ist, und respektvoll damit umgehen.

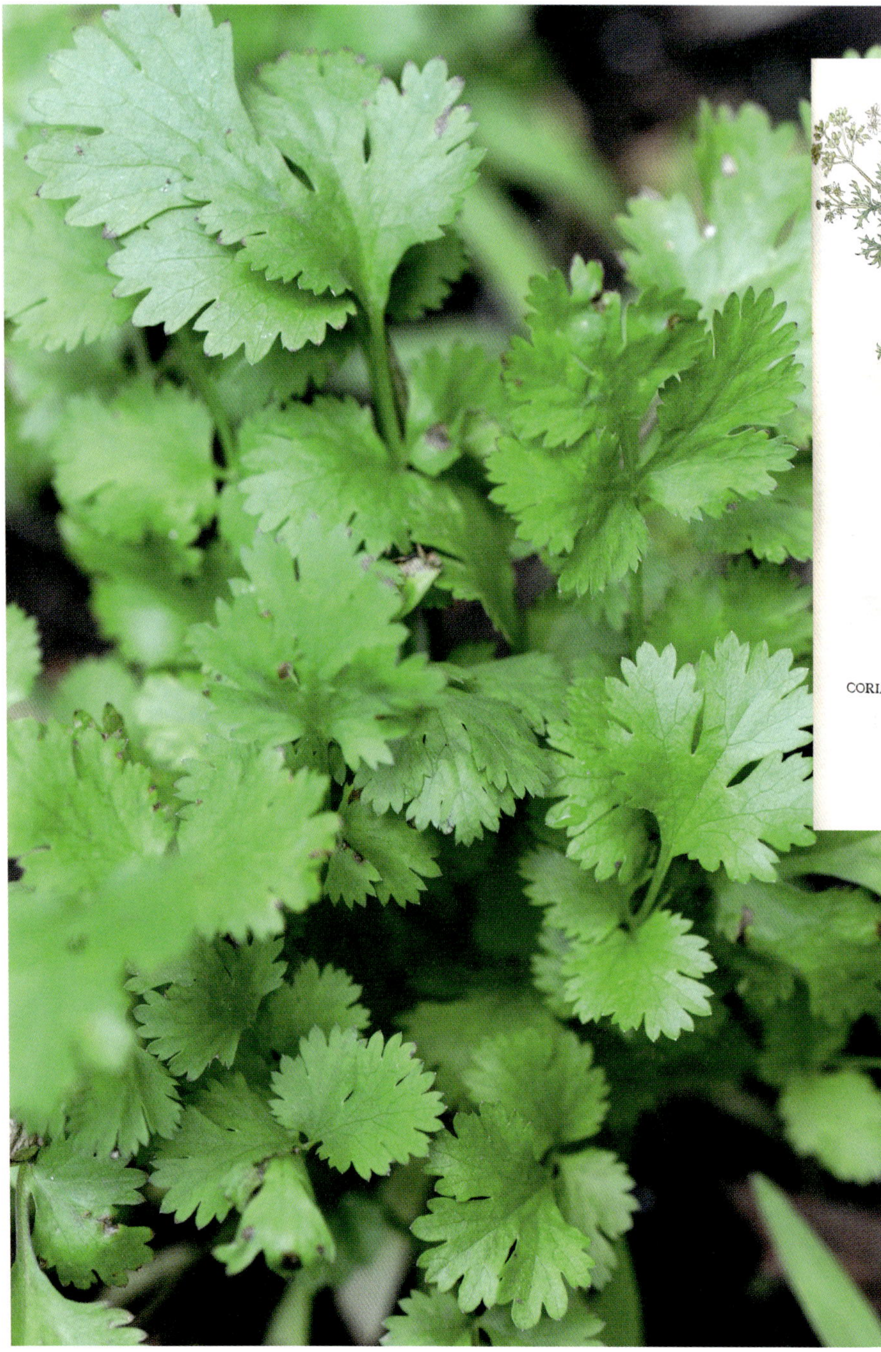

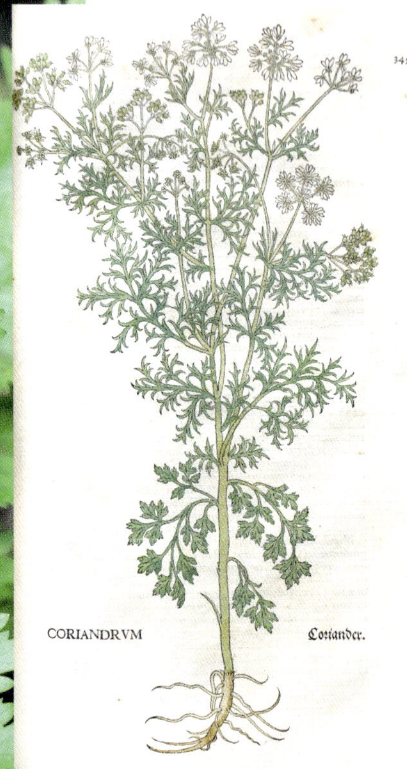

KORIANDER

(CORIANDRUM SATIVUM)

Der Stimulierer

Inhaltsstoffe: ätherische Öle, vor allem Linalool und Geranylacetat

Koriander wächst als einjährige krautige Pflanze. Je nach Sorte und Standort wird er zwischen 30 bis 90 cm hoch. Verwendet werden die Blätter und Samen, die einen kräftigeren Geschmack haben.

Koriander ist eines der ältesten Gewürze der Welt (700 Jahre v. Chr.). Er besteht zu 85 % aus ätherischen Ölen, d.h. aus mindestens 26 verschiedenen dieser Pflanzenstoffe voller wertvoller Energie. Zwei dieser Öle – Linalool und Geranylacetat – sind wirksame zellschützende Antioxidantien und der Grund für die vielfältigen Heilkräfte des Korianders.

Koriander gibt Bauch- und Magenschmerzen keine Chance. Er hilft bei Appetitverlust, Blähungen, Völlegefühl und mit Krämpfen verbundenen Magenverstimmungen. Koriander bringt jeden Darm sicher durch den TÜV!

Koriander hat das Potential, als Hausmittel einem hohen Cholesterinspiegel vorzubeugen und diesen zu behandeln.
Durch die starken Antioxidantien im Koriander werden nicht nur die Leberzellen geschützt, sondern gleichzeitig die Fähigkeiten der Leber zur Regeneration verbessert.
Das ätherische Öl des Korianders kann zur Vorbeugung oder Behandlung von Candida-Pilzinfektionen im Darm eingesetzt werden.

Diabetes, Rheuma, Gelenkschmerzen und hoher Blutdruck können mit Koriander behandelt werden.

Korianderöl auf die Haut aufgetragen bringt Linderung bei entzündlichen Hauterkrankungen, Ekzemen, Dermatitis, Ausschlägen, Schuppenflechte, Rosacea.

GEWÜRZMISCHUNG MUSKATNUSS, KREUZKÜMMEL, KORIANDER
Die drei Gewürze werden gemahlen und das Pulver zu gleichen Teilen gemischt. Eine Messerspitze bis zu einem Teelöffel ist ausreichend für die tägliche Anwendung. Die Mischung kann über die Speisen gegeben und so verzehrt werden.
Diese Gewürzmischung wirkt entzündungshemmend und schmerzlindernd auf die Gelenke.

Ich lenke die innere Wahrnehmung auf das Schmecken. Dafür nehme ich mir eine Mahlzeit des Tages vor, das Frühstück, das Mittag- oder Abendessen, und nutze diese Mahlzeit, um meinem Geschmack nachzugehen.
Ich sitze am Tisch und lenke meinen Blick auf das Essen, auf meine Mahlzeit. Regt sich etwas in meinem Mund? Läuft mir das Wasser im Mund zusammen, wenn ich sehe, was mich erwartet?
Ganz bewusst nehme ich die Mahlzeit zu mir, halte den Geschmack fest und spüre ihm nach. Auch wenn das Essen alltäglich ist: Ich genieße, kaue und schlucke ganz langsam. Nach dem ersten Bissen frage ich mich: Was schmecke ich da eigentlich? Schmecke ich einige Zutaten klar heraus, andere nicht?
Dazu trinke ich etwas: Wasser oder Tee oder ein Glas Wein. Verändert sich der Geschmack dadurch? Verfeinert er sich oder verschwindet er?
Ich spüre weiter nach: Verändert das, was ich oft gedankenlos zu mir nehme, seinen Geschmack, nur weil ich es bewusster wahrnehme?
Ich entdecke im Alltäglichen das Besondere, das immer da ist, sofern ich es denn wahrnehmen kann – oder besser es will!

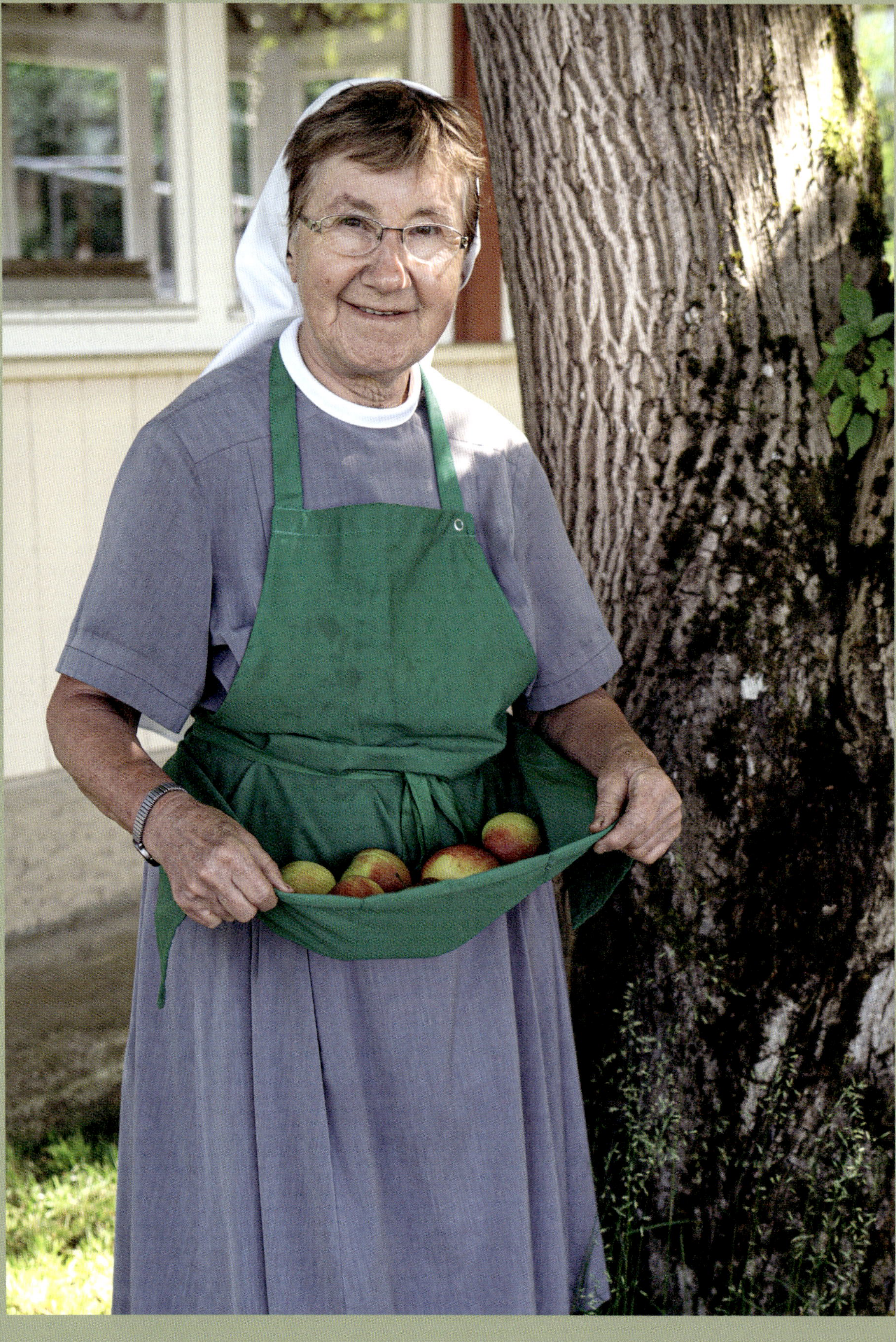

KERN-
GESUND

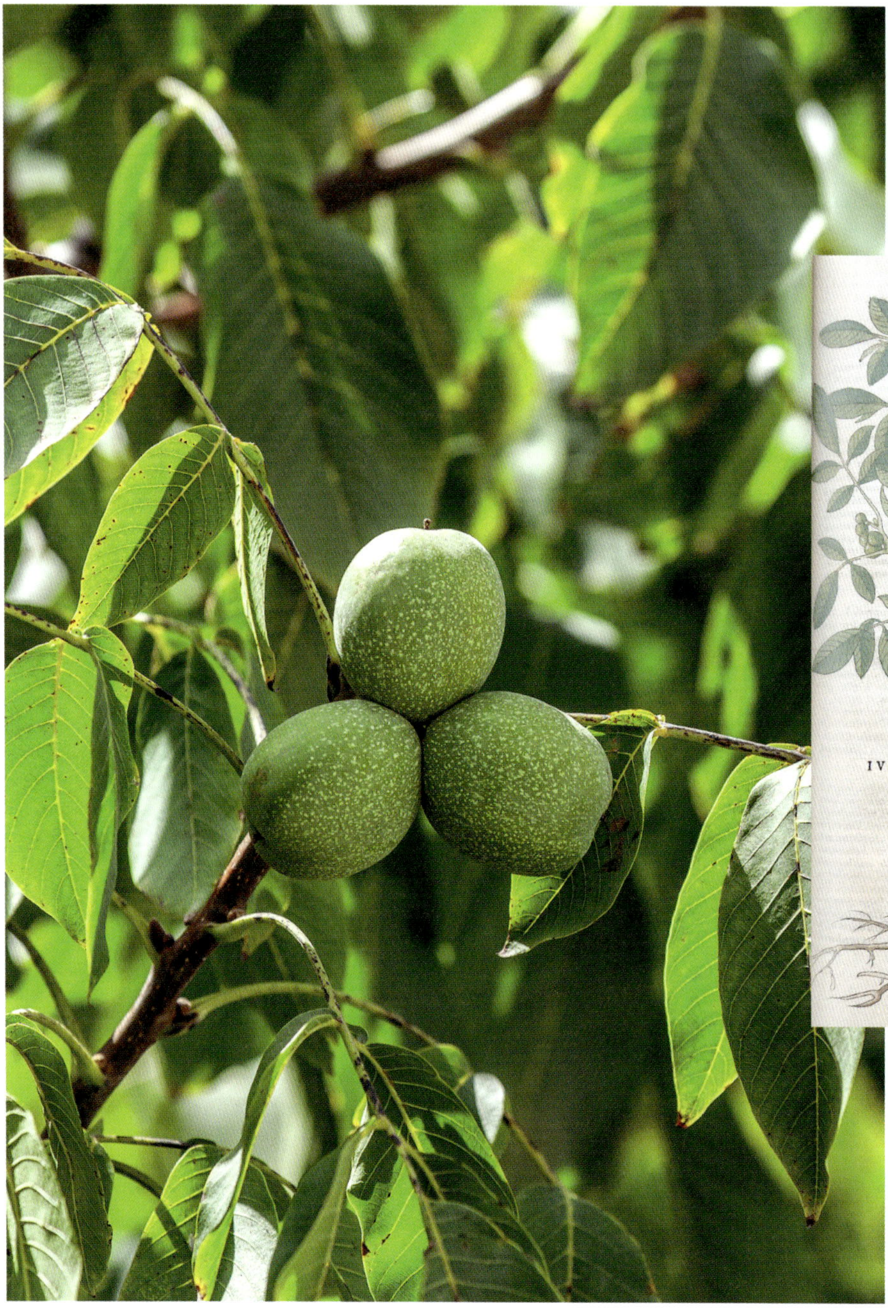

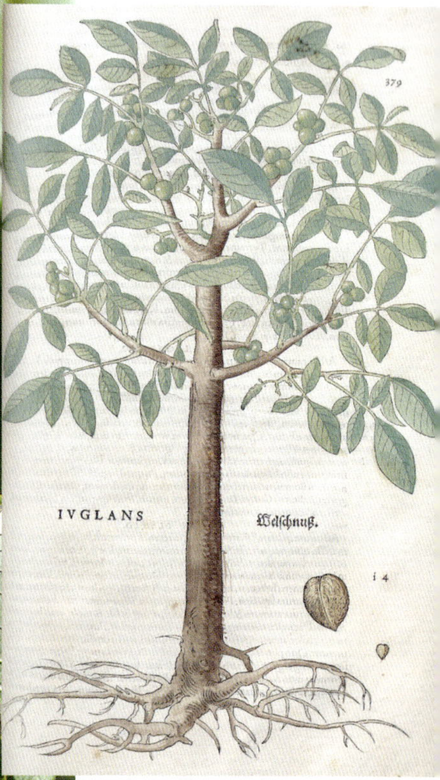

WALNUSS

(JUGLANS REGIA)

Kernige Kraft für Neues

Inhaltsstoffe: Blätter: Gerbstoffe, Flavonoide, ätherisches Öl, Juglon
Nüsse: B-Vitamine, Vitamin E, Omega-3-Fettsäuren, Polyphenole, Cholin, Lezithin, Zink, Kalium, Magnesium, Phosphor, Schwefel, Eisen, Kalzium, Fluor, Selen, Folsäure, Phytosterine

Der Walnussbaum wird etwa 15 bis 25 Meter hoch und 150 Jahre alt. Schon in römischer Zeit wurden die Bäume in Europa kultiviert. Ihre Früchte, die Walnüsse, sind ein gesundes Nahrungsmittel.

Die Blätter des Walnussbaumes enthalten Gerbstoffe, gefäßstärkende Flavonoide, ein wenig ätherisches Öl und in den frischen Pflanzenteilen einen Stoff – genannt „Juglon" –, der sehr wirksam ist bei Pilzwachstum. Gerbstoffe wirken desinfizierend und heilend bei Entzündungen der Schleimhäute von Magen und Darm, Mund, Rachen oder am Lidrand. Sie entschlacken, wenn Lymphdrüsen an Hals und Nacken angeschwollen sind. Walnussblätter werden verwendet bei Hautkrankheiten jeglicher Art. Auszüge aus Walnussblättern sind anzuwenden bei Wurmbefall und schützen vor Insekten. Walnussblätter als Wickel, Auflagen oder Bäder bewirken eine entzündungshemmende Hilfe bei chronischen Ekzemen und Milchschorf. Sie können bei offenen oder eitrigen Wunden angewendet werden. Sie machen die Haut unempfindlich gegen Herpesinfektionen und entziehen Augenentzündungen den Entzündungsherd. Walnussblätter mit Salbei werden als Fußbad bei Fußschweiß angewendet.
Das in den Blättern enthaltene würzig duftende Juglon soll Fliegen und Mücken fernhalten. Auch im Haus aufgestellte Zweige sollen gegen unerwünschte Insekten helfen.
Kurz nach der Blüte im Juni sollten die jungen Blätter gesammelt und getrocknet werden.

Ist die Schale der Walnuss geknackt, zeigt sich das Innere wie zwei Hälften eines Gehirns. Deshalb gilt die Walnuss seit der Antike als Gehirnnahrung. In der Walnuss finden wir B-Vitamine, hochwertige ungesättigte Pflanzenfette und Mineralstoffe. Die Nuss liefert unserem Gehirn die Grundstoffe Cholin und Lezithin. Unser Gehirn baut daraus Acetylcholin für die Lernvorgänge. Beim Leistungstief am Nachmittag bringt die Walnuss die kleinen grauen Zellen auf Trab und hilft unserem Denkvorgang auf die Sprünge. Walnüsse aktivieren die Leistungsfähigkeit und fördern die Konzentration und Kreativität. Unsere rechte und linke Gehirnhälfte arbeiten besser zusammen (Gefühle und Gedanken). Die Omega-3-Fettsäuren stärken das Gedächtnis und unsere Merkfähigkeit.
Walnüsse enthalten Vitamin E: hautstraffend und zur Bekämpfung von verschiedenen Rheumaformen. Fluor und Kalzium stärken Knochen und Zähne.

Walnüsse enthalten von allen gängigen Lebensmitteln die höchste Konzentration an Antioxidantien und schützen uns vor Umweltgiften.

Walnüsse bauen das schädliche LDL-Cholesterin ab, sie verbessern die Fließeigenschaft des Blutes, verhindern ein Zusammenklumpen der Blutplättchen und senken den leicht erhöhten Blutdruck. Dies bewirken die Polyphenole, Vitamin E und die verschiedenen Mineralien. Sie bieten gleichzeitig Schutz vor Krebserkrankungen und regen die Entgiftung des Körpers an. Zum Schutz vor Herz-Kreislauferkrankungen sind ein Glas Rotwein und eine Handvoll Walnüsse eine wahre Wohltat.
Walnüsse versorgen unser Gehirn mit Serotonin und dem Schlafhormon Melatonin.
Mit ihren B-Vitaminen sorgt die Walnuss für starke Nerven und eine starke Psyche.
Waschungen und Spülungen mit Walnüssen sorgen für eine gesunde, glatte Haut und glänzende Haare.

Der bekannte Rat: „An apple a day keeps the doctor away", könnte auf die Nuss umgewidmet heißen: „Fünf Walnüsse am Tag gekaut – auf Gesundheit gebaut!"

Eine alte Regel sagt, dass zur Nussernte im Herbst die reifen Nüsse vom Baum gehauen werden, damit er im nächsten Jahr wieder gut trägt.

Walnuss-Öl und Walnuss-Likör werden vorwiegend aus grünen Früchten hergestellt, die zu Johanni (24. Juni) gepflückt werden. Die dunklen Getränke haben eine positive Wirkung auf die Verdauung und die Leber.
Aus den grünen Schalen wird auch ein Färbemittel für Wolle, Stoffe, Ostereier ... hergestellt.

WALNUSS-TEE

Frische oder getrocknete Walnussblätter und Stiefmütterchen (diese enthalten Kieselsäure, die Haut und Schleimhaut kräftigt und den Tee etwas milder macht) zu gleichen Teilen mischen. 2 TL der Mischung mit 250 ml kaltem Wasser ansetzen und zum Sieden bringen. Fünf Minuten zugedeckt ziehen lassen und trinken. Täglich 2–3 Tassen zur Stärkung der Lymphdrüsentätigkeit.

BÄDER UND UMSCHLÄGE BEI HAUTPROBLEMEN

1–2 EL getrocknete oder frische Walnussblätter werden mit 500 ml kaltem Wasser angesetzt und zum Sieden gebracht. Zugedeckt fünf Minuten köcheln lassen. Den Sud fürs Bad oder für Umschläge oder Kompressen verwenden. Ein Badetuch im Sud tränken und auswringen und auf die ekzematischen Hautpartien auflegen – oder diese waschen, ebenso die entzündeten Augenränder.

WALNUSSSCHALEN-ÖL

Grüne, noch nicht gereifte Walnussschalenhälften kleinschneiden, ein Glas zu ¾ damit füllen, Olivenöl darüber gießen und mindestens drei Wochen an einen warmen Ort stellen, gelegentlich schütteln. Danach abgießen und in dunkle Flaschen geben.

Das Nussöl schützt vor Insekten und wirkt hautbräunend. Man kann dem Öl einige Tropfen Nelkenöl beigeben zu einem insektenabwehrenden Hautöl. Nimmt man statt Nelkenöl einige Tropfen Rosmarinöl, erhalten wir ein kräftigendes Massageöl.

Beim Nussknacken bleiben die inneren harten Trennwände übrig. Diese wurden in der Volksheilkunde als Tee zur Herzstärkung und zum Entwässern zubereitet. Auch gegen hohen Blutdruck hat dieser Tee geholfen. Dafür werden 10–20 g der Trennwände mit 200 ml Wasser aufgekocht. Zugedeckt 10 Minuten ziehen lassen.

NUSSMILCH

5 Walnüsse oder 7 Mandeln oder 10 Haselnüsse
¼ l Mineralwasser
1 TL Honig pro Person

Zur Herstellung werden die vorher in Wasser eingeweichten und gut abgetrockneten Walnüsse gemahlen und im Mixer mit gutem stillem Wasser und Honig aufschlagen, sodass eine milchige Flüssigkeit entsteht. 1 Glas Nussmilch bringt bei Müdigkeit und Schlaffheit Energie zurück!

Eine Nussmilch hat wenig mit Milch zu tun. Sie besteht aus 60% Fett, ist reich an mehrfach ungesättigten Fettsäuren, die zweifache Linolsäure und dreifache Alpha-Linolsäure, bekannt als Omega 3/6. Diese Fettsäuren sind lebensnotwendig, können vom Körper nicht hergestellt werden und müssen deshalb täglich neu zugeführt werden! Omega-3/6-Fettsäuren halten die Gefäße elastisch, senken den Cholesterinspiegel und schützen so vor Herz- Kreislauferkrankungen.

WALNÜSSE ALS GESUNDE DELIKATESSE

Walnüsse sind nicht nur für das Weihnachtsgebäck unverzichtbar.
Nüsse gehören als geschmackvolle Zugabe auch auf jeden Salat.
Über den Obstsalat gestreut geben sie diesem eine pfiffige Nuance.
Die Nüsse sollten das ganze Jahr über die Küche bereichern.
Walnüsse passen zu frischen Trauben und dem neuen Wein, die zur Zeit der Nussernte probiert werden wollen.

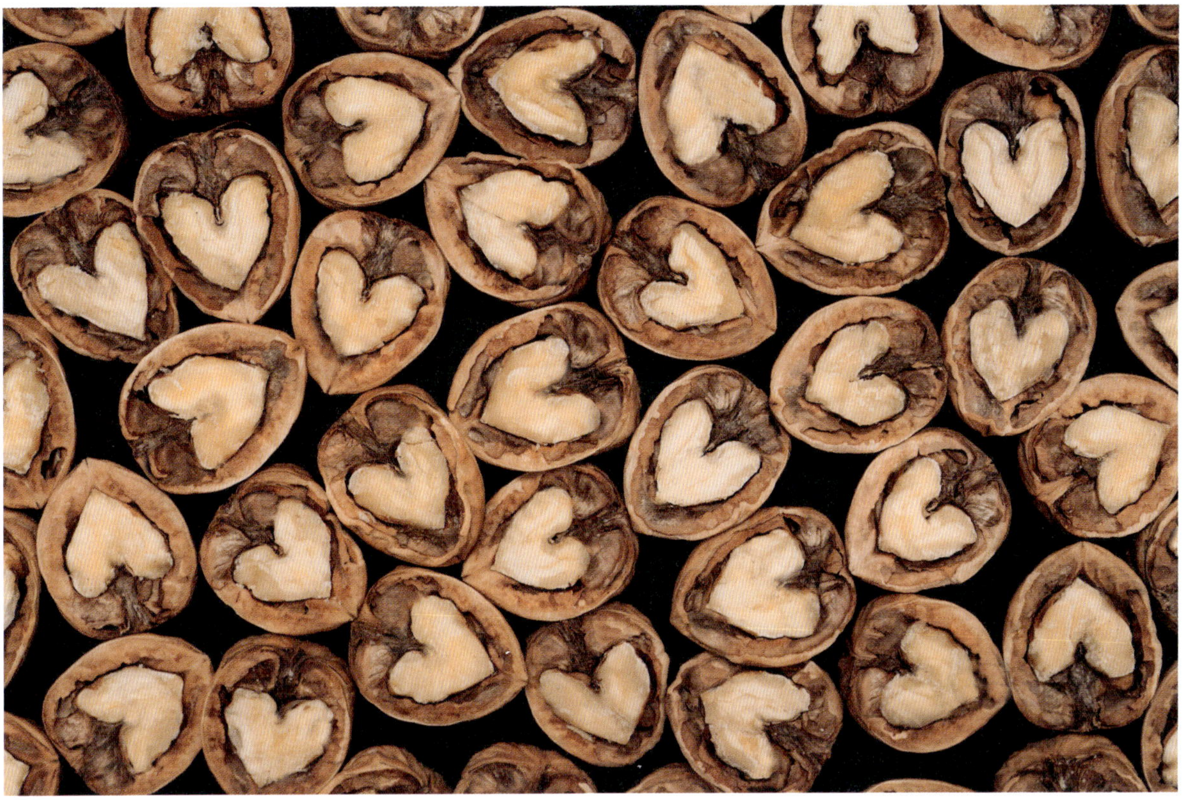

Ein Stein ist besser als Gold

Ein König von Nepal spazierte einmal durch die Straßen seiner Stadt. Da saßen viele Mönche, Bettler und Krüppel, die die Vorübergehenden um eine Gabe baten. Der König beachtete sie nicht.
Aufmerksam wurde er aber, als er einen Alten sah, der mit einem Stein Nüsse aufschlug, von denen er einige selbst aß, andere den Passanten zum Verkauf anbot. Er schien dabei glücklich zu sein. Der König gab ihm eine Goldmünze und sagte: „Ich gebe dir dieses Geld, wenn du mir dafür deinen Stein gibst."
Der Mann prüfte sorgfältig die Münze und ließ sie in der Sonne funkeln. Doch gab er sie dem König rasch zurück und sagte: „Mächtiger König, deine Goldmünze ist rund und nicht so glatt wie mein Stein. Mit dem Stein kann ich meine Nüsse besser öffnen."
Der König konnte vor Staunen nichts sagen. Während er noch nachdachte, fügte der Arme hinzu: „Außerdem würde mir dieses Gold meinen inneren Frieden rauben."

Werner Trutwin

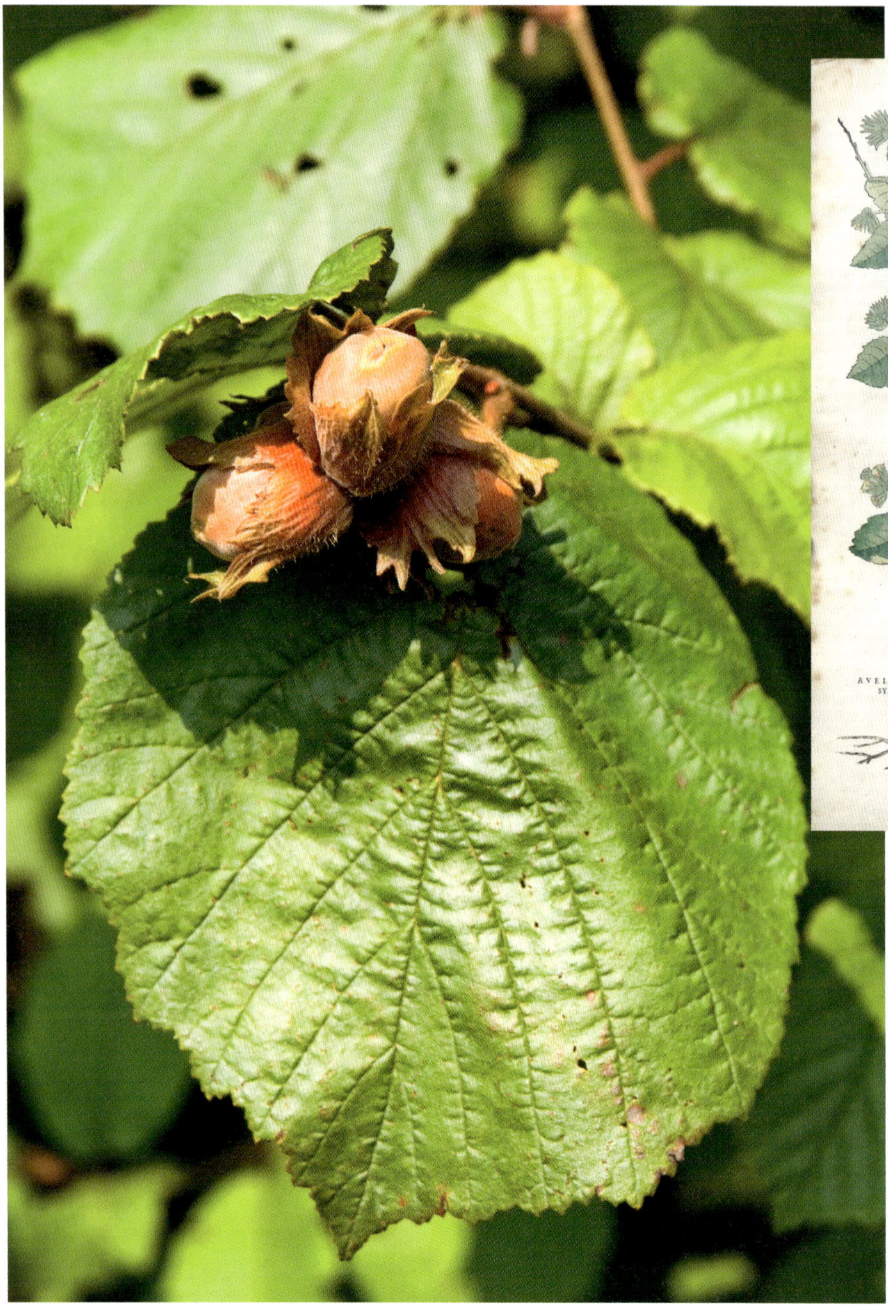

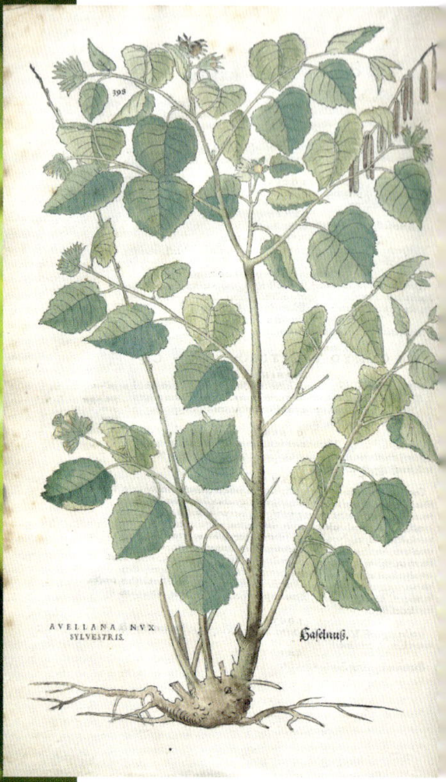

HASELNUSS

(CORYLUS AVELLANA)

Die Energiespenderin

Inhaltsstoffe: Blütenkätzchen: Flavonoide, ätherisches Öl
Nüsse: Öl, ungesättigte Fettsäuren, Vitamin E, Provitamin A, hochwertige Eiweiße, Mineralstoffe wie Kalium, Magnesium, Kalzium, Phosphor und Eisen, Biotin

Die Haselnuss war eine der ersten Pflanzen, die nach der Eiszeit wieder wuchsen. Durch dieses harte Training sind sie auch die Ersten, die mit ihren Blüten mitten im Winter das nahe Frühjahr ankündigen.

Haselnussbüsche gehören zu den Heckenpflanzen, die damals Haus und Hof umgaben. Es wachsen immer neue, dünne Stämmchen aus der Wurzel heraus. Bis zu fünf Meter kann ein Haselnussstrauch werden. Im Laufe des Jahres entstehen die leckeren Nüsse. Wenn sie reif werden, kündigen sie den Beginn des Herbstes an. Haselnüsse sind reif, sobald sie sich leicht aus der grünen Hülle lösen lassen. Und kaum sind die Nüsse vom Baum gefallen, sind schon wieder neue, kleine Blütenkätzchen für den nächsten Jahreslauf da.

Die Kätzchen sind voller gefäßstärkender Flavonoide und ätherischem Öl – sie werden im Frühjahr als schweißtreibender Tee bei Erkältungen verwendet. Man kann sie auch mit Holunder- oder Lindenblüten zu einem Grippetee mischen.

Haselnüsse sind eine kerngesunde Nervennahrung. Sie enthalten bis zu 70% Öl und einfach und mehrfach ungesättigte Fettsäuren und haben einen positiven Einfluss auf die Blutfettwerte. Der Cholesterinspiegel wird bei regelmäßigem Verzehr von Haselnüssen bedeutend gesenkt. So wirken die Nüsse vorbeugend gegen arteriosklerose Veränderungen.
Eine gute Funktion haben das Vitamin E und Provitamin A im Hinblick auf Herz-Kreislauf-Erkrankungen. Durch die hochwertigen Eiweiße und jede Menge Mineralien wie Kalium, Magnesium, Kalzium, Phosphor und Eisen sind sie wahre Energiespender (etwa eine Handvoll pro Tag essen).
Haselnüsse sind auch nervenstärkend und ein Lieferant für Gehirnnahrung, denn sie besitzen eine große Menge von B-Vitaminen. Diese brauchen wir zur Stärkung bei Stress, zur besseren Konzentration und für ein besseres Gedächtnis.
Haselnüsse enthalten viel Biotin. Dieses sorgt für eine gesunde Kopfhaut und kräftiges Haar.

HASELNÜSSE ALS GESUNDE DELIKATESSE

Um ein intensiveres Aroma zu erhalten, sollten die Nüsse vor dem Knabbern oder Plätzchenbacken noch geröstet werden: im Backofen ca. sieben Minuten bei 150 Grad C. Nach dem Abkühlen werden die Nüsse in einem Handtuch hin und her gerubbelt, bis die Haut abfällt. So schmecken sie noch edler und feiner.

Wer im Winter den Geschmack von frischen Haselnüssen haben will, lässt Kerne – gut mit Wasser bedeckt – 24 Stunden lang quellen. Sie beginnen dann zu keimen. Vitamin- und Mineralgehalt steigen rapide an und die Kerne schmecken wie frisch geerntet. Das geht auch wunderbar mit Mandeln oder Walnüssen!

Ich nehme mir 15 Minuten Zeit. Ganz bewusst wähle ich eine Strecke im Park, Garten oder Wald. Ich beginne langsam zu schlendern und konzentriere mich darauf, zunächst meine Schritte zu beobachten. Wie setze ich einen Fuß vor den anderen? Wie tragen mich meine Füße? Ich bewege mich fort, streife Wurzeln, berühre Steine.
Vielleicht tun sie es langsam und zögernd, vielleicht schnell und gezielt, vielleicht aber auch wie selbstverständlich. Selbst wenn sie unsicher sind, nur mit Gehhilfe oder Stütze gehen, ich komme dennoch voran.
So gehe ich eine Weile, bis sich mein Blick langsam von den Füßen auf die Umgebung lenkt. Ich gehe meinen Weg. Ich bin in Bewegung. Wenn Gedanken kommen, so halte ich sie nicht fest, ich lasse sie wieder gehen – im Gehen lasse ich, was ich denke und schaue. Ich schaue auf das, was ich sehe, nehme wahr, wie ich gehe und vorankomme.
Vielleicht staune ich, vielleicht bin ich berührt von der Natur, vielleicht tut es nur gut zu gehen – und dabei nichts zu tun. Einfach nur zu sein, im Gehen.

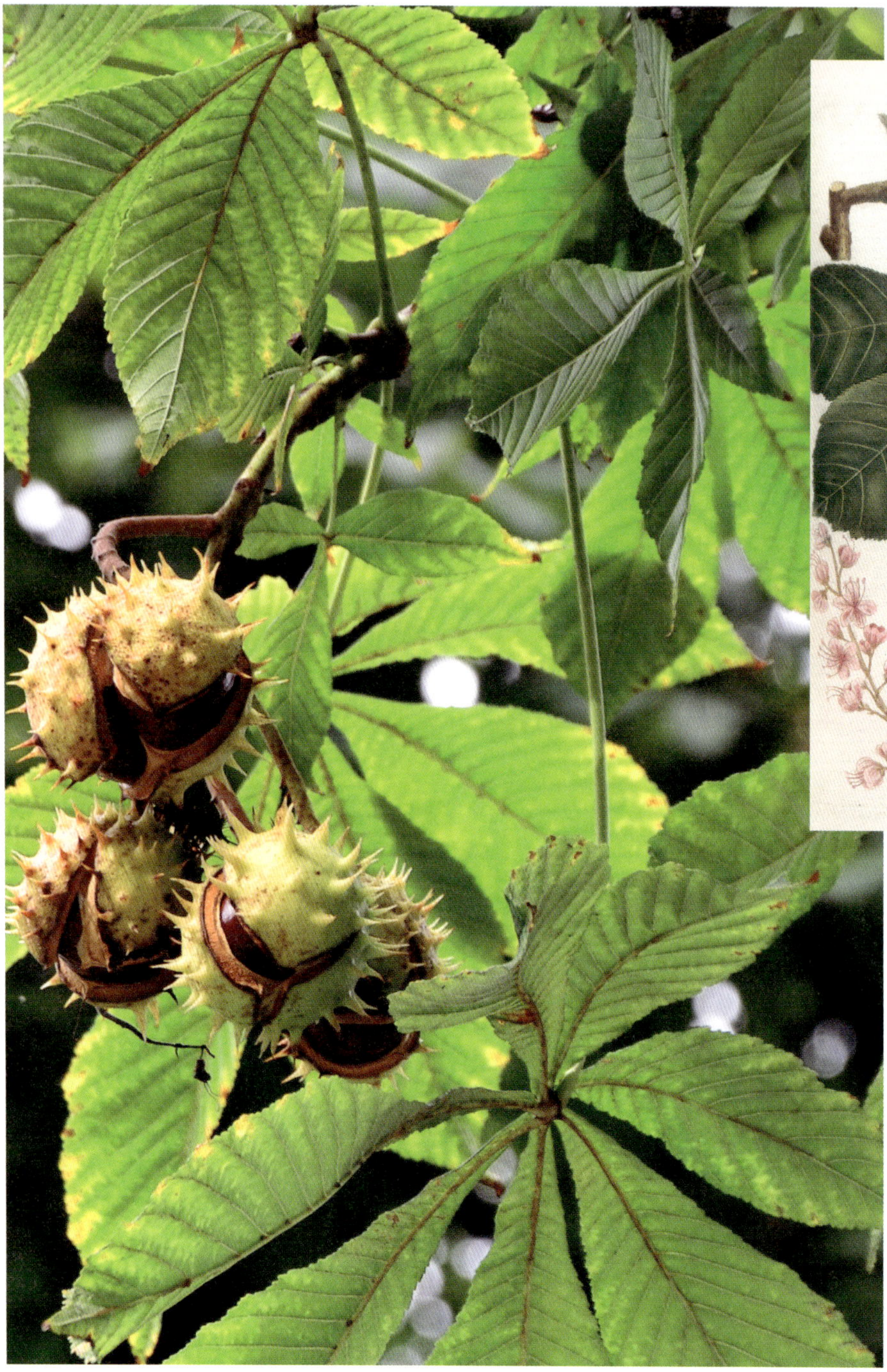

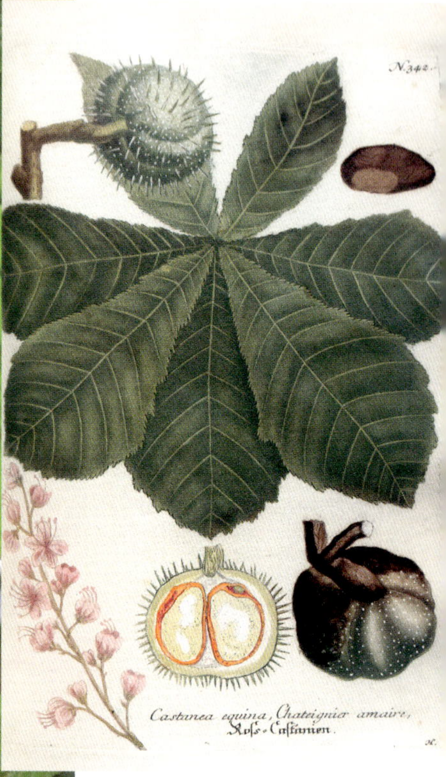

ROSSKASTANIE

(AESCULUS HIPPOCASTANUM, AESCULUS X CARNEA)

Der Stützstrumpf der Natur

Inhaltsstoffe: Saponin

Die Rosskastanie wirkt mit ihrem Saponin komplex: zusammenziehend, entzündungshemmend, gewebsentwässernd, schwellungshemmend, kapillarabdichtend und venentonisierend.

Der venöse Rückfluss wird gefördert, die Kapillarbrüchigkeit herabgesetzt und die Thrombosebildung verhindert. Deshalb werden müde, geschwollene, zu Krampfadern neigende Beine sanft mit Rosskastanien-Tinktur oder Rosskastanien-Venengel eingerieben.

ROSSKASTANIEN-TINKTUR

Frisch gesammelte Kastanien mit samt der Schale zerkleinern und ein helles Schraubglas halbvoll damit füllen. Mit 70%igem Weingeist auffüllen und gut verschlossen an einem hellen, warmen Platz ca. 3 Wochen lang ziehen lassen. Ab und zu schütteln. Dann abgießen und die Kastanienreste auspressen. Im Verhältnis 1 : 5 verdünnen.

Mit der Tinktur werden müde, geschwollene zu Krampfadern neigende Beine oder von Rheuma befallene Körperteile sanft eingerieben.

ROSSKASTANIEN-VENENGEL

Je 15 Tropfen ätherisches Öl von Wacholder, Cajeput, Zeder und Weihrauch in 25 ml Rosskastanien-Tinktur geben. Mit 800 ml destilliertem Wasser verrühren und gut durchschütteln, damit sich alles gut vermischt. 40 g Xanthan oder einen anderen Gelbinder und 1–2 EL Mandelöl zugeben und alles mit dem Rührgerät mixen. In Döschen abfüllen.

BADEZUSATZ

500 g Kastanien
500 ml Wasser
Kastanien waschen, klein schneiden und in Wasser einweichen. Über Nacht ziehen lassen und am Folgetag in einem Topf ca. 3 Minuten aufkochen. Abkühlen lassen und den Sud durch ein Sieb ins Badewasser geben. Der Sud bewirkt nicht nur einen wunderbaren Badeschaum, sondern fördert u. a. auch die Durchblutung.

PFLANZENSCHUTZ

15 Kastanien
1 l Wasser
Kastanien klein schneiden und im Topf mit Wasser ca. 30 Minuten bei niedriger Hitze kochen. Anschließend abkühlen lassen und abseihen. Mittels einer Sprühflasche auf die betroffenen Pflanzenteile sprühen!

Zu fällen einen schönen Baum,
Braucht`s eine halbe Stunde kaum.
Zu wachsen, bis man ihn bewundert,
braucht er, bedenkt es, ein Jahrhundert.

Eugen Roth

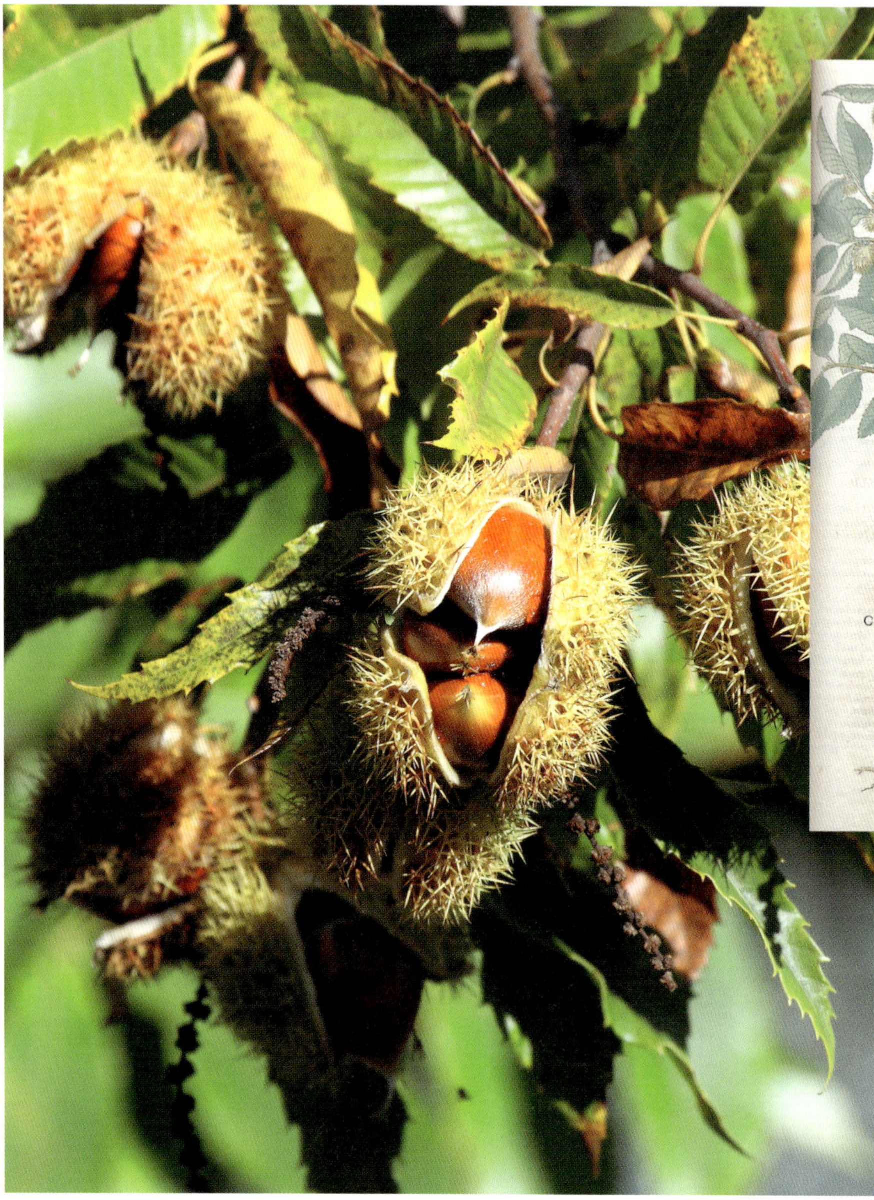

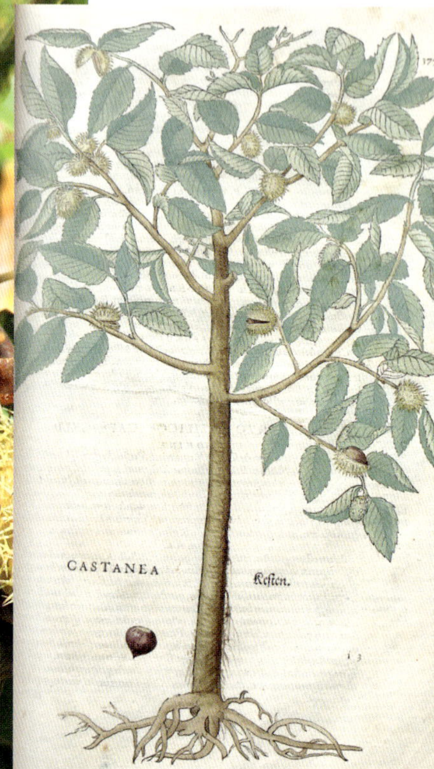

ESSKASTANIE ODER MARONE

(CASTANEA SATIVA)

Stärkung bei Schwäche

Inhaltsstoffe: viele Kohlenhydrate (40%), wenig Fett (3%), Vitamin E, viel Kalium (670 mg/100), Vitamin B1, Phenolsäuren, Gerbstoffe (vor allem in den Blättern)

Der Kastanienbaum ist sehr warm und hat aufgrund seiner Wärme eine große Lebenskraft.

Die Edelkastanie wird von Hildegard bei jeglicher Art von Schwächezuständen empfohlen. Besonders wertvoll ist die regenerierende Wirkung auf die Leber. Bei Abwehrschwächen z. B. Krebs, Aids oder bei Borreliose einsetzen.

Die Edelkastanie reduziert das Risiko von Herz-Kreislauf-Erkrankungen und stärkt die Funktion des Nervensystems. Sie ist milzstärkend und unterstützt den Organismus bei Leukämie.
Die gerbstoffreiche Rinde der jungen Äste wird wie die der Eichenrinde eingesetzt: innerlich bei Durchfall und äußerlich bei Hautentzündungen.
In der Gemmotherapie dienen die Knospen der Edelkastanie zur Entgiftung und Anregung des Lymphflusses.

Ende September können die Edelkastanien (Maronen) geerntet werden.
Roh schmecken sie fad und etwas bitter, durchs Kochen im Wasser und Rösten im Backofen entwickeln sie einen wunderbaren nussig-süßlichen Geschmack. Frische Früchte höchstens 2 Wochen lagern. Deshalb soll man sie kochen, rösten und anschließend einfrieren oder vermahlen.

MARONI ALS GESUNDE DELIKATESSE

MARONI-HONIG

3 EL gemahlene Maroni in 100 g Honig einrühren. Teelöffelweise eingenommen oder als leckerer Brotaufstrich – ein wunderbarer Genuss!

MARONI-MEHL

In Suppen, Brot und Gebäck einarbeiten.

RISOTTO MIT MARONEN

250 g Risottoreis
1 Schalotte
1 Knoblauchzehe
2 EL Olivenöl
ca. 750 ml Gemüsebrühe
100 ml Weißwein
10 vorgegarte Maronen
100 g frisch geriebener Parmesan
1 EL Butter
Salz, Pfeffer

Zwiebel und Knoblauch schälen, fein würfeln und in Olivenöl andünsten. Den Risottoreis hinzugeben, dünsten und mit Wein ablöschen. Die Gemüsebrühe nach und nach zugeben, sodass der Reis immer knapp bedeckt ist, sobald er die Flüssigkeit fast aufgesogen hat. Unter ständigem Rühren den Reis garen. Er sollte nicht zu weich werden, sondern bissfest bleiben. Die Maronen in kleine Stücke schneiden und zum Reis geben. Parmesan und Butter hinzufügen und alles miteinander vermengen. Mit Salz und Pfeffer abschmecken.

Schau den Baum, der grünt und blüht und fruchtet,
der Wurzeln hat ganz tief im Boden, der gepflanzt
ist an Wassergräben
und seine weit offene Krone dem Himmel entgegenstreckt!
So ist der Mensch,
der Lust hat an Gottes Wort und darüber sinnt und
denkt und murmelt.

Psalm 1,3 – nach Anton Rotzetter

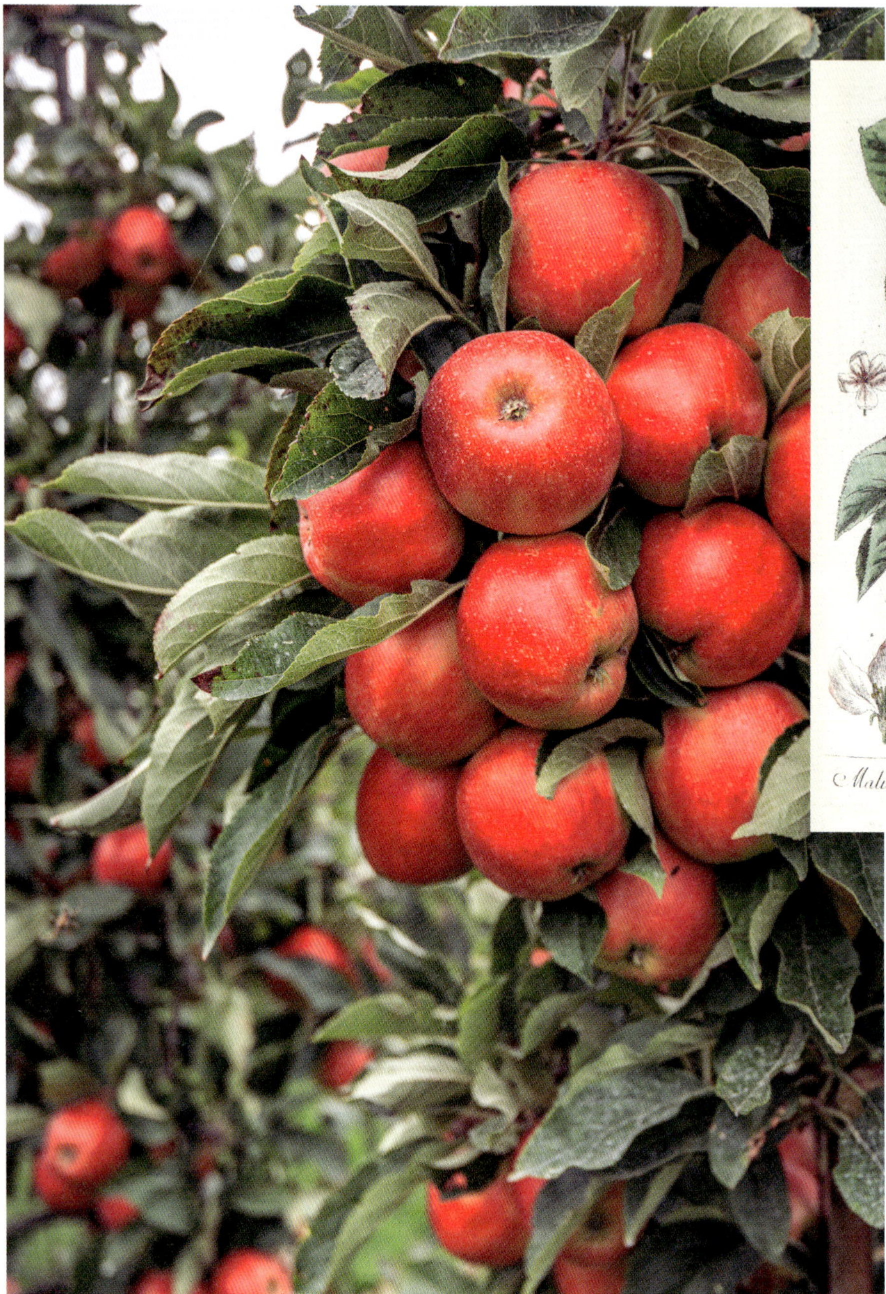

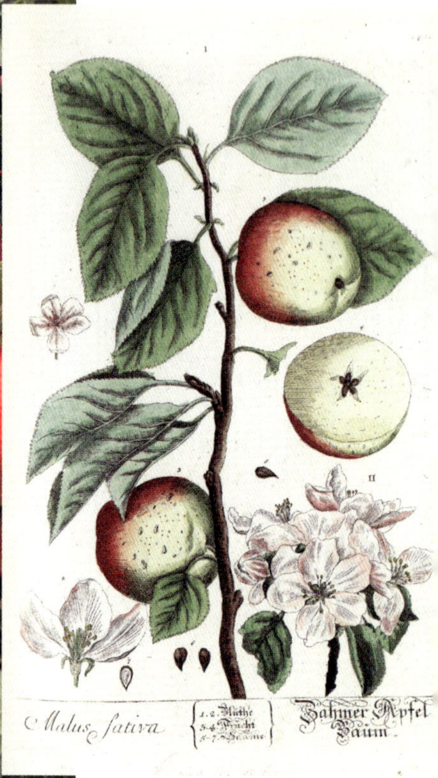

APFEL

(MALUS DOMESTICA)

Das runde Gesundheitspaket

Inhaltsstoffe: Vitamin C, vor allem in den Sorten Idared, Berlepsch, Bohnapfel, Maigold, Ontario, Fruchtzucker, Mineralien, Gerbstoffe, weitere Vitamine und Pektin

Wer kann schon die vielfachen Facetten des Geschmacks von Äpfeln beschreiben? Versuchen Sie es selbst: saftig, süß, erfrischend, himmlisch, belebend, grün, holzig oder schon mehlig. Noch mehr?

Die Wiege der Apfelbäume befindet sich in den Bergregionen Südwestchinas. Von dort aus verbreitete sich der Apfelbaum über das Altaigebirge („Alma Ata" bedeutet „Stadt des Apfels") in den Kaukasus und in den Mittelmeerraum. In Italien gedieh der Apfelbaum besonders gut und wurde von den Römern weiter veredelt. Der Apfel verbreitete sich in ganz Europa, wurde zunächst in den Klostergärten und später dann überall kultiviert.

Apfel wirkt bei Schlaflosigkeit, Gicht, Fettsucht, Diabetes, Verstopfung, Blasen- und Nierenleiden, Kopfschmerzen, Magenschleimhautentzündung, Durchfall, Heiserkeit und Husten, er stärkt das Herz, ist schlaf- und stoffwechselfördernd, blutdrucksenkend.

Die meisten Vitamine stecken direkt unter der Schale. Zwischen 5 und 35 mg Vitamin C sind dort enthalten. Deshalb ist nach gründlichem Waschen mit warmem Wasser die Schale mitzuverzehren. Ein Apfel deckt den Tagesbedarf an Vitamin E. B-Vitamine, Kalium und wertvolle Mineralstoffe wie Phosphor, Kalzium, Magnesium und Eisen sowie bioaktive Substanzen wie Phenolsäuren und Karotinoide schützen vor Herz-Kreislauf-Erkrankungen und Krebs. Gut über 30 % besteht der Apfel aus Wasser oder eben Apfelsaft. Ein Apfel täglich ist ein idealer Muntermacher! Er enthält kaum Eiweiß oder Fett, etwas Kohlenhydrate, Fruchtzucker und Traubenzucker (auch für Diabetiker sehr gut verträglich). Pektin und Zellulose helfen als wertvolle Ballaststoffe der Verdauung. Pektin hilft zur Abfuhr von „Giftmüll" sowie zur Senkung des Cholesterinspiegels.

Äpfel dienen der Darmgesundheit. Für Kinder und Säuglinge ist der Apfel in geriebener Form ein altbewährtes Mittel gegen Durchfall. Die Fruchtsäuren wirken als biologische Zahnbürste; Apfelsäure löst Harnsäure auf und ist somit ein natürliches Mittel gegen Rheuma oder Gicht.
Apfelschalen-Tee wirkt fiebersenkend.

Alles in allem: „An apple a day keeps the doctor away!"

REZEPTE FÜR JEDEN TAG:

- Ein Apfel am Morgen gegessen regt Körper und Geist an und macht fit für den ganzen Tag.
- Wer Apfelsäure verträgt, kann vor dem Schlafengehen einen Apfel essen. Das garantiert einen tiefen, festen Schlaf, weil seine Inhaltsstoffe für eine gute Verteilung des Blutzuckers während der Nacht sorgen.
- Ein saurer Apfel senkt das Fieber und fördert die Harnausscheidung.
- Ratsam: Wer aufhören will zu rauchen, sollte mehr Äpfel essen. Zigarettenrauch und Apfelgeschmack vertragen sich nicht. Je öfter ein Apfel gegessen wird, desto weniger schmeckt die Zigarette.
- Der Körper verbessert die Eisenaufnahme, wenn Sie vor dem Essen Vitamin-C-haltige Getränke wie Apfelsaft oder auch Orangensaft trinken.

APFELSCHALEN-TEE

3 TL getrocknete Apfelschalen und Fruchtstückchen und die gleiche Menge Zitronenmelisse mit einem halben Liter Wasser kochendem Wasser ansetzen und 10 Minuten ziehen lassen. Falls nötig, mit Honig süßen.

APFEL ALS GESUNDE DELIKATESSE

BRATÄPFEL IM TOPF

Mehrere ganze Äpfel (mit Schale, Stiel und Kerngehäuse) in einen Topf mit etwas Wasser setzen. Zum Süßen gibt man mehrere klein geschnittene Trockenfeigen hinzu, außerdem Sternanis, Nelke, Vanille und eine Zimtstange. Bei geschlossenem Topf köcheln, bis das Apfelfleisch so weich ist, dass man es mit dem Löffel essen kann.

APFELRINGE

Ungeschälte, dünn gehobelte Apfelscheibchen trocknet man im Backofen (50°C bei geöffneter Tür) oder an einer Schnur aufgefädelt an einem trockenen, schattigen Ort. Damit die Apfelringe nicht braun werden, hilft vor der Trocknung ein Bad in Zitronensaft, einer schwachen Apfelessig-Lösung oder leicht gesalzenem Wasser. Eine gesunde Alternative zu Knabber-Gebäck!

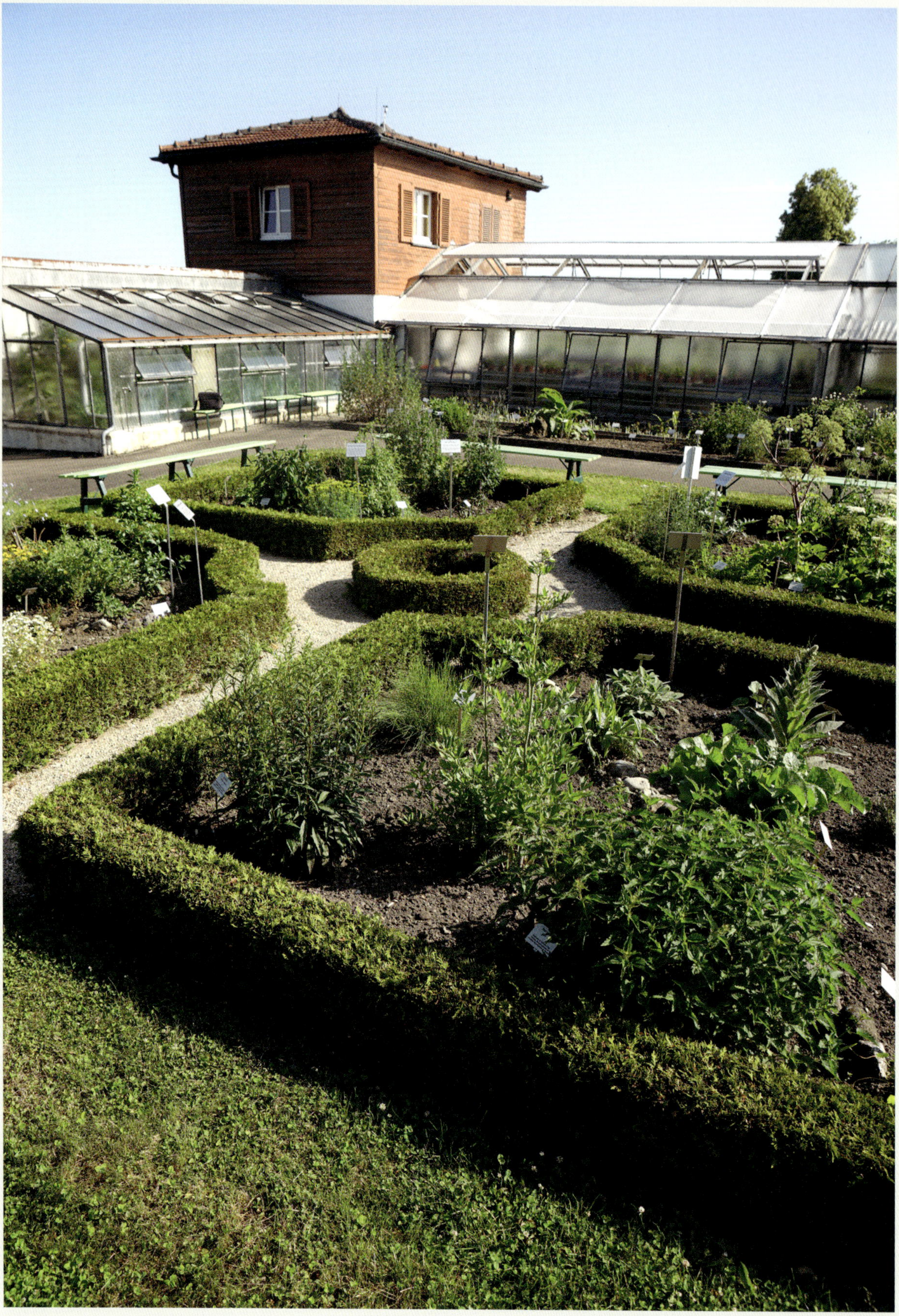

KRÄUTER, EINE WOHLTAT FÜR DIE SEELE

UNSER SCHAUGARTEN

Franz von Assisi sieht die Erde als eine, die uns ernährt, belebt, lenkt, die fruchtbar ist und Neues hervorbringt, die uns umgibt wie eine liebende fürsorgende Mutter. In vielen Religionen wird die Erde als Mutter bezeichnet. Einander Lebensraum gewähren, Früchte bringen: Freude und Heil, Heilung einander schenken. „Zu dem Bruder, der den Garten besorgte, sagte er, dass er nicht die ganze Erde nur mit essbaren Kräutern bebaue, sondern einen Teil der Erde freilassen soll, damit sie grünende Kräuter hervorbringe, dass zu ihrer Zeit die Schwestern Blumen sprossen ließen, aus Liebe zu jenem, der Blume des Feldes und Lilie der Täler genannt wird."

Kräutergärten in Klöster wurden oft nach dem Vorbild eines Kreuzganges angelegt. Der Grundriss war quadratisch und bestand aus vier Wegen, einer Mitte und vier Beeten. Die Wege waren kreuzförmig angelegt mit einer Mitte, welche symbolisieren sollte: Alle Wege führen zu Gott.

Die vier Beete bezogen sich auf die vier Evangelisten, die vier damals bekannten Elemente, die vier Jahreszeiten und die vier Himmelsrichtungen. Auch fand die Vier-Säfte-Lehre des griechischen Arztes Galen Eingang in das Wissen der Klöster und spielte eine Rolle bei der Bepflanzung der vier Beete.

Von enormer Bedeutung war die Reichsverordnung Karls des Großen. In der „Capitulare de Villis" wurde angeordnet, welche Heil- und Gewürzpflanzen in den Klöstern angebaut werden sollten, damit überall, wo die Ärzte fehlten, Hausmittel zur Verfügung standen.

Die ursprünglich in Südeuropa vorkommenden Heilpflanzen verbreiteten sich über die Klostergärten und wurden so in unserem Land heimisch. Für neue Impulse sorgte Hildegard von Bingen, die auf der Theorie der vier Säfte aufbaute, aber eigene theologische und moralische Aspekte hinzufügte.

Um Heil, Stärkung und Ermutigung für Körper und Seele zu finden, laden verschiedene Orte im Kloster Reute ein:

Bei den Anlagen des Kräutergartens im Kloster Reute handelt es sich um einen Apothekergarten, unter Beachtung der historischen Vorgaben.

Im Schaugarten mit den acht Bereichen werden die Heilpflanzen für die verschiedenen Organe gezeigt:

Leber und Galle
Magen und Darm
Stoffwechsel und Bewegung
Herz und Kreislauf
Haut
Zentrales Nervensystem
Bronchial und Atemwege
Blase und Niere

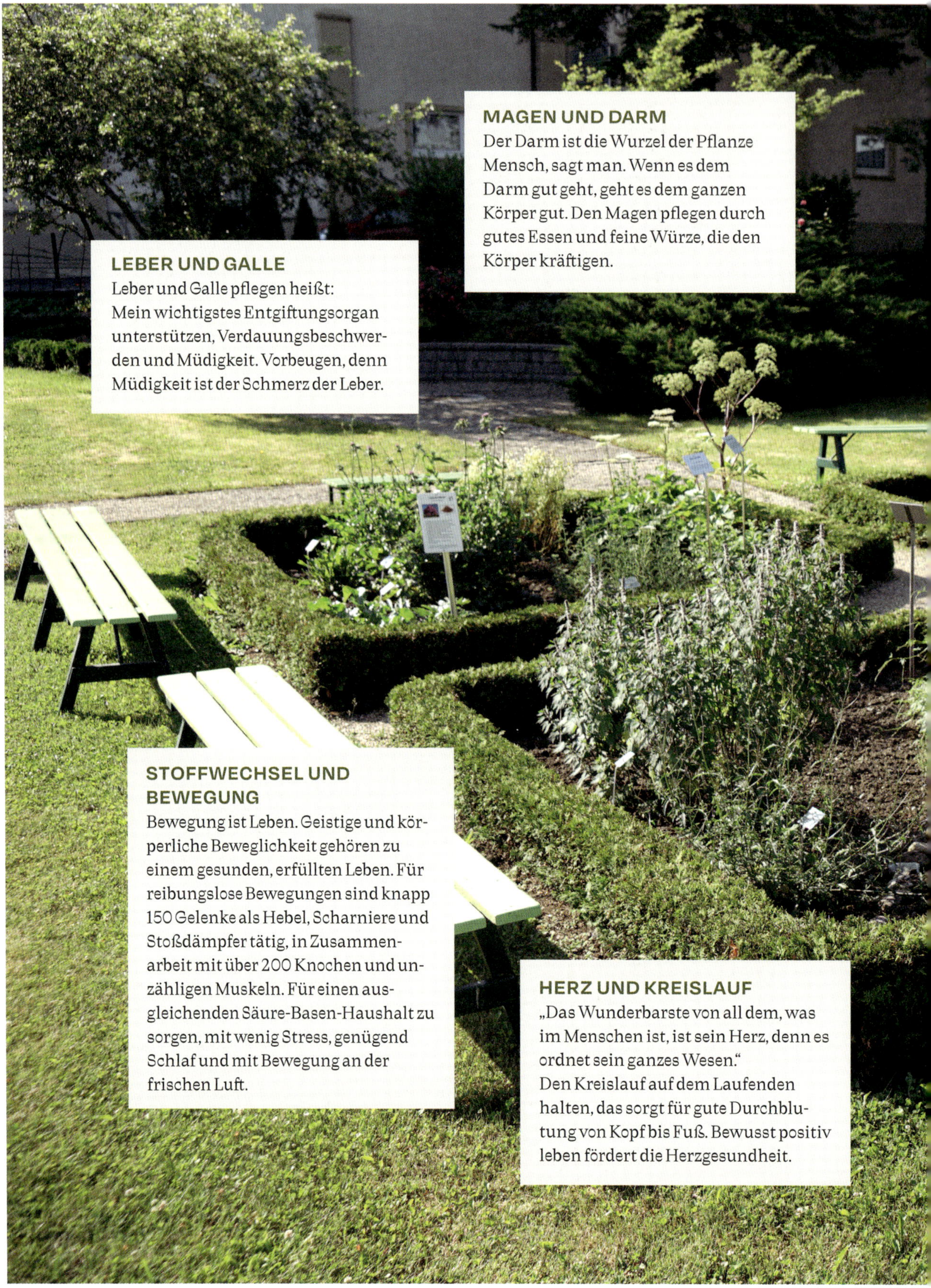

MAGEN UND DARM

Der Darm ist die Wurzel der Pflanze Mensch, sagt man. Wenn es dem Darm gut geht, geht es dem ganzen Körper gut. Den Magen pflegen durch gutes Essen und feine Würze, die den Körper kräftigen.

LEBER UND GALLE

Leber und Galle pflegen heißt: Mein wichtigstes Entgiftungsorgan unterstützen, Verdauungsbeschwerden und Müdigkeit. Vorbeugen, denn Müdigkeit ist der Schmerz der Leber.

STOFFWECHSEL UND BEWEGUNG

Bewegung ist Leben. Geistige und körperliche Beweglichkeit gehören zu einem gesunden, erfüllten Leben. Für reibungslose Bewegungen sind knapp 150 Gelenke als Hebel, Scharniere und Stoßdämpfer tätig, in Zusammenarbeit mit über 200 Knochen und unzähligen Muskeln. Für einen ausgleichenden Säure-Basen-Haushalt zu sorgen, mit wenig Stress, genügend Schlaf und mit Bewegung an der frischen Luft.

HERZ UND KREISLAUF

„Das Wunderbarste von all dem, was im Menschen ist, ist sein Herz, denn es ordnet sein ganzes Wesen.“
Den Kreislauf auf dem Laufenden halten, das sorgt für gute Durchblutung von Kopf bis Fuß. Bewusst positiv leben fördert die Herzgesundheit.

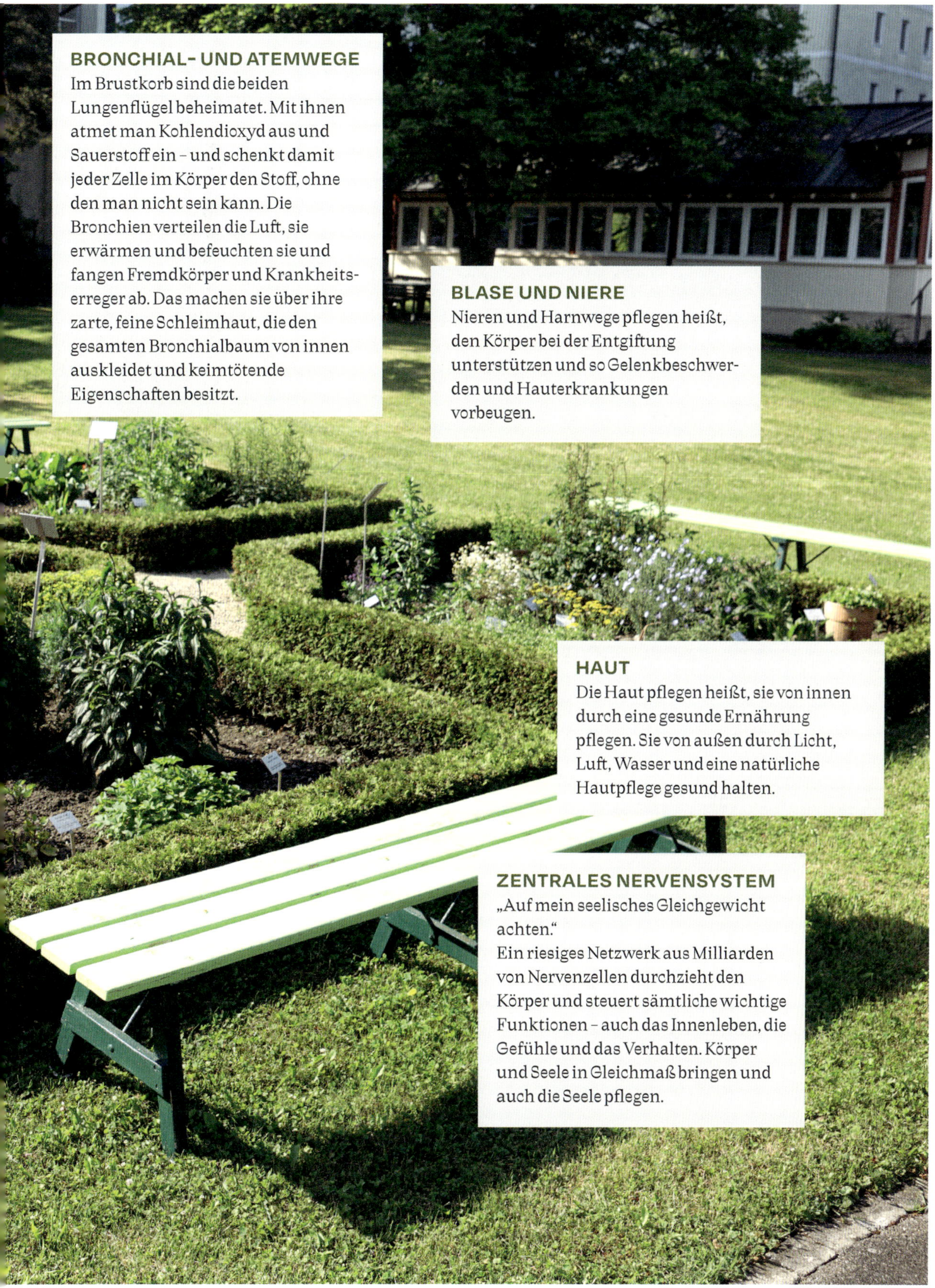

BRONCHIAL- UND ATEMWEGE

Im Brustkorb sind die beiden Lungenflügel beheimatet. Mit ihnen atmet man Kohlendioxyd aus und Sauerstoff ein – und schenkt damit jeder Zelle im Körper den Stoff, ohne den man nicht sein kann. Die Bronchien verteilen die Luft, sie erwärmen und befeuchten sie und fangen Fremdkörper und Krankheitserreger ab. Das machen sie über ihre zarte, feine Schleimhaut, die den gesamten Bronchialbaum von innen auskleidet und keimtötende Eigenschaften besitzt.

BLASE UND NIERE

Nieren und Harnwege pflegen heißt, den Körper bei der Entgiftung unterstützen und so Gelenkbeschwerden und Hauterkrankungen vorbeugen.

HAUT

Die Haut pflegen heißt, sie von innen durch eine gesunde Ernährung pflegen. Sie von außen durch Licht, Luft, Wasser und eine natürliche Hautpflege gesund halten.

ZENTRALES NERVENSYSTEM

„Auf mein seelisches Gleichgewicht achten."

Ein riesiges Netzwerk aus Milliarden von Nervenzellen durchzieht den Körper und steuert sämtliche wichtige Funktionen – auch das Innenleben, die Gefühle und das Verhalten. Körper und Seele in Gleichmaß bringen und auch die Seele pflegen.

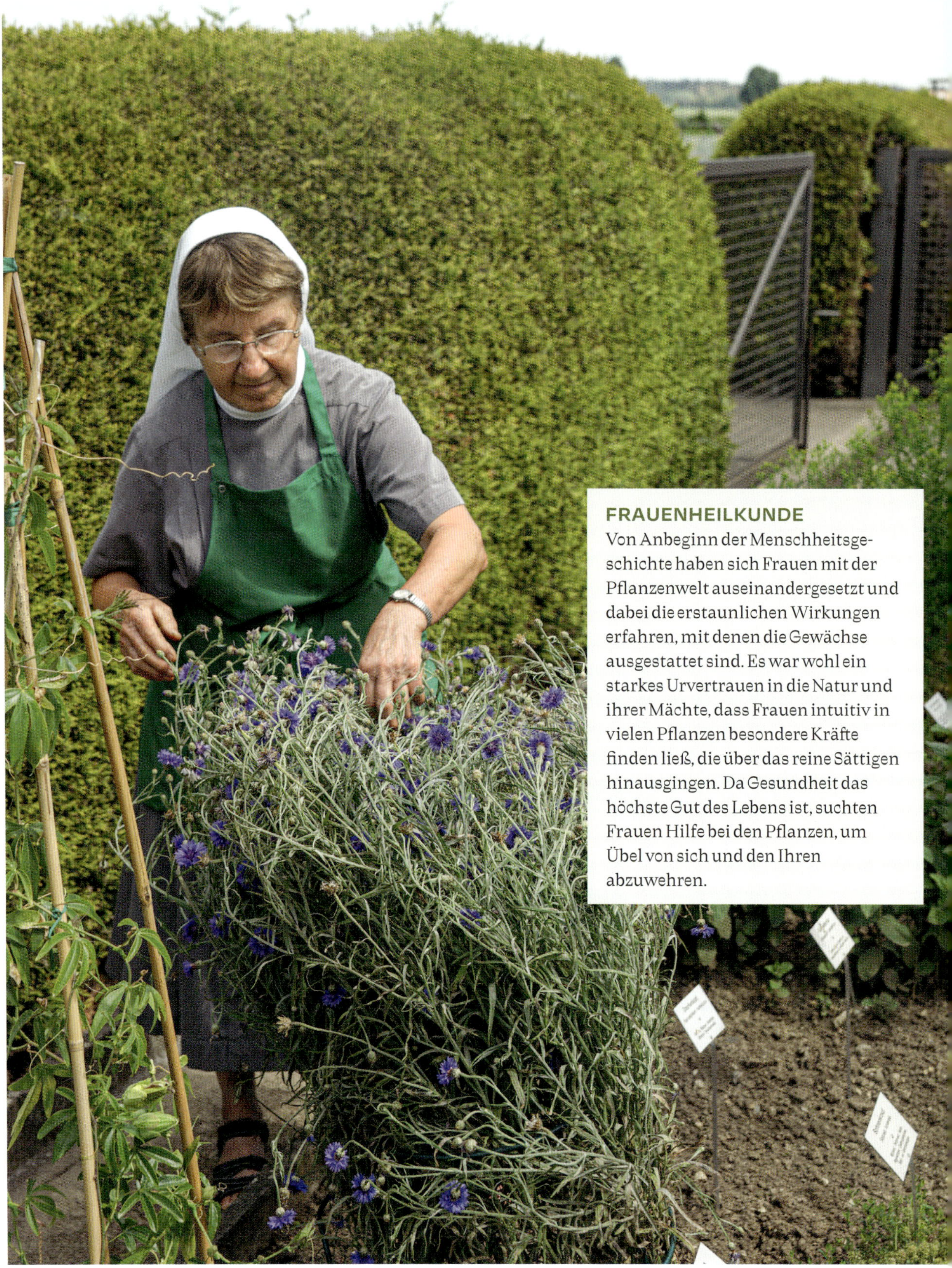

FRAUENHEILKUNDE

Von Anbeginn der Menschheitsgeschichte haben sich Frauen mit der Pflanzenwelt auseinandergesetzt und dabei die erstaunlichen Wirkungen erfahren, mit denen die Gewächse ausgestattet sind. Es war wohl ein starkes Urvertrauen in die Natur und ihrer Mächte, dass Frauen intuitiv in vielen Pflanzen besondere Kräfte finden ließ, die über das reine Sättigen hinausgingen. Da Gesundheit das höchste Gut des Lebens ist, suchten Frauen Hilfe bei den Pflanzen, um Übel von sich und den Ihren abzuwehren.

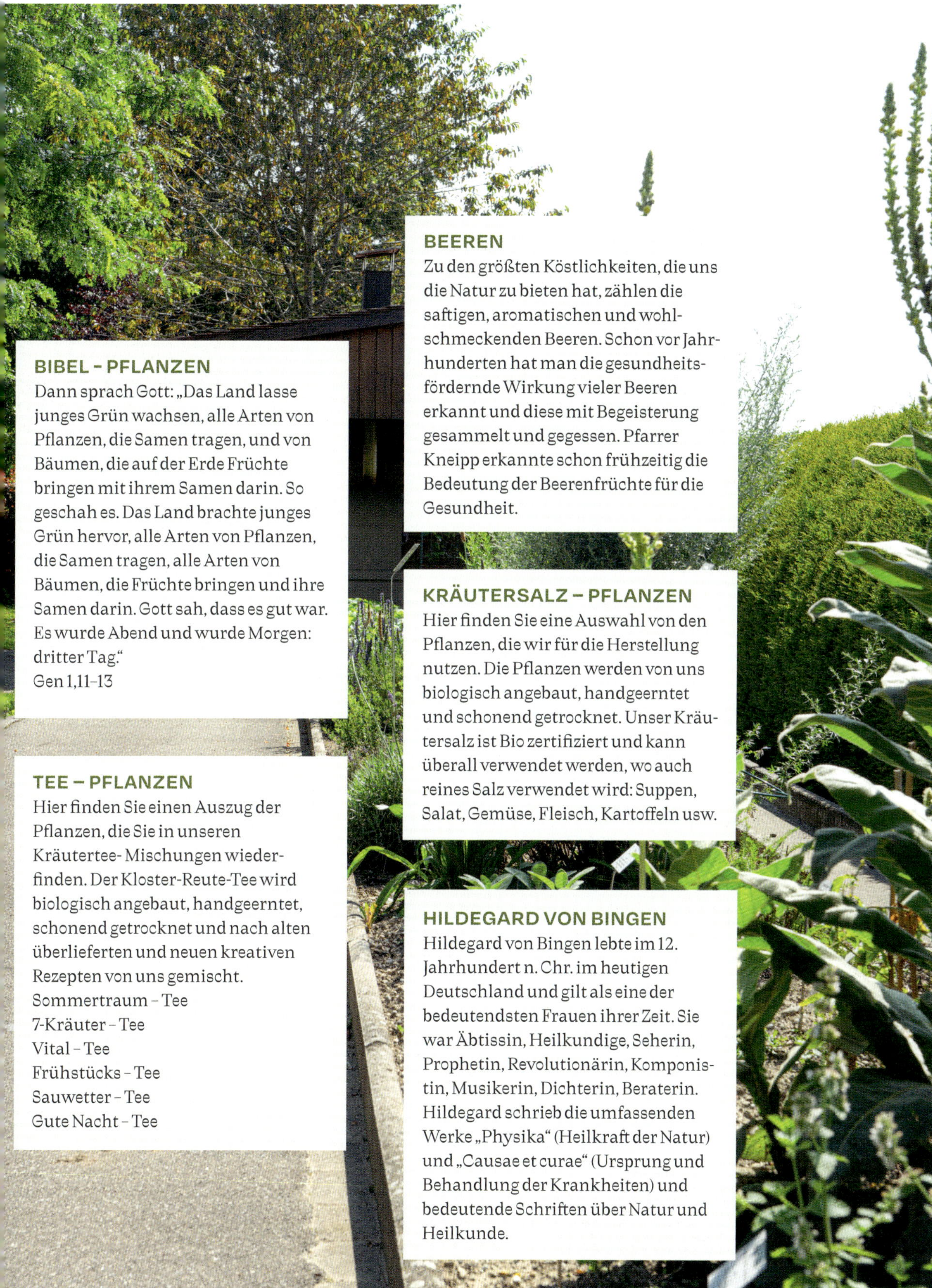

BIBEL - PFLANZEN

Dann sprach Gott: „Das Land lasse junges Grün wachsen, alle Arten von Pflanzen, die Samen tragen, und von Bäumen, die auf der Erde Früchte bringen mit ihrem Samen darin. So geschah es. Das Land brachte junges Grün hervor, alle Arten von Pflanzen, die Samen tragen, alle Arten von Bäumen, die Früchte bringen und ihre Samen darin. Gott sah, dass es gut war. Es wurde Abend und wurde Morgen: dritter Tag."
Gen 1,11–13

TEE – PFLANZEN

Hier finden Sie einen Auszug der Pflanzen, die Sie in unseren Kräutertee-Mischungen wiederfinden. Der Kloster-Reute-Tee wird biologisch angebaut, handgeerntet, schonend getrocknet und nach alten überlieferten und neuen kreativen Rezepten von uns gemischt.

Sommertraum - Tee
7-Kräuter - Tee
Vital - Tee
Frühstücks - Tee
Sauwetter - Tee
Gute Nacht - Tee

BEEREN

Zu den größten Köstlichkeiten, die uns die Natur zu bieten hat, zählen die saftigen, aromatischen und wohlschmeckenden Beeren. Schon vor Jahrhunderten hat man die gesundheitsfördernde Wirkung vieler Beeren erkannt und diese mit Begeisterung gesammelt und gegessen. Pfarrer Kneipp erkannte schon frühzeitig die Bedeutung der Beerenfrüchte für die Gesundheit.

KRÄUTERSALZ – PFLANZEN

Hier finden Sie eine Auswahl von den Pflanzen, die wir für die Herstellung nutzen. Die Pflanzen werden von uns biologisch angebaut, handgeerntet und schonend getrocknet. Unser Kräutersalz ist Bio zertifiziert und kann überall verwendet werden, wo auch reines Salz verwendet wird: Suppen, Salat, Gemüse, Fleisch, Kartoffeln usw.

HILDEGARD VON BINGEN

Hildegard von Bingen lebte im 12. Jahrhundert n. Chr. im heutigen Deutschland und gilt als eine der bedeutendsten Frauen ihrer Zeit. Sie war Äbtissin, Heilkundige, Seherin, Prophetin, Revolutionärin, Komponistin, Musikerin, Dichterin, Beraterin. Hildegard schrieb die umfassenden Werke „Physika" (Heilkraft der Natur) und „Causae et curae" (Ursprung und Behandlung der Krankheiten) und bedeutende Schriften über Natur und Heilkunde.

BEET MAGEN UND DARM		
Zitronenmelisse	Melissa officinalis	Krampflösend im Verdauungstrakt, Magen-Darm Beschwerden, Kopfschmerzen, Erkältungskrankheiten, Herzbeschwerden
Wermut	Artemisia absinthium	Verdauungsbeschwerden, Appetitlosigkeit, Blähungen, Leberleiden, Blutarmut, nicht bei Schwangerschaft und Magen-Darm-Geschwüren
Engelwurz	Angelica archangelica	Verdauungsstörungen, Erkältungen, Rheumatische Schmerzen, Muskelentspannung, Lymphknotenschwellung
Meisterwurz	Peucedanum ostruthium	Antibakteriell, schleimlösend, beruhigend, Magen-, Leber- und Gallenmittel, stärkt Abwehrkräfte
Pfefferminze	Mentha x piperita	Krampfartige Magenbeschwerden, Gallenleiden, Übelkeit, Erbrechen, Magen-Darm-Krämpfe, Kopfschmerzen
Kamille	Matricaria chamomilla	Koliken, Blähungen, Bauchweh, Erkältung, Leber und Nieren
Blutwurz	Potentilla erecta	Durchfallerkrankungen, Brechdurchfall, begleitend bei chronischen Darmentzündungen
Wegwarte	Cichorium intybus	Stoffwechselstörungen, Kopfschmerzen, Blähungen

BEET LEBER UND GALLE		
Löwenzahn	Taraxacum officinale	Appetitlosigkeit, Störungen des Gallenflusses, Verdauungsbeschwerden, Völlegefühl, Blähungen, Unterstützung des Stoffwechselgeschehens
Mariendistel	Silybum marianum	Samen vorbeugend bei Verdauungsbeschwerden, Gallensteine, Kopfschmerzen, Migräne,
Artischocke	Cynara scolymus	Übelkeit, Völlegefühl, Blähungen, Leberschwäche
Schafgarbe	Alchemilla millefolium	Appetitlosigkeit, Magenkrämpfe, Durchfall, Leber- und Gallenleiden, Blasen- und Nierenleiden, Frauenleiden, Entzündungen von Haut, Mund und Rachen

BEET HERZ UND KREISLAUF		
Rosmarin	Rosmarinus officinalis	Herz- und Kreislaufbeschwerden mit niedrigem Blutdruck, chronische Schwächezustände, Kreislaufschwäche
Basilikum	Ocimum basilicum	Fieber- oder Schwitztee, Magen- und Verdauungsstörungen, Verstopfung, Schlaflosigkeit, Blähungen, Krämpfe
Knoblauch	Allium sativum	Viren, Bakterien, Pilze, Parasiten, Cholesterinspiegel, Arteriosklerose, Rheumaerkrankungen
Herzgespann	Leonorus cardiaca	Durchblutung, nervöse Herzbeschwerden, Herzrhythmusstörungen, Krämpfe
Eisenkraut	Verbena officinalis	Verdauungsstörungen, Magen-, Gallen- und Blasenbeschwerden, Durchfall, Kopfweh, Erschöpfung, nervöse Herzbeschwerden

BEET STOFFWECHSEL UND BEWEGUNG		
Zistrose	Cistus incanus ssp. tauricus	Neurodermitis, Ekzeme, Akne, Windeldermatitis, Mund- und Rachenpfleger, Hautschutz, Schwermetallausleiter
Heiliges Blatt	Kalanchoe pinnata	Fersensporn, Verspannungen, Insektenstiche, Warzen, Husten, Fieber
Giersch	Aegopodium podagraria	Harnsäure, Stoffwechsel, Frühjahrskur, Gichtknoten, schlecht heilende Wunden
Jiaogulan	Gynostemma pentaphyllum	Blutzuckerregulierend, Durchblutung, Entgiftung, Cholesterin, Bronchitis, Magen-Darm-Erkrankungen, Entzündungen, Herzstärkung
Sonnenhut	Echinacea purpurea	Erkältungskrankheiten, Atemwegsinfekte, Schnupfen, Nasennebenhöhlenerkrankungen,
Weinraute	Ruta graveolens	Verdauungsstörungen, Verkrampfungen, Venenleiden, Unruhe, Schlafstörungen, Halsentzündungen

BEET HAUT		
Nachtkerze	Oenothera biennis	Neurodermitis, zur Begleittherapie bei allergischem Asthma, Behandlung empfindlicher, trockener und alternder Haut
Acker-Veilchen	Viola tricolor	Hauterkrankungen von Kindern, chronische Ekzeme, Windeldermatitis, Akne, Erkältungskrankheiten
Arnika	Arnica montana	Verletzungs- und Unfallfolgen, Hämatome, Verstauchungen von Gelenken, Prellungen, Quetschungen, Frakturschwellungen
Aloe Vera	Aloe vera	Wunden, Ekzeme, Verbrennungen, Sonnenbrand, strahlungsbedingte Hautschäden, Insektenstiche, Juckreiz, Sehnenscheiden- und Venenentzündungen
Zistrose	Cistus incanus ssp. tauricus	Neurodermitis, Ekzeme, Akne, Windeldermatitis, Mund- und Rachenpfleger, Hautschutz, Schwermetallausleiter
Gotu Kola	Centella asiatica	Immunsystem, Gedächtnis, Hautprobleme, Angstzustände, Leistungsfähigkeit, Magen- und Zwölffingerdarmgeschwüre
Beinwell	Symphytum officinale	Gelenkschmerzen, Muskelbeschwerden oder Verstauchungen, Abschwellung, Schmerzlinderung
Lein	Linum perenne	Verstopfung, Verdauung, Drüsenschwellungen, Geschwüre, Hauterkrankungen, Heuschnupfen, Harnblasenreizung
Johanniskraut	Hypericum perforatum	Erkrankungen der Atemwege, alle Hustenarten, Blähungen und Appetitlosigkeit, Wundbehandlung

BEET ZENTRALES NERVENSYSTEM		
Zitronenmelisse	Melissa officinalis	Krampflösend im Verdauungstrakt, Magen-Darm Beschwerden, Kopfschmerzen, Erkältungskrankheiten, Herzbeschwerden
Mädesüß	Filipendula ulmaria	Erkältungskrankheiten, Grippe, rheumatische Beschwerden, Nierenmittel, Kopfschmerz, Fieber, Gliederschmerzen
Pfefferminze	Mentha x piperita	Krampfartige Magenbeschwerden, Gallenleiden, Übelkeit, Erbrechen, Magen-Darm-Krämpfe, Kopfschmerzen, Blutreinigung bei Rheuma und Gicht
Mutterkraut	Tanacethum parthenium	Kopfschmerz, Migräne, Verdauungsstörungen, fiebrige und rheumatische Erkrankungen, Menstruationsbeschwerden, nicht in Schwangerschaft
Lavendel	Lavandula angustifolia	Bronchitis, Grippe, Schlaflosigkeit, Nervosität, Herzklopfen, Migräne, Verdauungsstörungen, Gallenbeschwerden

BEET BLASE UND NIERE		
Spitzwegerich	Plantago lanceolata	Lungen- und Bronchialleiden, Reizhusten, Bronchitis, Lungenentzündung, Entzündung des Mund- und Rachenraums
Schachtelhalm	Equisetum arvense	Chronische Ekzeme, Durchblutungsstörungen, Insektenstiche, kleine Verletzungen, Schleimbeutelentzündungen, nach Knochenbrüchen
Liebstöckel	Levistivum officinalis	Durchspülungsthearpie, Harnwegsentzündungen, Nierensteine, Bauch- und Kopfweh, Gebärmutter, Nieren, Milz, Leber, Magen und Herz
Goldrute	Solidago virgaurea	Durchspülung der Harnwege und Vorbeugung bei entzündlichen Erkrankungen, Reizblase, Blasenpflege bei Katheter-Trägern, Harnverhalten
Brennnessel	Urtica uria	Blutreinigung bei Rheuma und Gicht, Harnsteine, Durchspülungstherapie bei entzündlichen Nierenerkrankungen der Harnwege

BEET ATEMWEGE		
Kapuzinerkresse	Tropaeolum majus	Antibakterielle Eigenschaften, Infekte der Harn- oder Atemwege, Erkältung, Husten
Meerrettich	Armoracia rusticana	Harnwegs- oder Atemwegsinfektion
Winterhecken-zwiebel	Allium fistulosum	Würzpflanze, desinfizierende und fungizide Wirkung, Erkältung
Thymian	Thymus vulgaris	Erkrankungen der Atemwege, alle Hustenarten, Blähungen u. Appetitlosigkeit, Wundbehandlung
Königskerze	Verbascum densiflorum	Trockener Husten, Heiserkeit, zur Auswurfförderung bei chronischer Bronchitis
Huflattich	Tussilago farfara	Reizhusten, Heiserkeit, Schleimhäute, Abhusten
Salbei	Salvia officinalis	Angina, Entzündungen im Hals- und Rachenraum, Verdauungsstörungen, übermäßige Schweißabsonderung
Spitzwegerich	Plantago lanceolata	Lungen- und Bronchialleiden, Reizhusten, Bronchitis, Lungenentzündung, Entzündung des Mund- und Rachenraums

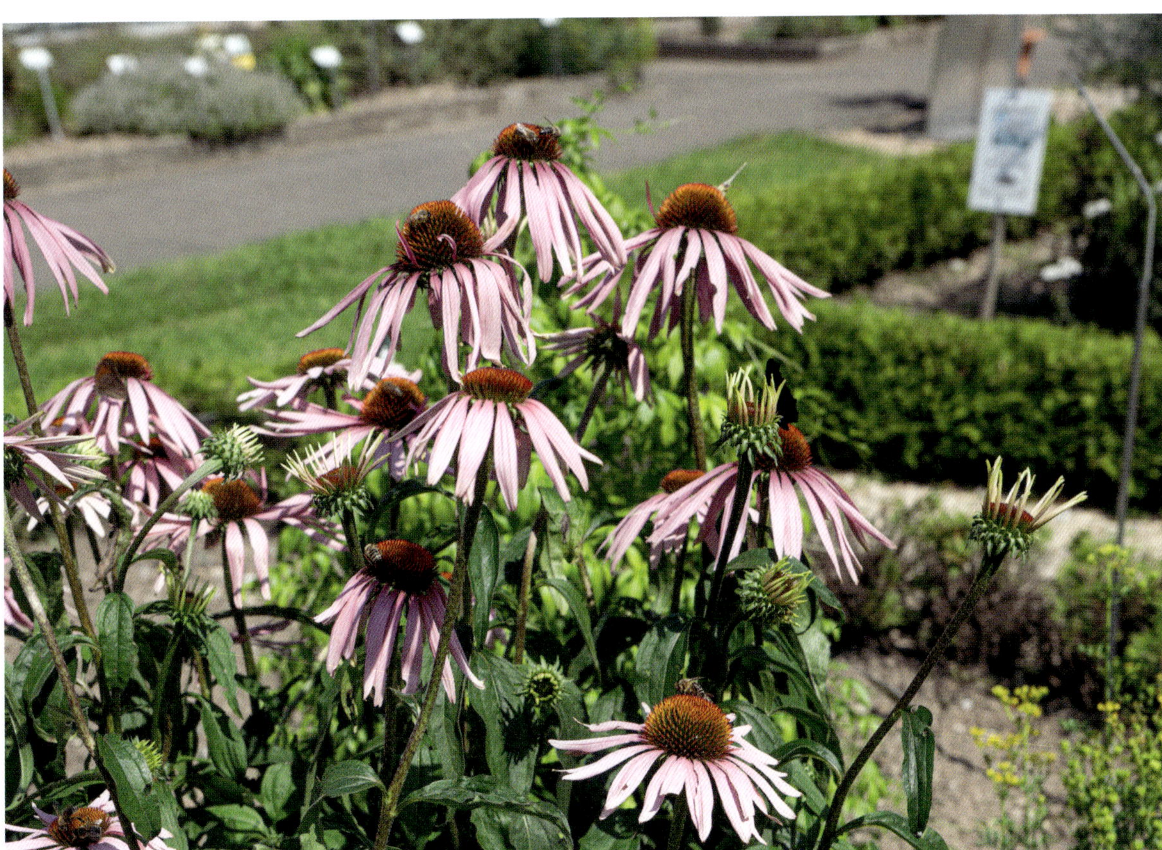

Neben den acht Beeten im Schaugarten gibt es Beete für Pflanzen der Bibel, Frauenheilkunde, Hildegard von Bingen, Vielfalt der Beeren.
Was in unseren Tees und im Kräutersalz an Kräutern verarbeitet wird, können Sie in weiteren Beeten entdecken.

BEET BIBEL		
Feigenbaum	Ficus carica	Verstopfung, Bronchien, Entzündungen im Mundbereich, Zahnfleischentzündungen, Hautentzündung, Abszesse, Warzenmittel
Myrte	Myrtus communis	Blasenentzündung, Prostatabeschwerden, Durchfall, Atemwegserkrankungen, Gewürz
Kalmus	Acorus calmus	Verdauungshilfe, Magenbeschwerden, Völlegefühl, Blähungen, Stärkungsmittel, Infektionskrankheiten, Erschöpfung, Schwäche
Aloe Vera	Aloe vera	Wunden, Ekzeme, Verbrennungen, Sonnenbrand, strahlungsbedingte Hautschäden, Insektenstiche, Juckreiz, Sehnenscheiden- und Venenentzündungen
Lorbeer	Laurus nobilis	Kopfschmerzen, appetitanregend, Würzpflanze
Rose	Rosa damascena	Heilung im Mund- und Rachenbereich, schlecht heilende Wunden, Stoffwechselförderung, Durchspülung
Lilie	Lilium martagon	Harntreibend, Schuppige Haut, Bänder und Sehnen, Venenentzündungen
Ysop	Hyssopus officinalis	Nervenstärkend, Asthma, Bronchitis, Nachtschweiß, Mandelentzündung, Heiserkeit, Rheuma, Gallen- und Nierenleiden
Zistrose	Cistus incanus ssp. tauricus	Neurodermitis, Ekzeme, Akne, Windeldermatitis, Mund- und Rachenpfleger, Hautschutz, Schwermetallausleiter
Olive	Olea europaea	Rheuma, Gicht, Ekzeme, Gallensteine, Hauterkrankungen, Neurodermitis, Verstopfung, Herz- und Leberschwäche
Weihrauch	Plectranthus fruticosus	Bei Berührung Freisetzung ätherischer Öle, Luftreinigung
Lavendel	Lavandula angustifolia	Bronchitis, Grippe, Schlaflosigkeit, Nervosität, Herzklopfen, Migräne, Verdauungsstörungen, Gallenbeschwerden

BEET BEEREN		
Maulbeere	Morus alba	Lebensmittelvergiftung, Allergien auf chemische Nahrungszusätze
Aronia	Aronia melanocarpa	Herz- Kreislauferkrankungen, Alzheimer, altersbedingte Augenkrankheiten
Weißdorn	Crataegus laevigata	Stärkung und Kräftigung der Herz- und Kreislauffunktion
Schwarze Johannisbeere	Ribes nigrum	Vitaminmangel, Immunsystem, Ballast- und Mineralstoffe, Augenkrankheit, Herz-Kreislauf-Erkrankungen, Eisenmangel
Rote Johannisbeere	Ribes sanguienum	Gicht, Rheuma, Entwässerung, Herz-Kreislauf, Cholesterin, Immunsystem
Stachelbeere	Ribes uva crispa	Mineralstofflieferant, Harnverhalten, Appetitlosigkeit
Wacholder	Juniperus communis	Durchblutungsförderndes Einreibemittel, rheumatische Schmerzen

BEET FRAUENHEILKUNDE		
Salbei	Salvia officinalis	Angina, Entzündungen im Hals- und Rachenraum, Verdauungsstörungen, übermäßige Schweißabsonderung
Mönchspfeffer	Vitex agnus castus	Wechseljahrsbeschwerden, krampfartige Schmerzen und Verstimmungen während der Monatsblutung, Blutungsstörungen
Herzgespann	Leonorus cardiaca	Durchblutung, nervöse Herzbeschwerden, Herzrhythmusstörungen, Krämpfe
Eisenkraut	Verbena officinalis	Verdauungsstörungen, Magen-, Gallen- und Blasenbeschwerden, Durchfall, Kopfweh, Erschöpfung, nervöse Herzbeschwerden
Yamswurz	Dioscorea quaternata	Nahrungsmittel, Wechseljahre, Osteoporose, Entzündungen, Harnverhalten, Rheumamittel
Zitronenmelisse	Melissa officinalis	Krampflösend im Verdauungstrakt, Magen-Darmbeschwerden, Kopfschmerzen, Erkältungskrankheiten, Herzbeschwerden
Frauenmantel	Alchemilla mollis	Geschwüre, Unterleibsentzündungen, Blutarmut, Fieber, Durchfälle, Eiterungen, Krampfadern
Thymian	Thymus vulgaris	Erkrankungen der Atemwege, alle Hustenarten, Blähungen und Appetitlosigkeit, Wundbehandlung
Steinklee	Melilotus officinalis	Blutgefäße, Venengesundheit, Wassereinlagerung, Lymphstauungen
Schafgarbe	Achilea millefolium	Appetitlosigkeit, Magenkrämpfe, Durchfall, Leber- und Gallenleiden, Blasen- und Nierenleiden, Frauenleiden, Entzündungen von Haut, Mund und Rachen

BEET HILDEGARD VON BINGEN		
Weinraute	Ruta graveolens	Verdauungsstörungen, Verkrampfungen, Venenleiden, Unruhe, Schlafstörungen, Halsentzündungen
Diptam	Dictamnus albus	Entgiftung, Steinauflösung, Herzschmerz
Andorn	Marrubium vulgare	Appetitlosigkeit, Verdauungsstörungen, mangelnder Gallenfluss
Bertram	Anthemis pyrethrum	Blutreinigung, Verdauungsstörungen, Augenmittel, Schnupfen, Katarrh
Betonie	Betonica officinalis	Schlechter Schlaf, Albträume, Menstruationsstörungen
Beifuß	Artemisia vulgaris	Verdauungsstörungen, Magenschmerzen, Resorptionsstörungen
Mutterkraut	Tanacethum parthenium	Kopfschmerz, Migräne, Verdauungsstörungen, fiebrige und rheumatische Erkrankungen, Menstruationsbeschwerden, nicht in Schwangerschaft
Akelei	Aquilegia vulgaris	Bronchitis, Fieber, Blutreinigung
Bärwurz	Meum athamanticum	Altersschwäche, Magendrücken, nervöse Herzbeschwerden, Nierenleiden, Vergiftung, Menstruationsbeschwerden, Blasenerkrankungen
Quendel	Thymus serpyllum	Reizhusten, Keuchhusten, Hautausschläge, Neurodermitis, Ekzeme, Dermatitis, Akne
Veilchen	Viola odorata	Krampfadern, verstopfte Venen, Husten, Asthma, Lungenleiden, Hautkrankheiten, Magenschleimhaut
Basilikum	Ocimum basilicum	Fieber- oder Schwitztee, Magen- und Verdauungsstörungen, Verstopfung, Schlaflosigkeit, Blähungen, Krämpfe
Rose	Rosa gallica Rosa damascena	Heilung im Mund- und Rachenbereich, schlecht heilende Wunden, Stoffwechselförderung, Durchspülung
Spitzwegerich	Plantago lanceolata	Lungen- und Bronchialleiden, Reizhusten, Bronchitis, Lungenentzündung, Entzündung des Mund- und Rachenraums
Brennnessel	Urtica uria	Blutreinigung bei Rheuma und Gicht, Harnsteine, Durchspülungstherapie bei entzündlichen Harnwegserkrankungen
Galgant	Alpinia officinarum	Atemwegserkrankungen, Husten, Verdauungsbeschwerden, Appetitlosigkeit, Stärkung des Herz
Wermut	Artemisia absinthium	Verdauungsbeschwerden, Appetitlosigkeit, Blähungen, Leberleiden, Blutarmut, nicht bei Schwangerschaft und Magen-Darm-Geschwüren
Königskerze	Verbascum densiflorum	Trockener Husten, Heiserkeit, zur Auswurfförderung bei chronischer Bronchitis
Poleiminze	Mentha polegium	Appetitlosigkeit, Sehschwäche, Inkontinenz, Verdauungsbeschwerden, Völlegefühl, Kopferkrankungen, Schwerhörigkeit, Ohrenentzündungen
Gewürzfenchel	Foeniculum vulgare	Magen- Darmbeschwerden, Galle- und Leberleiden, Würzmittel
Alant	Inula helenium	Lungenerkrankungen, Husten, Magen- und Darmerkrankungen, Blutreinigung

Gundelrebe	Glechoma hederacea	Beginnendes Alzheimersyndrom, Frühjahrsmüdigkeit, Eiter
Eisenkraut	Verbena officinalis	Verdauungsstörungen, Magen-, Gallen- und Blasenbeschwerden, Durchfall, Kopfweh, Erschöpfung, nervöse Herzbeschwerden
Beinwell	Symphytum officinalis	Schlechtheilende Wunden, Frakturen, Quetschungen, Verstauchungen, Blutergüsse, Prellungen, Ischias, Sehnenscheiden- und Schleimbeutelentzündung
Pfefferminze	Mentha x piperita	Krampfartige Magenbeschwerden, Gallenleiden, Übelkeit, Erbrechen, Magen-Darm-Krämpfe, Kopfschmerzen, Blutreinigung bei Rheuma und Gicht
Tausendgüldenkraut	Centaurium erythraea	Knochenbruch, Gicht, Rheuma, Arthritis, Arthrose, rheumatische Erkrankungen

BEET KRÄUTERSALZ

Majoran	Origanum majorana	Appetitanregung, Verdauungsbeschwerden, Blähungen, Durchfall, Würzkraut
Basilikum	Ocimum basilicum	Fieber- oder Schwitztee, Magen- und Verdauungsstörungen, Verstopfung, Schlaflosigkeit, Blähungen, Krämpfe, Würzkraut
Ysop	Hyssopus officinalis	Nervenstärkend, Asthma, Bronchitis, Nachtschweiß, Mandelentzündung, Heiserkeit, Rheuma, Gallen- und Nierenleiden, Würzkraut
Schnittlauch	Allium schoenoprasum	Appetitanreger, Mineralspender, Stoffwechselförderung, Würzkraut
Pfefferkraut	Lipidium latifolium	Würzkraut, leicht scharf
Rucola	Eruca sativa	Würzkraut, nussiges Aroma, leicht scharf
Estragon	Artemisia drancunculus sativa	Würzkraut, Harnverhalten, Verdauung
Rosmarin	Rosmarinus officinalis	Herz- und Kreislaufbeschwerden mit niedrigem Blutdruck, chronische Schwächezustände, Kreislaufschwäche, Würzkraut
Borretsch	Borrago officinalis	Husten- und Bronchialleiden, Frühjahrskur, Magen und Herz, Würzkraut
Oregano	Origanum vulgare	Würzkraut, Verdauungsstörungen, Erkältungskrankheiten, Krampfhusten
Liebstöckel	Levisticum officinalis	Durchspülungstherapie, Harnwegsentzündungen, Nierensteine, Bauch- und Kopfweh, Gebärmutter, Nieren, Milz, Leber, Magen und Herz, Würzkraut
Bohnenkraut	Satureja hortensis	Würzkraut, Pfefferersatz, Husten , Magenkrämpfe, Erkältungssymptome, Mund- und Halserkrankungen
Pimpinelle	Sanguisorba minor	Verschleimung, auswurffördernd, Katarrhen der oberen Atemwege, Gurgelmittel, Verdauungsstörungen, Würzkraut
Thymian	Thymus vulgaris	Erkrankungen der Atemwege, alle Hustenarten, Blähungen und Appetitlosigkeit, Wundbehandlung
Petersilie	Petroselinum crispum	Harnausscheidung, Verdauungsbeschwerden, Menstruationsbeschwerden, Würzkraut

BEET TEEPFLANZEN		
Zitronenverbene	Aloysia citriodora	Kräuterkissen, nervös bedingte Unruhe, aromatische Essige und Öle, Tee- und Duftpflanze
Zitronengras	Cymbopogon citratus	Blutdruck, Ein- und Durchschlafprobleme, Nervosität, Unruhe, Magenbeschwerden
Wermut	Artemisia absinthium	Verdauungsbeschwerden, Appetitlosigkeit, Blähungen, Leberleiden, Blutarmut, nicht bei Schwangerschaft und Magen-Darm-Geschwüren
Lavendel	Lavandula angustifolia	Bronchitis, Grippe, Schlaflosigkeit, Nervosität, Herzklopfen, Migräne, Verdauungsstörungen, Gallenbeschwerden
Schafgarbe	Achilea millefolium	Appetitlosigkeit, Magenkrämpfe, Durchfall, Leber- und Gallenleiden, Blasen- und Nierenleiden, Frauenleiden, Entzündungen von Haut, Mund und Rachen
Salbei	Salvia officinalis	Angina, Entzündungen im Hals- und Rachenraum, Verdauungsstörungen, übermäßige Schweißabsonderung
Ysop	Hyssopus officinalis	Nervenstärkend, Asthma, Bronchitis, Nachtschweiß, Mandelentzündung, Heiserkeit, Rheuma, Gallen- und Nierenleiden
Ringelblume	Calendula officinalis	Entzündungen von Haut und Schleimhaut, Ekzeme, Geschwüre, Venenentzündung, Narben, schlechtheilende Wunden
Weiße Melisse	Nepeta cataria ssp.citriodora	Beruhigung, Entspannung, Tee- und Duftpflanze,
Spitzwegerich	Plantago lanceolata	Lungen- und Bronchialleiden, Reizhusten, Bronchitis, Lungenentzündung, Entzündung des Mund- und Rachenraums
Kornblume	Centaurea cyanus	Hustentee, Durchfall, Gelbsucht, Nieren- und Blasenbeschwerden, Blutreinigung
Bohnenkraut	Satureja hortensis	Würzkraut, Pfefferersatz, Husten, Magenkrämpfe, Erkältungssymptome, Mund- und Halserkrankungen
Zitronenmelisse	Melissa officinalis	Krampflösend im Verdauungstrakt, Magen-Darm Beschwerden, Kopfschmerzen, Erkältungskrankheiten, Herzbeschwerden
Thymian	Thymus vulgaris	Erkrankungen der Atemwege, alle Hustenarten, Blähungen und Appetitlosigkeit, Wundbehandlung
Johanniskraut	Hypericum perforatum	Erkrankungen der Atemwege, alle Hustenarten, Blähungen und Appetitlosigkeit, Wundbehandlung
Drachenkopf	Dracocephalum moldavicum	Verdauung, Blähungen, krampfartige Schmerzen, Gallenflussnervosität
Königskerze	Verbascum densiflorum	Trockener Husten, Heiserkeit, zur Auswurfförderung bei chronischer Bronchitis
Passionsblume	Passiflora incarnata	Beruhigung, Entspannung, Einschlafhilfe
Rosmarin	Rosmarinus officinalis	Herz- und Kreislaufbeschwerden mit niedrigem Blutdruck, chronische Schwächezustände, Kreislaufschwäche, Würzkraut
Apfelminze	Mentha suaveolens	Mentholfreie Minze-Sorte, fruchtiges Aroma, Tee- und Duftpflanze
Rainfarn	Tanacetum vulgare	Harnverhalten, Prostatavergrößerung, Husten- und Auswurf, Katarrh
Topinambur	Helianthus tuberosus	Zuckerkranke, Bauchspeicheldrüse, Immunsystem, Darmsanierung

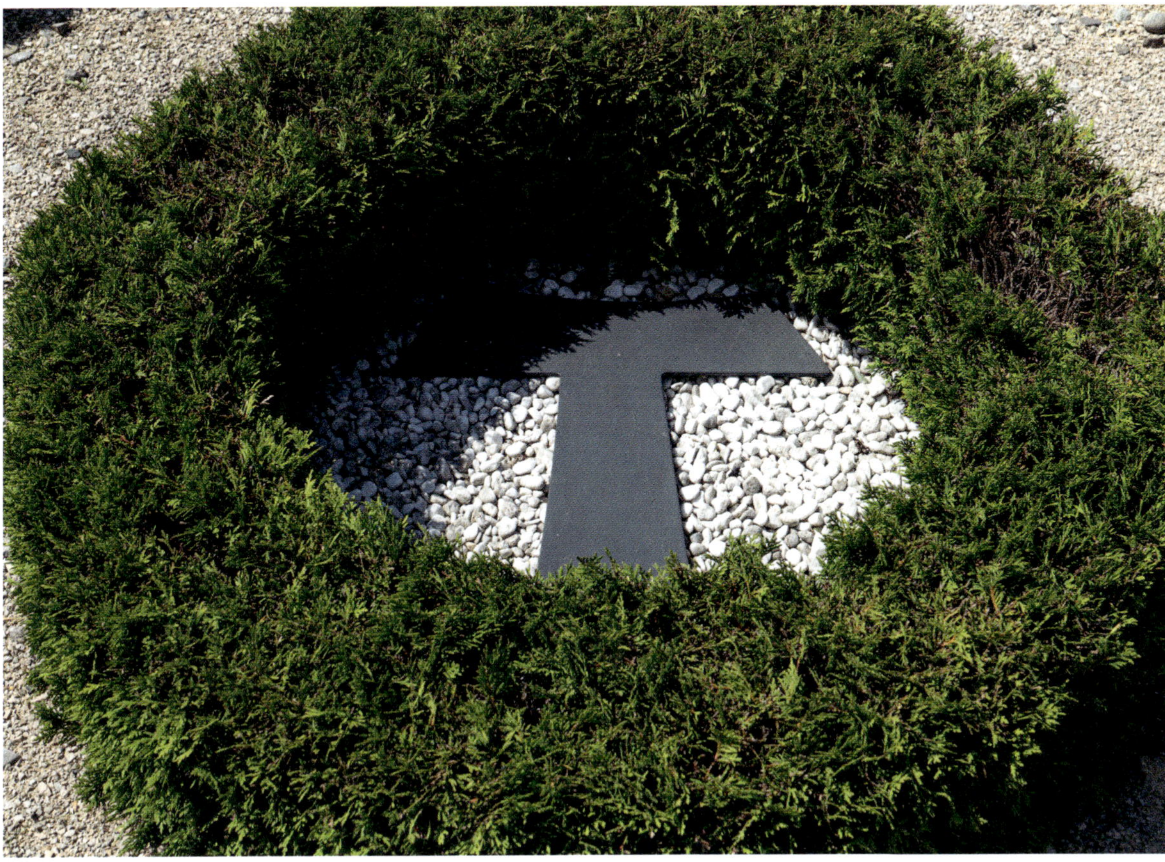

In der Mitte des Schaugartens befindet sich das franziskanische Tau, ein Segenszeichen für die Menschen. Es unterstreicht: Alle Wege führen zu Gott. Franziskus war es ein Bedürfnis, Segen weiterzugeben, und er gab den Brüdern den Auftrag, ein Segen zu sein. Im Betrachten der Pflanzen und ihrer Wirkkraft können wir den Segen, die Kraft uns schenken lassen. Die hier zu sehenden Pflanzen sind ein kleiner Teil der gesamten Schöpfung. Wir können uns berühren lassen, staunen, danken.

Das Tau in der Mitte gibt noch einen weiteren Hinweis: Franziskus hat dieses biblische Zeichen (Ez 9,4–6) gerne auf Briefe und Wände gezeichnet, als Zeichen der auserwählenden Liebe Gottes zu uns Menschen.

Das Tau ist gleichzeitig ein Hinweis auf das Kreuz, durch das wir errettet sind. Jesus, der Heiland, der Arzt ist die Verbindung zwischen Gott und den Menschen.

Vertraut war Franziskus vor allen anderen Buchstaben das Zeichen Tau; mit ihm allein pflegte er seine Sendschreiben zu beglaubigen; mit ihm bemalte er überall die Wände der Zellen.

„Im Städtchen Cori in der Diözese Ostia hatte ein Mann ein Bein verloren, und zwar so, dass er überhaupt nicht gehen oder sich bewegen konnte. Er war darob in großer Not. Da er auf menschliche Hilfe nicht mehr hoffen konnte, begann er in einer Nacht vor dem seligen Franziskus, gerade als ob er ihn gegenwärtig sähe, sein Herz auszuschütten. Auf sein Rufen hin sagte er [Franziskus], sei er gekommen und bringe Heilmittel mit. Er berührte die wunde Stelle mit einem kleinen Stab, der die Gestalt eines Taus an sich hatte. Das Geschwür brach alsbald auf. Nach erlangter Gesundheit aber blieb bis heute das Zeichen Tau auf der Stelle zurück. Mit diesem Zeichen pflegte Franziskus seine Briefe zu beglaubigen, sooft er aus Notwendigkeit oder Liebe irgendein Schreiben an jemand richtete." (3 Cel 159)

DER SONNENGESANG – EINE EINLADUNG

Eine Anleitung, um dem großen Schöpfungstext des Franz von Assisi näherzukommen und ihn mit dem eigenen Leben zu füllen:

Ich kann mir jeden Tag einen Abschnitt vornehmen, ihn meditieren und ihn für mich durchbuchstabieren.

Lob sei dir mein Herr durch Schwester Mutter Erde
sie belebt und lenkt uns
sie erzeugt viele Früchte
farbige Blumen und Gräser.

Sonnengesang des hl. Franziskus

Höchster, allmächtiger, guter Herr,
dein sind der Lobpreis, die Herrlichkeit und Ehre und jeglicher Segen.
Dir allein, Höchster, gebühren sie.

- Ich danke Gott für die Schönheit der Schöpfung.
- Welches „Bild" von Gott lebt in mir?

Gelobt seist du, mein Herr,
mit allen deinen Geschöpfen,
zumal mit dem Herrn Bruder Sonne,
er ist der Tag, und du spendest uns das Licht durch ihn.

- Ich mache einen Spaziergang und genieße bewusst die Sonne.
- Wer ist für mich „Lichtblick"?

Gelobt seist du, mein Herr,
durch Schwester Mond und die Sterne;
am Himmel hast du sie gebildet, hell leuchtend und kostbar und schön.

- Bei einem Nachtspaziergang schaue ich schweigend in den Sternenhimmel.
- Durch wen ist mir „Dunkelheit" zu „Licht" geworden?

Gelobt seist du, mein Herr,
durch Bruder Wind und durch Luft und Wolken
und heiteres und jegliches Wetter.

- Ich atme tief durch!
- Bringe ich „frischen Wind" in mein Leben?

Gelobt seist du, mein Herr,
durch Schwester Wasser,
gar nützlich ist es und demütig und kostbar und keusch.

- Ich gebrauche ganz bewusst einen Tag lang Wasser.
- Aus welchen „Quellen" lebe ich?

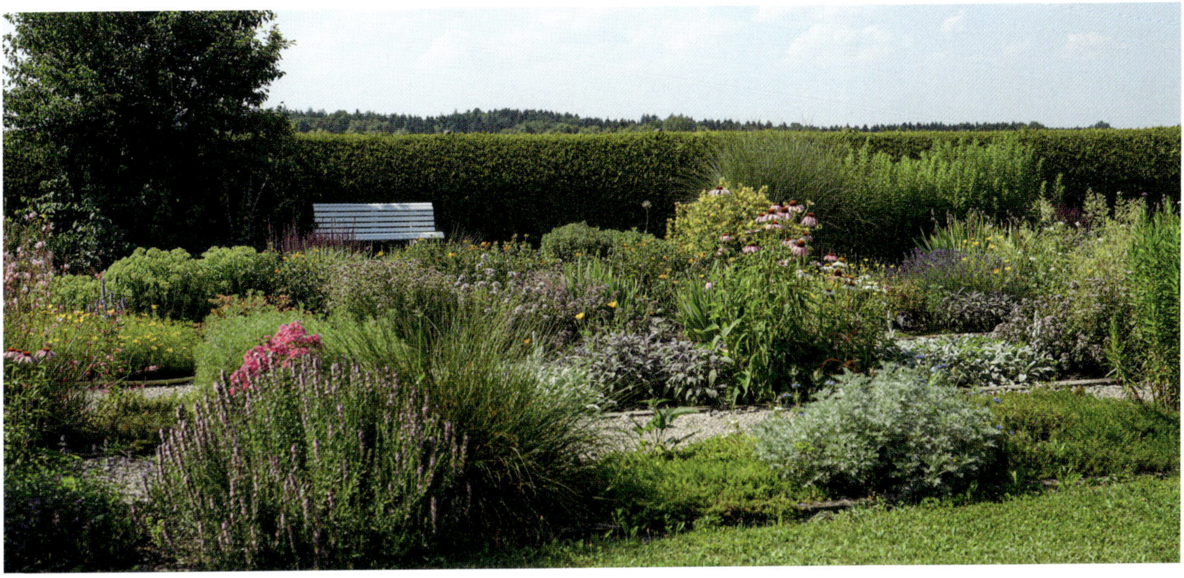

Gelobt seist du, mein Herr,
durch Bruder Feuer,
durch das du die Nacht erleuchtest.

- Ich zünde eine Kerze an und schaue in das Licht.
- Für wen gehe / würde ich durchs „Feuer" gehen?

Gelobt seist du, mein Herr,
durch unsere Schwester, Mutter Erde,
die uns ernährt und lenkt
und vielfältige Früchte hervorbringt und bunte Blumen und Kräuter.

- Ich danke für die Gaben der Schöpfung.
- Ich mache mir die Verantwortung für unsere Schöpfung bewusst.

Gelobt seist du, mein Herr,
durch jene, die verzeihen um deiner Liebe willen und
Krankheit ertragen und Drangsal.

- Wo bin ich gefragt, den „ersten Schritt" auf jemanden zu zu machen?
- Wo kann ich mich aktiv für Friede und Gerechtigkeit engagieren?

Gelobt seist du, mein Herr,
durch unsere Schwester, den leiblichen Tod;
ihm kann kein Mensch lebend entrinnen.

- Ich mache einen Besuch auf dem Friedhof und gedenke der Verstorbenen.
- Wovon muss ich mich „verabschieden"?

Lobt und preist meinen Herrn
und sagt ihm Dank und dient ihm mit großer Demut.

- Wem möchte ich „heute" besonders danken?
- Ich formuliere einen persönlichen Dank.

LERNORTE ZUM HEIL-WERDEN: GANZ-WERDEN, MENSCH-WERDEN

DAS KLOSTER-REUTE-LABYRINTH – LABYRINTH DER SINNE

Seit Jahrtausenden begehen Menschen Labyrinthe, sie gehören zu den ältesten Symbolen der Menschheit. Man findet sie in allen Weltreligionen, Kulturen und Kontinenten. Das Kloster Reute-Labyrinth soll an die frühchristliche Tradition anknüpfen, Labyrinthe als „Pilgerweg der Seele" zu gehen. Diese Wege können vielfältig sein, aber sie haben alle das gleiche Ziel, Gott und sich selber zu finden Unser Labyrinth besteht aus einem Weg, der in drei Umgängen zur Mitte führt. Die Zahl drei steht nach der biblischen Zahlensymbolik für das unbedingt Gültige, für die Heilige Dreifaltigkeit – Gott Vater, Sohn und Heiliger Geist.

Das Labyrinth ist eine Einladung zu einem Weg mit mir selbst in die Mitte, zu dem der Mensch im Schweigen eingeladen wird. Im Schweigen erfährt der Mensch sein Umfeld und sich selber auf eine eigene Weise. Schweigen ist nicht einfach nur der Verzicht auf Worte und Lärm; Schweigen ist nicht nur Ruhe und Stille, es ist Aufnehmen und Verkosten, Tragen und Warten, ist Wachstum und Entwicklung. Schweigen als schöpferische Kraft wieder zu entdecken, dazu dient der Weg ins Labyrinth und wieder zurück (hinaus). Der Weg im Labyrinth bietet eine erfüllende und beglückende Möglichkeit zu staunen, riechen, sehen, hören, fühlen. Drei Umwege führen in die Mitte, ausgelegt mit Wendungen und Kehren. Die Wegstrecke ist begleitet von den verschiedenen Pflanzen. Und jede Wendung ermöglicht mir eine andere Blickrichtung, eine neue Sichtweise. Diese Wahrnehmung meines Weges ermöglicht mir ein aufmerksames Gehen – in meinem Tempo – mit den von mir gewählten Haltestellen. So komme ich Schritt für Schritt in die Mitte.

Eine Tafel lädt ein, achtsam die Mitte wahrzunehmen:

„Auf dem Weg zur Mitte begleiten uns eine Reihe Thuja Bäume,
die schattenlos, schlank und nach oben ausgerichtet sind.
Am Eingang zur Mitte steht ein ausladender Baum,
der in der Erde verwurzelt ist, sich zum Himmel erhebt,
Schatten spendet und damit Bereitschaft und Offenheit ausstrahlt.
Darin kann ein Zeichen gesehen werden, dass wir „gehimmelt"
und „geerdet" sein mögen.
Wer nur den Himmel sieht, geht an den Herausforderungen des Alltags vorbei;
wer nur zur Erde schaut, übersieht, dass es im Leben auch etwas Himmlisches gibt.
Von diesem Zentrum der Mitte gehen Quellen aus, die zu Flüssen werden –
ein Symbol dafür, dass alles Leben auf Erden von der gottnahen Mitte
her gespeist wird."

In der Mitte ist Verweilen angesagt. Das große Lobgebet des Franziskus von Assisi bringt Gott ins Spiel. Mit den unterschiedlichen Namen und Bildern ist die Verbindung hergestellt zwischen dem Menschen, dem Geschöpf und seinem Schöpfer.

„Du bist heilig, Herr, unser Gott.
Du bist der alleinige Gott, der Eine, der Wundertaten vollbringt.
Du bist der Starke, du bist der Große, du bist der Höchste,
du bist allmächtig, du bist heilig,
der Vater und König des Himmels und der Erde, Gott, der Herr.
Du bist der Gute, das höchste Gut, der lebendige und wahre Gott.
Du bist die Güte, die Liebe, du bist die Weisheit, du bist die Demut, du bist die Geduld.
Du bist die Geborgenheit, die Ruhe, die Fröhlichkeit und die Freude.
Du bist die Gerechtigkeit und das Maß.
Du bist aller Reichtum, du bist die Milde, du bist unsere Zuflucht und Stärke,
du unser Glaube, unsere Hoffnung und unsere Liebe, unsere große Glückseligkeit.
Du bist die unendliche Güte, großer und wunderbarer Herr,
Gott, allmächtig, liebreich, erbarmend und heilbringend."

Franz von Assisi, übersetzt von Otto Karrer

Der Baum in der Mitte, verwurzelt in der Erde, offen für den Himmel, ist Impuls für unsere Erdung, für unsere Offensein für Gott und die Menschen (deus meus et omnia).

Wenn Jesus sagt, „Ich bin der Weg, die Wahrheit und das Leben" (Joh 14,6),
dann ist gerade auch das die Erfahrung im Gehen durch das Labyrinth.

Die Mitte ist zwar ein Ziel – aber ich muss das Labyrinth wieder verlassen, in den Alltag zurückkehren. Ich bin eingetaucht in die Schöpfung, in das Geheimnis der Gegenwart Gottes, in das große Kraftfeld des Lebens. Das Erlebte, Gesehene und Empfundene will mitgenommen werden in das Alltägliche. Es ist wie das Einbringen der Frucht in die „Alltagsscheune".

„Der Rückweg ist ein Teil des Weges.
Verliere nicht die Achtsamkeit!
Wenn du in den Alltag zurückkehrst,
nimm die Erfahrung des Weges mit
und vertraue, dass der Weg deines Lebens
in der Mitte ankommen wird."

Abschluss und Neubeginn, anfangen und beenden, je neu den Weg wagen, dazu muss der ganze Weg nochmals gegangen werden, nur jetzt mit einer neuen Ausrichtung: zurück zum Ausgangspunkt.

Die Pflanzen, die Farben, die Tiere und der Himmel über uns sind Bilder für unser Leben – sie begleiten uns.
Gleichzeitig erfahre ich aufblühen und absterben, klein und groß, Erde und Himmel.
Das Labyrinth entlässt mich anders, es verändert meine Sicht, mein Leben. Im Gehen geschieht etwas mit mir.
Gesehenes wird Erfahrung, Erlebtes wird bewusst, vieles kann losgelassen, anderes empfangen werden.
Das Labyrinth wird zum Kraftort, den ich immer wieder aufsuchen kann.

„Betrachtet die Lilien des Feldes!" (Mt 6,28) Für dieses Hinschauen, Betrachten, Sehen steht im Griechischen das Wort kata-manthanein. Das Wort kommt im ganzen Neuen Testament nur einmal, eben an dieser Stelle vor; kata heißt „herunter" und mathanein „lernen, verstehen, kennenlernen". Es geht also um ein sich herabbeugendes Beobachten, um mit Sorgfalt aus dem Gesehenen zu lernen.

Wo wohnt die Stille?
In den Oasen der Wüste
an den Küsten der Meere
und auf den Gipfeln der Berge
wohnt und wacht sie.
In den Kapellen und Kirchen
in altehrwürdigen Kreuzgängen
und in Zonen der Ruhe
sucht und findet man sie.
In abgelegenen Wäldern
auf bunten Kräutergärten,
am Gewölbe des Himmels
ruht und gedeiht sie.
In den Herzen der Hörenden
bei den geduldig Lauschenden
in den beharrlich Betenden
waltet und verweilt sie.
In dir und mir lebt und herrscht,
wirkt und regiert sie, die Stille,
ob sie schweigt
oder ob sie spricht.

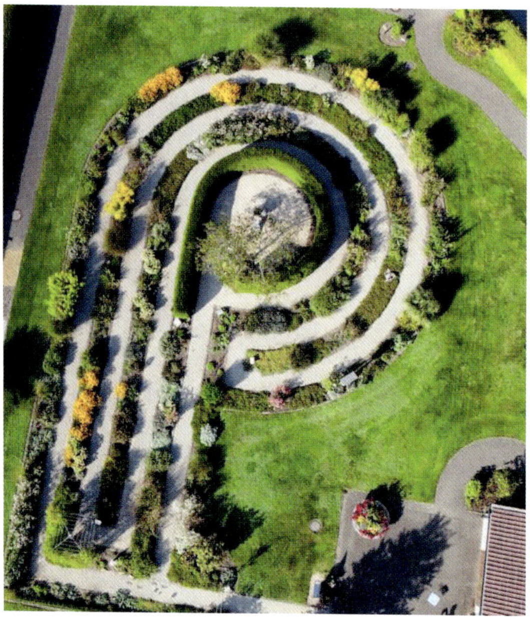

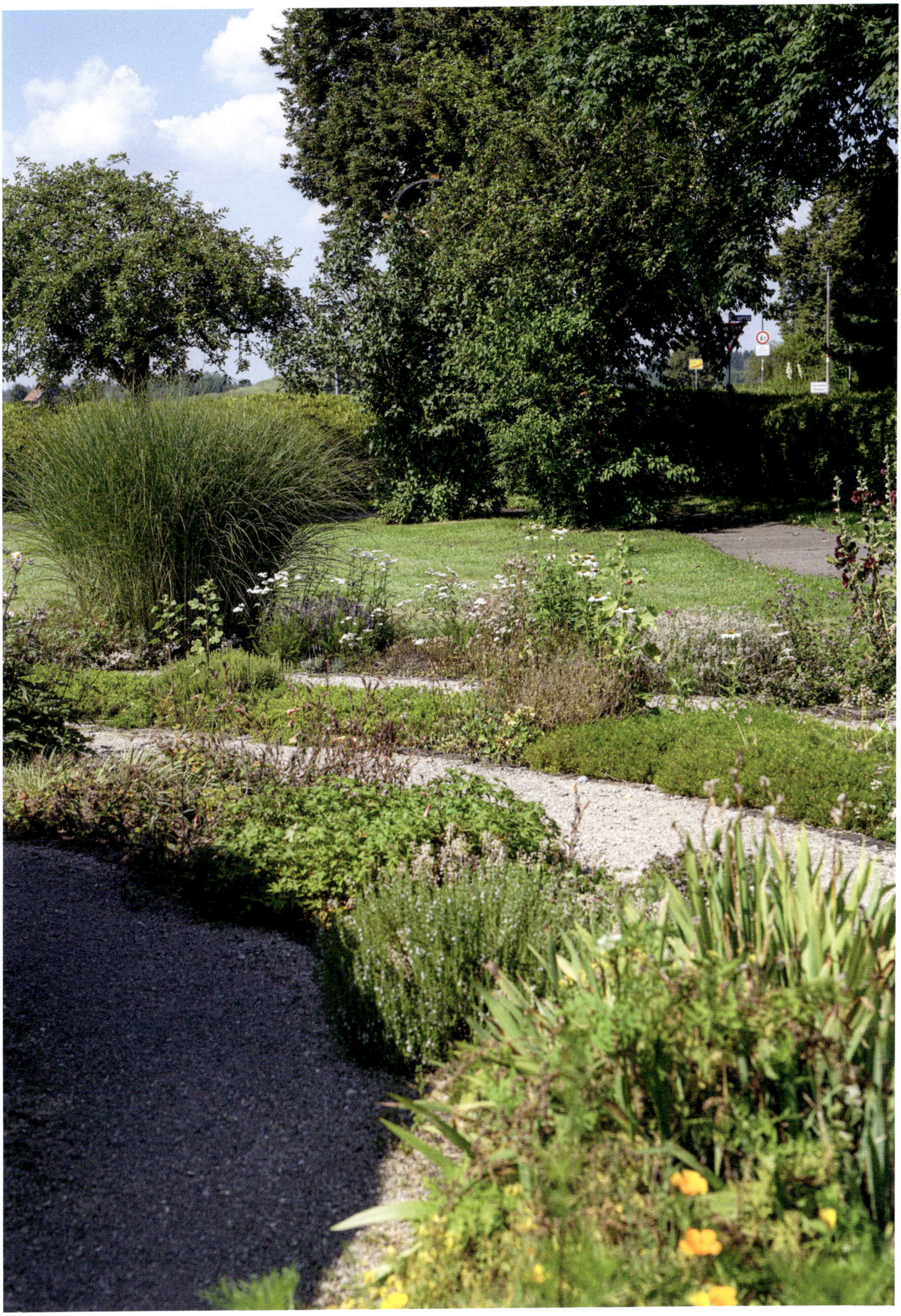

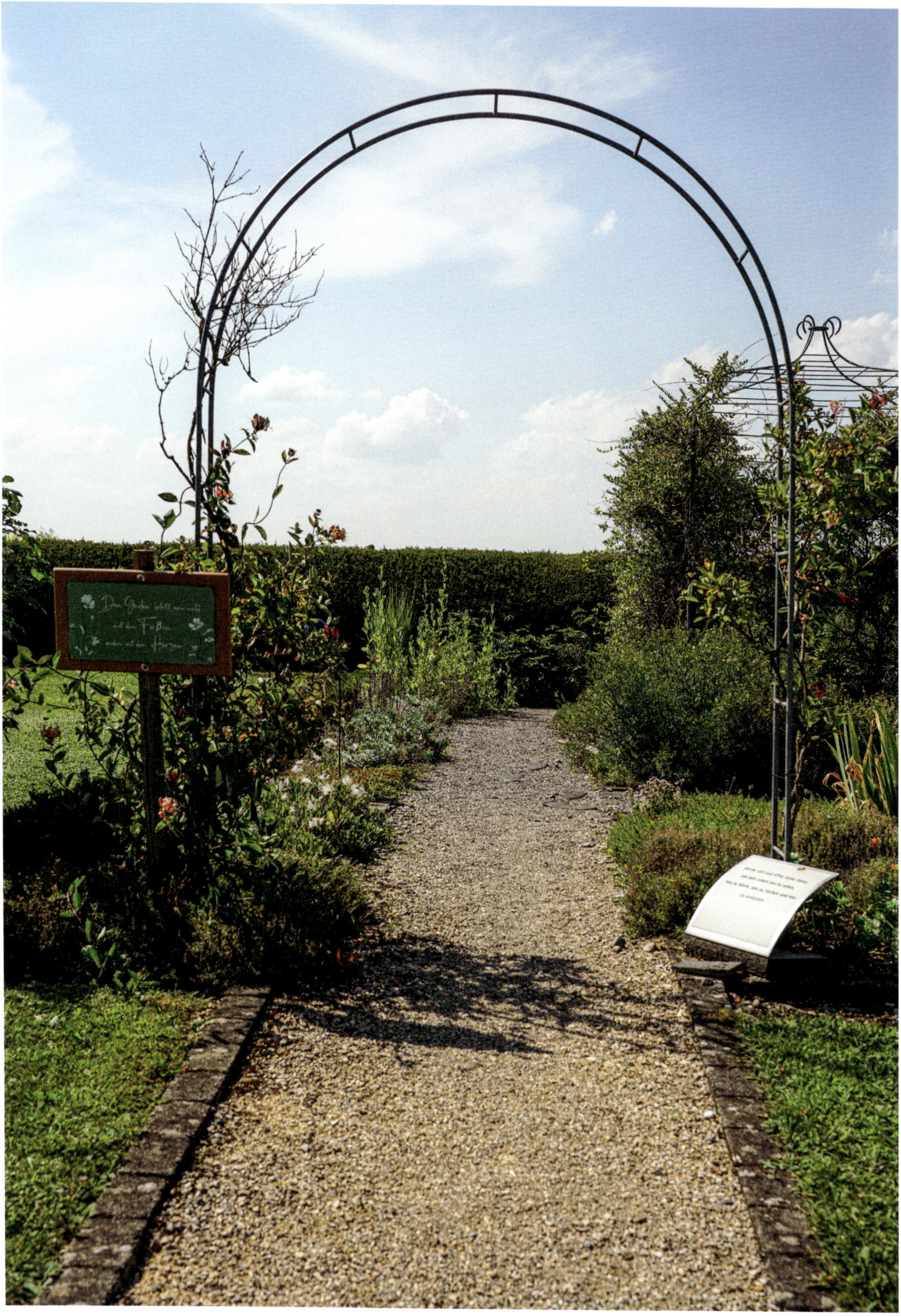

DER TAST-WEG

Ganz in der Nähe des Labyrinths bietet der Tastweg eine gute Möglichkeit, mit meinen Füßen neue Erfahrungen zu machen, bzw. alte bewusst zu erfahren.
Wenn unsere Fußreflexzonen unseren ganzen Körper stimulieren, dann dient diese kleine Wegstrecke unserer Gesundheit auf ganz natürliche Art.
So machen wir uns auf den Weg. Barfuß, der Ort, wo wir stehen, ist heiliger Ort. Und der Gott, dem wir begegnen, hat in seiner Menschwerdung deutlich gemacht, dass er von unten kommt. „Nur wer Kontakt zum Humus behält, versteht etwas von Gott, der die Erde liebt und der eingeht in das Fleisch des Menschen", sagt Anton Rotzetter. Mit allen Sinnen der Erde zugetan spüren wir die Grundlagen des Weges: grob – fein, hart – weich, schmerzhaft – lindernd.
Wenn der Tastweg zu Ende ist, lädt die angrenzende Wiese ein, durch das Gras zu gehen, bis die Füße wieder warm oder trocken sind, oder auch im taugetränkten Gras eine wohltuende Erfrischung zu erfahren.

LASSEN SIE SICH AUF DEN TASTWEG EIN UND MACHEN SIE IHRE EIGENEN ERFAHRUNGEN.

- Schritt für Schritt wagen
- Fußmassage – eine Wohltat für den ganzen Körper
- Anregung des Kreislaufs und der Durchblutung
- Angenehmes und Unangenehmes spüren
- Den Grund, auf dem ich stehe, wahrnehmen und sich in Beziehung setzen
- Vergleiche wagen zu meiner Lebenssituation
- Freude empfinden und Schmerz erfahren und aushalten
- Gesundheit, Entspannung und Freude für Kinder und Erwachsene

Einfach ausprobieren – bewusst den Weg gehen.

10 GEH-BOTE

1. Geh!
Mach den ersten Schritt!
Der erste Schritt
Ist manchmal nicht so leicht
Kostet Überwindung
Auf Gott zugehen
Mit ihm weitergehen
Gott selbst ist der Weg-Bereiter

2. Geh langsam!
Es geht nicht um Leistung
Auch hier und jetzt nicht
Mal Luft holen, Durchatmen,
Pause machen
Nimm den Esel
Nicht das Rennpferd
Nimm den Esel
Nicht den Porsche

3. Geh leicht!
Wir sind beladen
Voller Ballast
Nötiges und Unnötiges
Erdrückendes
Niederdrückendes
Einfach mal alles abwerfen
Tief Luft holen
Ist nicht so einfach
Und trotzdem
Geh leichten Herzens!

4. Geh einfach!
Einfach Mensch, ganz einfach
Einfach da sein,
einfach Mensch sein
Den Moment genießen,
den Weg genießen,
den nächsten Schritt genießen
Die Augen schließen und
den Duft der Pflanzen einatmen

5. Geh allein!
Abschalten
Handy aus
Mit mir alleine sein
In die Stille hören
In der Stille die Sehnsucht
nach Frieden wahrnehmen
In der Stille hören

6. Geh weiter!
Deine Schuhe sind der Glaube
Dein Hut ist die Liebe
Dein Stock die Hoffnung

7. Geh achtsam!
Auf mich selbst achten
Auf meine Not, meine Gesundheit,
meine Beziehungen
Auf meine Seele achten
Aufmerksam sein
Für das Leiden der Welt, der Schöpfung

8. Geh lange!
Wann kommt endlich dein Reich,
oh Gott?
Wo bleibt deine Gerechtigkeit,
oh Gott?
Die Kinder der Ungeduld sind
Ärger, Wut und Gewalt

9. Geh dankbar!
Einfach mal danken
Es gibt so viel Gutes und Schönes
Dankbar sein für Menschen
auf meinem Weg
Dankbar sein für Zuneigung und Hilfe
Dankbar sein für gute Zeiten
Und einfach auch Gott mal danken

10. Geh mit Gott!
Unter seinem Segen
Mit seinem Segen
In seinem Segen

Achtsam die Wirkkraft der Natur kennenlernen

Einmal am Tag
Nach Neu-Seh-Land aufbrechen
Den Lebenshorizont erweitern
In leiblich erspürbarer Aufrichtigkeit
Und der Sehnsucht nach Erlösung
Lebensraum geben.

In die Seh-schule Jesu gehen
Und sich die Augen öffnen lassen
Für das Geheimnis und Wunder
Das in der Schöpfung, in der Bibel,
im eigenen Neu-Seh-Land wohnt.

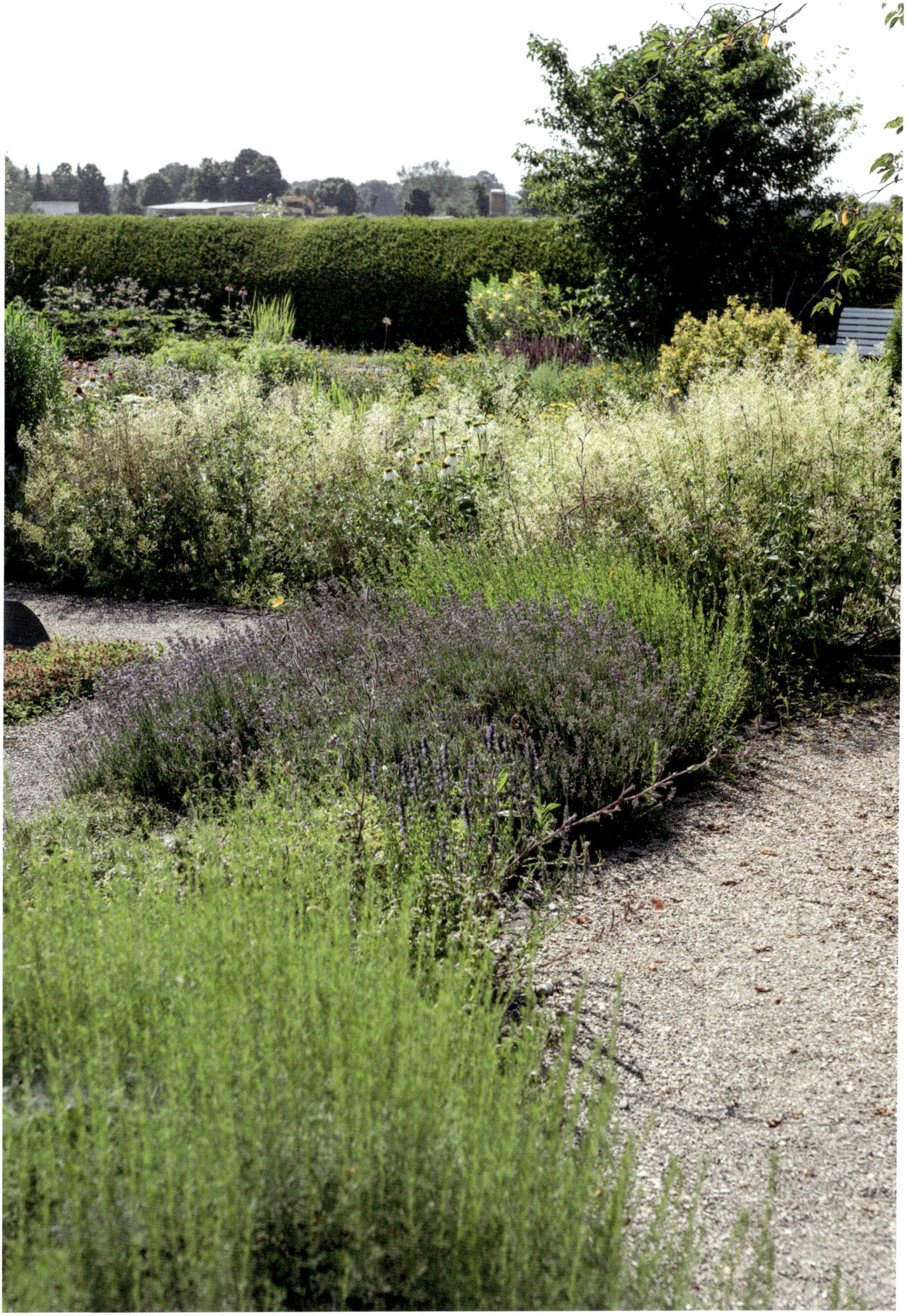

BILDNACHWEIS

S. 11: Kloster Reute; S. 18: Kloster Reute; S. 26: JPC-PROD/Shutterstock; S. 27: sarah janes/unsplash.com; S. 28 (links): Peter Radacsi/Shutterstock; S. 37: Anuta23/Shutterstock; S. 38 (links): Photo_Olivia/Shutterstock; S. 46: martiroz/Shutterstock; S. 47: Lumixera/Shutterstock; S. 48: Anna Hoychuk/Shutterstock; S. 50 (links): Sunbunny Studio/Shutterstock; S. 52: ElenVik/Shutterstock; S. 54 (links): Santi Wiwatchaikul/Shutterstock; S. 57: Kloster Reute; S. 58 (links): Akif CUBUK/Shutterstock; S. 61: vaivirga/Shutterstock; S. 62 (links): IgorZh/Shutterstock; S. 68: Manfred Ruckszio/Shutterstock; S. 71: wasanajai/Shutterstock; S. 72, 73 und 75: Kloster Reute; S. 76 (links): Igor Grochev/Shutterstock; S. 76 (rechts): arxichtu4ki/Shutterstock; S. 78: Dark_Side/Shutterstock; S. 80 (links): weha/Shutterstock; S. 83: Andrei Metelev/Shutterstock; S. 84: thanasus/Shutterstock; S. 86: Edda Dupree/Shutterstock; S. 88: Radovan1/Shutterstock; S. 90 (links): Poring Studio/Shutterstock; S. 93: Mariya Shmakova/Shutterstock; S. 94: Heike Rau/Shutterstock; S. 96 (links): fedsax/Shutterstock; S. 98 (links): Cora Mueller/Shutterstock; S. 102 (links): Alison Bellringer/Shutterstock: S. 106 (links): Beekeepx/Shutterstock; S. 107: SHARKY PHOTOGRAPHY/Shutterstock; S. 109: iva/Shutterstock; S. 116 (links): natureLover24/Shutterstock; S. 114 (links): Kloster Reute; S. 115: Kloster Reute; S. 118: Flower_Garden/Shutterstock; S. 119: GRACIELLADEMONNE/Shutterstock; S. 122 (links): nnattalli/Shutterstock; S. 125: Valentyn Volkov/Shutterstock; S. 126 (links): romiri/Shutterstock; S. 128 (links): Stefan_Sutka/Shutterstock; S. 130 (links): romiri/Shutterstock; S. 132 (links): Oksana Zavadskaya/Shutterstock; S. 134 (links): Digihelion/Shutterstock; S. 136 (links): simona pavan/Shutterstock; S. 139: Tati Liberta/Shutterstock; S. 140 (links): happiness69/Shutterstock; S. 142 (links): MNStudio/Shutterstock; S. 144 (links): Silvia Dubois/Shutterstock; S. 146 (links): guentermanaus/Shutterstock; S. 148 (links): Andreas Krumwiede/Shutterstock; S. 152: voljurij/Shutterstock; S. 156: KAMONRAT/Shutterstock; S. 158: Sudhakar Bisen/Shutterstock; S. 160 (links): Pravruti/Shutterstock; S. 162 (links): billysfam/Shutterstock; S. 164: kckate16/Shutterstock; S. 166 (links): anilkumart/Shutterstock; S. 168 (links): Tukaram.Karve/Shutterstock; S. 170 (links): Akvals/Shutterstock; S. 174 (links): halilin/Shutterstock; S. 177: Evgenii_ng/Shutterstock; S. 178 (links): SidorovichV/Shutterstock; S. 180 (links): Whiteaster/Shutterstock; S. 182 (links): Hector Ruiz Villar/Shutterstock; S. 184 (links): Ruud Morijn Photographer/Shutterstock; S. 206: privat.
Alle anderen: Finken & Bumiller, Stuttgart

TEXTNACHWEIS

S. 49: Gebet des Löwenzahn, aus: Bin ich ein Mauerblümchen, Herr? Drutmar Cremer, Maria Laach
© Beuroner Kunstverlag, Beuron, www.klosterkunst.de
S. 51: Annette Heizmann, © bei der Autorin
S. 77: Ulrich Schaffer, aus: Ulrich Schaffer, Rufe, Religiöse Lyrik der Gegenwart, Gütersloher Verlagshaus, Gerd Mohn, 1981 © beim Autor
S. 83: Andrea Schwarz, aus: aus: Andrea Schwarz, Ich mag Gänseblümchen © 2016 Verlag Herder GmbH, Freiburg i. Br.
S. 131: Lied der Erde, zitiert in Jörg Zink: Atem der Welt. Indianische Schöpfungslieder und Segensworte. Eschbach: Verlag am Eschbach 1999. ©Jörg Zink Erben
Trotz gründlicher Recherche ist es uns nicht gelungen, alle Rechteinhaber ausfindig zu machen. Für Hinweise sind Autorinnen und Verlag dankbar.

AUTORINNEN

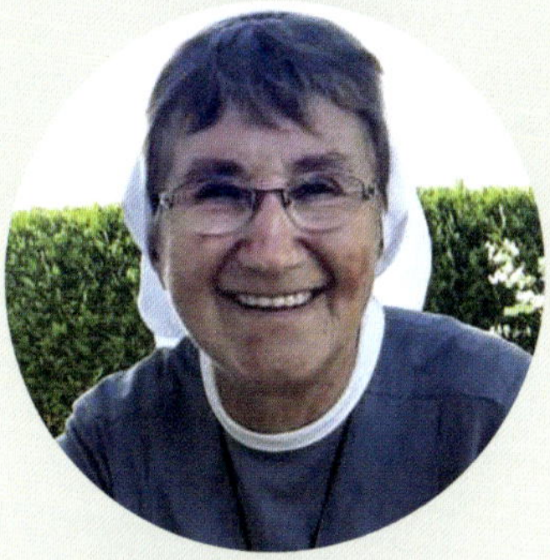

Birgit Bek ist Franziskanerin von Reute. Nach langen Jahren als Erzieherin hat sie die Tradition der Kräuterheilkunde im Kloster Reute fortgeführt. Mit der Ausbildung zur Phytopraktikerin (Fachfrau für Heilpflanzen) sowie diversen Kursen zur Kinder-, Frauen- und Hildegardheilkunde hat sie ein breites Grundlagenwissen erworben.

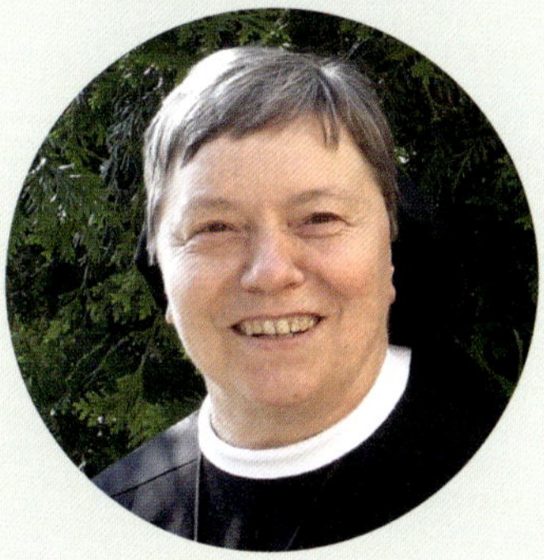

Paulin Link ist Franziskanerin von Reute und Bildungsreferentin im Kloster Schöntal. Aus ihrer Feder kommen die spirituellen Impulse in diesem Buch.

REGISTER

VERLAGSGRUPPE PATMOS

PATMOS
ESCHBACH
GRÜNEWALD
THORBECKE
SCHWABEN
VER SACRUM

Die Verlagsgruppe
mit Sinn für das Leben

MIX
Paper | Supporting responsible forestry
FSC® C084698
FSC www.fsc.org

Disclaimer: Verlag und Autorinnen weisen ausdrücklich darauf hin, dass dieses Buch kein medizinischer Ratgeber ist und den Besuch beim Arzt nicht ersetzen kann. Insofern wird keine Haftung übernommen.

Die Verlagsgruppe Patmos ist sich Ihrer Verantwortung gegenüber unserer Umwelt bewusst. Wir folgen dem Prinzip der Nachhaltigkeit und streben den Einklang von wirtschaftlicher Entwicklung, sozialer Sicherheit und Erhaltung unserer natürlichen Lebensgrundlagen an.
Näheres zur Nachhaltigkeits-Strategie der Verlagsgruppe Patmos auf unserer Website:
www.verlagsgruppe-patmos.de/nachhaltig-gut-leben

2. Auflage 2024

Verlagsgruppe Patmos in der Schwabenverlag AG, Ostfildern
www.verlagsgruppe-patmos.de

Gesamtgestaltung: Finken & Bumiller, Stuttgart
Druck: PNB Print Ltd, Silakrogs
Hergestellt in Lettland
ISBN 978-3-8436-1383-5

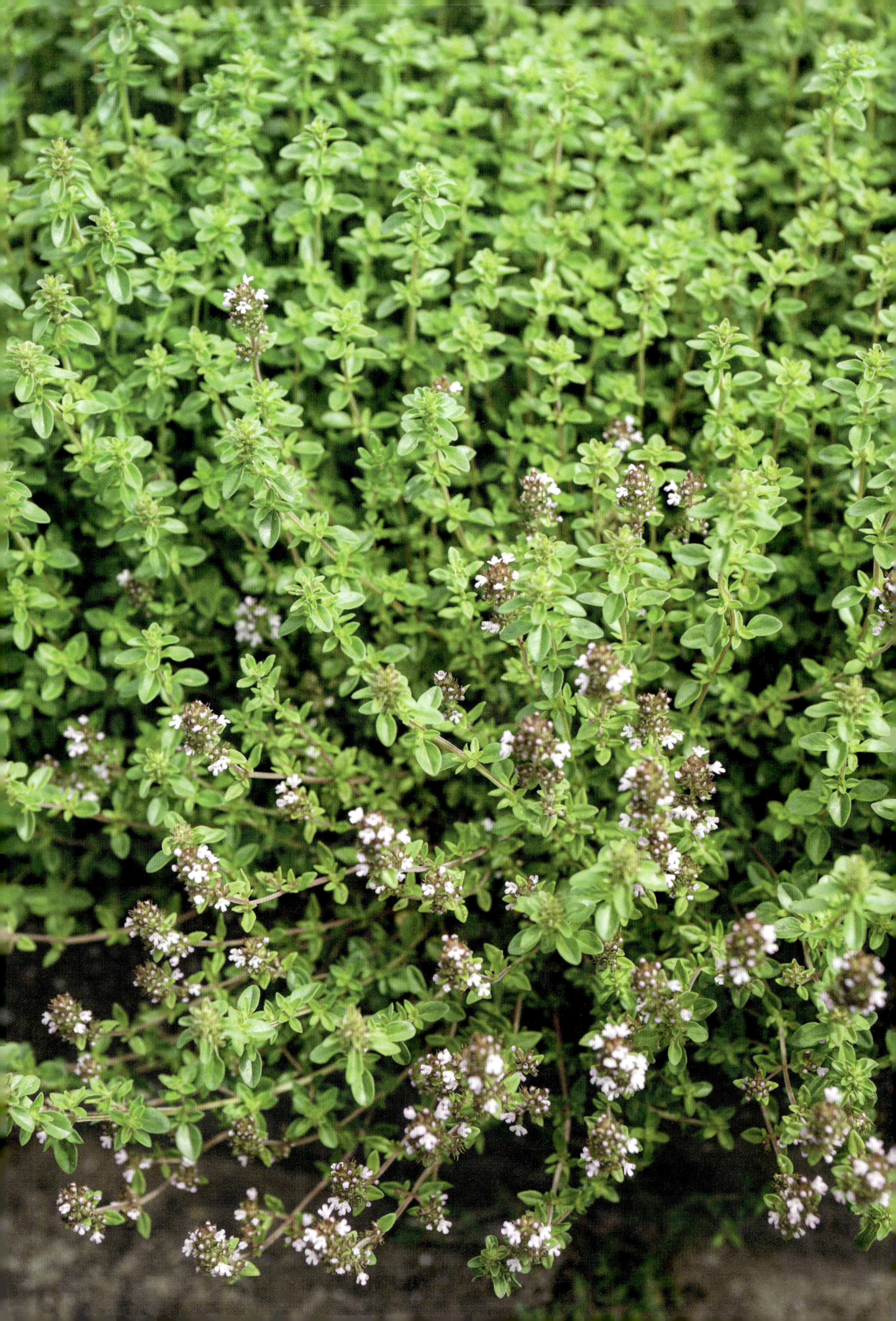